U0345023

诺贝尔奖与生命科学

［美］埃尔林·诺尔比　著

曾凡一　译

上海科学技术出版社

图书在版编目（CIP）数据

诺贝尔奖与生命科学 /（瑞典）埃尔林·诺尔比
(Erling Norrby) 著 ；曾凡一译. -- 上海 ：上海科学
技术出版社，2021.6
（走近诺贝尔奖系列）
书名原文：Nobel Prizes and Life Sciences
ISBN 978-7-5478-5327-6

Ⅰ. ①诺… Ⅱ. ①埃… ②曾… Ⅲ. ①诺贝尔生理或
医学奖—史料 Ⅳ. ①R33

中国版本图书馆CIP数据核字（2021）第075891号

Simplified Chinese translation arranged with World Scientific Publishing Co. Pte Ltd., Singapore.

上海市版权局著作权合同登记号　图字：09-2018-520号

特约策划：潘　涛
责任编辑：季英明　包惠芳

诺贝尔奖与生命科学

［瑞典］埃尔林·诺尔比　著
曾凡一　译

上海世纪出版(集团)有限公司
上海科学技术出版社　出版、发行
（上海钦州南路71号　邮政编码200235　www.sstp.cn）
上海展强印刷有限公司印刷
开本 787×1092　1/16　印张 20
字数 290千字
2021年6月第1版　2021年6月第1次印刷
ISBN 978-7-5478-5327-6 / N·218
定价：98.00元

本书如有缺页、错装或坏损等严重质量问题，请向工厂联系调换　电话：021-66366565

推荐序

　　诺贝尔自然科学奖已被认为是全球性的权威科学奖项,为人类每个时段的文明进步构筑了坚实的坐标。特别是在生命科学领域,获得诺贝尔奖的成果往往代表着最先进的生命科学发现。翻阅这本书,我被原作者与诺贝尔奖有着如此深厚的机缘,以及他对书中诺贝尔奖获得者相关的人和事的严谨而又详实的描述所吸引,最终在我脑海里浮现的不仅仅是每一个颇具代表性意义的重大发现成果,更多的是透过作者全面细致、客观理性的文字所折射出来的鲜明的科学家的个性和魅力。

　　关于诺贝尔奖获奖科学家的故事,不言而喻,每一个都是独一无二的。因为每个人在重大发现的过程中所拥有的个人条件不同,这反映了相互交织的遗传和环境影响,但是他们也有一些共同的特点。在本书第8章中曾描述到,他们往往具有强烈的个性,痴迷于自己的研究工作,表现得好像知道自己有一个使命。因此,他们在职业和社会交往中需要为自己的个性留出空间,他们可能不是一般人生活方式的榜样。恰如詹姆斯·沃森(James Watson)曾在他的名著《双螺旋》(The Double Helix)中富有寓意的开头那句:"我从来没有看到弗朗西斯·克里克(Francis Crick)表现过谦逊的态度。"

　　这种对重要科学家的描述可能会给人一种印象,他们把全部身心都投入到他们的工作中。然而,事实上,这些天赋很高的人往往同时可以培养出其他不可思议的才能。正如书中所列举的诺贝尔化学奖获得者曼弗雷德·艾根(Manfred Eigen),因为酷爱钢琴演奏,在他70岁生辰时,特意用一架有百年历史的施坦威大钢琴来演奏莫扎特A大调和C大调的钢琴协奏曲，并录制下来赠送给在场的嘉宾。同样，还有诺贝尔生理学或医学奖获得者卡尔顿·盖杜谢克（Carleton Gajdusek），他一方面被称赞为"医学研究上最独特的人之一，将近乎天才的智慧和私人侦探的冒险精神结合在一起"，而另一方面又经常被描述为"一个能连续数小时滔滔不绝地说出想法的强迫性谈话者……"，不得不承认他的确在很多时候都是一位很好的故事讲述者。此外，还有我们非常熟知的诺贝尔物理学奖获得者爱因斯坦、李政道，等等。他们除了科学家的身份，还是大名鼎鼎的小提琴爱好者、颇有建树的画家……

读这本书是一种享受，让我们从中受到很多启迪，我很乐意向读者推荐。衷心希望读者能从这本书中学习到科学家的精神和品质，同时也获得更多关于生活和工作的相处之道，从而更好地徜徉于大千世界的曼妙探索和发现中。

曾溢滔

2021年春于上海

译者序

自 1901 年首届诺贝尔奖颁发至今，已百年有余。诺贝尔奖的奖项已经演变成为自然科学领域（物理学、化学、生理学或医学）独特的标志，成为衡量人类尖端发明与发现成果价值的黄金标准。

自然科学领域的重大发现，比如在病毒研究上的大量重要成果，那些获得诺贝尔奖的成果，其学术地位是无可替代的，它们往往标志着科学里程碑式的进步。正如在全球与新型冠状病毒作斗争之际的 2020 年，发现丙型肝炎病毒的研究工作获得诺贝尔生理学或医学奖，全球的聚光灯都不由自主地投射到病毒及其科学和研究之上。诺贝尔基金会理事长拉尔斯·海肯斯登（Lars Heikensten）说："这场流行病对人类来说是一场巨大的危机，但它说明了科学的重要性。"

随着我们进入越来越依赖科学进步的社会，诺贝尔奖的作用可能变得越来越重要。通过对诺贝尔奖获得奖者及其成果得以获奖的种种可能因素进行研究探讨，我们可以透视到其中的某些偶然和必然，感受到各类"有国界"的科学家们的个人魅力，也得以学习和吸收他们所产出的"无国界"的科学与文化成果，从而更好地向广大公众揭示，科学家们或严谨、或新奇、或多样的工作生活方式可以带来独特的回报。他们所产出的新知识经常会有意想不到的应用，它们在改变我们的生活方式的同时，也潜移默化地促进我们思考个人存在的意义。

纵观诺贝尔奖一个多世纪的发展历程，全世界各国都对其推崇备至，尤其在每年金秋十月之初，全球都在翘首以待发自瑞典斯德哥尔摩的获奖消息。伴随我国这些年来公众科学素养的日渐提升，"诺奖情结"日趋加深，与诺贝尔奖相关的图书也源源不断地问世。本书以解密的资料和诺贝尔奖历年年鉴为一手材料，生动详实地还原了一些典型的诺贝尔奖科学成果诞生过程中的轶事。原作者——著名病毒学家埃尔林·诺尔比教授，曾担任诺贝尔生理学或医学奖的评审机构卡罗林斯卡研究所病毒学部门的主任，以及诺贝尔物理学奖和化学奖的评审机构——瑞典皇家科学院常任秘书长。从1973年起的20年间，诺尔比教授亲身参与了诺贝尔生理学或医学奖委员会的评审工作，所接触到的很多诺贝尔奖获得者及相关参与者都曾是他的老师、同事或朋友。正是基于这些与诺贝尔奖的种种机缘，以及他对诺贝尔奖自然科学领域解密档案的潜心研究，并结合自己的切身经历和交流体悟，撰写了系列演讲和论文。本书作为诺尔比教授所撰写的系列诺贝尔奖丛书中的第一本，由他围绕1901—1959年诺贝尔奖的相关演讲和论文等的进一步整理和扩充而来。

诺尔比教授将诺贝尔奖与其熟知的生命科学领域相结合，通过融合自传、故事、分析解读等方式，完整详细地介绍了生命科学发展过程中的与诺贝尔奖相关的代表性重大成果，描述了诺贝尔奖的审查评选流程及其变迁、授予奖项的发现及其标准、获奖的科学家和作家等，以独特的视角重现了百余年来诺贝尔奖与生命科学的发展历史，阐释了它们对人类社会的重大贡献及深远影响。第1—2章详细地描述了诺贝尔本人设立诺贝尔奖的初衷、诺贝尔奖候选人遴选的过程、标准及变迁等，尤其是描述了诺贝尔奖由最初旨在资助有才华的年轻科学家，到最后演变成表彰学科领域的成熟科学家的过程；故事性地引入了"偶然发现"这一对科学发现有着重要意义的主题词，述评了随着时间的推移它在科学研究中的重要意义。在后续3章里，通过描述三个典型的与病毒学领域相关的诺贝尔奖案例——病毒学领域的首个诺贝尔奖及其相关讨论，唯一获诺贝尔奖的病毒疫苗（黄热病疫苗）及其获奖过程，以及与根除脊髓灰质炎这一里程碑式重大成果相关的诺贝尔奖获奖过程，进一步对生命科学领域中的病毒学发展历史进行了补充介绍。在第6章中，按照时间顺序介绍了最初50年间颁发的一些由诺贝尔委员会采取特别措施的不寻常的诺贝尔生理学或医学奖。最后两章,是诺尔比教授特意新增的章节,阐释了人们熟知的生命中心法则是如何在蛋白质和核酸这两大类生物分子之间演变转化的,总结讨论了诺贝尔档案材料以外的科学家轶事,它们折射出杰出科学家的个性特征和人格魅力。

在翻译本书时,译者特别有感触的是,"快乐的"偶然观察和意外现象,往往在科学发现的初期扮演了重要角色,它们可能会导致科学的发展进程产生意想不到的转变。事实上也正是如此,许多对社会发展进程产生重大影响的发现,并不是原来就有意计划好的,而是直到后来才被发现具有重大意义。随着人类文明的发展,科学的理性得以彰显,人们可能预期在对新知识的探索道路上将日益变得更有条理、更可预测,从而减少了对偶然事件的依赖。但这只是部分真实的,毫无疑问,偶然事件将继续在科学发现中发挥着重要作用,将来也会继续如此。除了这些愉快的偶然和意外,"睿智"的观察者也是不可或缺的。正如路易·巴斯德的著名格言所表述的那样:"在观察领域,机遇只会选择做好准备的头脑。"偶然的和令人惊喜的事件,如阿基米德的浴缸、牛顿的苹果和瓦特的开水壶都很容易被引用——尽管它们可能是虔诚的公众后来发明的神话。然而,在所有这些情况下,正是科学家或发明家有备而来的头脑,将许多人之前的琐碎观察变成了一种新的理解;通过利用感官无法识别和量化的知识带来了特定的问题,从而引发、演变成为颇具意义的发现成果。

在20世纪后半叶,生命科学发展迅速,一些重大科学成果——生命密码的破译、蛋白质病毒的发现,以及对许多疾病的深入认识(比如黄热病、脊髓灰质炎等)被镌刻在诺贝尔奖档案材料中,得以辉煌见证。无论是在艺术领域还是在科学领域,理解并细细品读这些发现创造及其背后的鲜活故事,都将为我们带来探索自然奥秘的动力源泉,激励我们在平凡的工作生活中不断去发现和创造。在本书之后,译者将继续怀着虔诚之心与大家分享诺尔比教授撰写的后两本书——《诺贝尔奖与自然的惊奇》(*Nobel Prizes and Nature's Surprises*)和《诺贝尔奖与著名发现》(*Nobel Prizes and Notable Discoveries*),以期为大家带来更多极具个性魅力的诺贝尔奖获得者的故事,以及背后充满无限寓意的发现创新的轶事。

　　最后,译者在此向所有参与翻译、校对和审稿工作的同志致以诚挚的感谢,特别是付荣华老师。如果没有他们的热情支持,并付出大量宝贵时间,难以想象能完成这么一部跨多学科领域又具纵深内容的翻译作品。

曾凡一

上海交通大学特聘教授

上海交通大学医学遗传研究所所长

2021 年春于上海

前 言

    这本书的写作已经历了很长一段时间。1997—2003年,我担任瑞典皇家科学院常务秘书期间,经常在世界各地发表有关"一个世纪的诺贝尔奖"的演讲,后来又加上"一个多世纪……"这样的前缀。这一主题曾用于我在美国哲学学会的就职演讲,其题为"一个世纪的诺贝尔奖"的精简文本,发表在该学会杂志(《美国哲学学会学报》2002年146期323—336页)上。本书第1章是这篇文章的扩展版本。我特别研究了阿尔弗雷德·诺贝尔(Alfred Nobel)与瑞典皇家科学院(The Royal Swedish Academy of Sciences)和卡罗林斯卡研究所(The Karolinska Institute)的关系,这样做是为了理解他在最终遗嘱中的思想。第1章还回顾了诺贝尔奖获得者的评选过程,以及这一过程是如何随着时间推移而演变的。后面几章则通过不同奖项的例子,进一步说明这些变化过程。

    在这本书的整个写作过程中,我一直把自己与诺贝尔奖打交道的经历作为参考。这些都是在我1972年成为卡罗林斯卡研究所教授和病毒学部门的主任后,得以发展起来的。从1973年起的20年间,我主要作为委员会的客座成员或普通成员参与了生理学或医学奖委员会的评审工作。与委员会的合作是我在研究所37年来最好的工作经历。委员会中每个成员知道自己肩负着独特的责任,大家希望通过努力,了解生物医学研究领域和生命科学相关领域的所有前沿进展。基于这一认识,我们要判断出各种发现的优先顺序,比较它们的相对重要性,并归功于合适的科学家。那些讨论会增进了成员之间的友谊,打破了传统医学领域里条块分割的不和谐气氛。1997年,当我开始领导瑞典皇家科学院的时候,我带着在卡罗林斯卡研究所积累的诺贝尔奖工作的宝贵经验,来监督科学院的诺贝尔物理学和化学奖,并从事诺贝尔基金会董事会成员的工作。

2004年,我应我实验室之前的日本访问科学家之一、北海道札幌富樫武弘(Takehiro Togashi)的邀请,发表了一次关于"偶然发现(serendipity)和诺贝尔奖"的演讲,这是一个值得回顾的有趣主题,它让我第一次从介绍一个词中,洞察了这个词的生命。"偶然发现"已成为科学中一个流行词。令人惊讶的是,偶然事件可能会导致科学的发展进程发生意想不到的转变。事实上的经验是,许多对社会发展进程产生重大影响的发现并不是原来就有意想好的,而是后来才发现它们具有重大意义。为这次演讲收集的资料成为第2章的写作素材,在这章的某些地方,我参考了大量罗伯特·默顿(Robert Merton)和埃莉诺·巴伯(Elinor Barber)在《偶然的旅行和冒险》(*The Travels and Adventures of Serendipity*)一书中的文献。哈丽雅特·朱克曼(Harriet Zuckerman)为这一章提供了宝贵建议,也为第4章和第5章提供了重要的采访材料,她还提供了她已故丈夫默顿的照片。

2005年,我与多年的朋友、1997年诺贝尔生理学或医学奖获得者斯坦利·普鲁西纳(Stanley Prusiner)(第8章介绍了他的观点和建议)会面,发现我们都对促成约翰·恩德斯(John Enders)、托马斯·韦勒(Thomas Weller)和弗雷德里克·罗宾斯(Frederick Robbins)获得诺贝尔生理学或医学奖的事件感兴趣,因为他们发现脊髓灰质炎病毒可以在非神经来源的细胞中生长。由于他们的重大发现,使得在工业化国家开发有效疫苗和消除20世纪上半叶一种主要的流行病成为可能。根据50年保密规则,与该奖项相关的档案才刚刚发布。我们获得生理学或医学委员会的许可,由当时的秘书汉斯·约尔诺瓦尔(Hans Jörnvall)代表委员会审查相关文件。应该注意的是,对诺贝尔奖档案材料的查阅有严格的规则要求。档案可以在提交书面申请后获得,但仅限于学术文件。这些档案是在安-玛格丽特·约尔诺瓦尔(Ann-Margreth Jörnvall)和阿格妮塔·舍瓦尔(Agneta Sjövall)的善意协助下,放在诺贝尔秘书处供我们使用。在我2005年后每年1月份的访问中,他们继续提供出色的帮助。2010年，委员会的新任秘书戈兰·汉松（Göran Hansson）允许我继续使用这些档案。

由于档案中所有文件，除了一些提名外，用的都是瑞典文，所以我首先要把它们翻译成英文。随后，普鲁西纳和我可以在诺贝尔论坛上坐下来回顾它们。我们取得了令人兴奋的发现。我想在这里补充一点，我们在文件中看到的那些人是我在卡罗林斯卡研究所遇到的老师或者是在我早期作为病毒学家的职业生涯中的同事。脊髓灰质炎领域的一位重要人物是我的前任，病毒学教授斯文·加德（Sven Gard），他不仅对1954年的诺贝尔奖产生了重大影响，而且在20世纪50年代和60年代也对许多其他奖项产生过重大影响。写人物与写事情有很大的不同，这些人有些是你见过的，有些甚至是你很熟悉的。

当我们在一次会议后离开诺贝尔论坛时，我们碰巧遇到一位病毒学同事伦纳特·菲利普森（Lennart Philipson）。我们告诉他我们的项目，然后他提到在1954年，有一个关于生理学或医学奖的讨论被意外地泄露给了《纽约时报》，我们可以去跟踪这些信息。我们最终将我们的发现写成一篇文章"脊髓灰质炎和诺贝尔奖：50年的回顾"，发表在《神经学年鉴》（Annals of Neurology）（2007年61期385—395页）上。这篇文章提供了第5章的核心内容，其中包括一些补充材料和调整的内容，以便与其他章节协调。许多人对这篇文章的成稿过程提供了帮助，因此对该章节的完善也很有帮助。我们不仅获准使用卡罗林斯卡研究所的档案，还获准使用瑞典皇家科学院的档案。哥伦比亚大学口述历史研究办公室让我们接触到了罗宾斯的回忆录，我们的同事玛加丽塔·伯蒂格尔（Margareta Böttiger）、希拉里·科普罗夫斯基（Hilary Koprowski）、埃里克·吕克（Erik Lycke）、迈克尔·卡茨（Michael Katz）、塞缪尔·卡茨（Samuel Katz）、尼尔·内桑森（Neal Nathanson）、韦勒本人（当时还健在）和朱利叶斯·扬纳（Julius Youngner）提供了宝贵的帮助。

回顾1954年诺贝尔奖档案的有趣经历激励我重温了1951年诺贝尔奖颁给马克斯·泰累尔（Max Theiler）的档案。档案再次揭示了非常有趣的情况，最后我写了一篇关于黄热病史和奖项的综述文章。关于研究材料的收集不仅在卡罗林斯卡研究所得到帮助,而且在美国哲学学会(泰累尔不是该学会的会员)也得到马蒂·莱维特(Marty Levitt)的帮助,特别是在纽约斯利皮霍洛的洛克菲勒基金会的档案馆,得到了李·希尔兹克(Lee Hilzik)和达尔文·斯特普尔顿(Darwin Stapleton)的照顾。斯特普尔顿还热心地编辑了我的文章,为第6章提供了宝贵的资料。此外,哥伦比亚大学口述历史研究办公室再次提供帮助,让我获得了泰累尔的回忆资料。一些同事阅读了这篇文章,给出了宝贵的建议,他们是:巴鲁克·布卢姆伯格(Baruch Blumberg)(第2章中介绍)、金特·布洛贝尔(Günter Blobel)、珀内尔·肖邦(Purnell Choppin)——他自己也回顾了黄热病的历史,以及罗尔夫·拉夫特(Rolf Luft)。当黄热病论文的最终版本在洛克菲勒大学与布洛贝尔分享时,他建议发表在《实验医学杂志》(The Journal of Experimental Medicine)上。最终,经过珍妮弗·贝尔(Jennifer Bell)仔细编辑后,我们发表了一篇题为"黄热病和马克斯·泰累尔:唯一的诺贝尔病毒疫苗奖"文章(《实验医学杂志》2007年204期2779—2784页),篇幅约为第4章的一半,时间正好是泰累尔的原创获奖论文发表于同一期刊后的70年。

我探索诺贝尔档案丰富内容的下一个项目是回顾病毒学领域的进展。我决定研究这些奖项是想描绘病毒概念成熟过程中的重大事件。我充分利用了我工作单位的瑞典皇家科学院科学史中心和卡罗林斯卡研究所的档案。我的手稿由马克·范·雷根默特尔(Marc van Regenmortel)、玛丽安·霍奇尼克(Marian Horzinek)和弗雷德里克·墨菲(Frederick Murphy)审阅,他们给出了宝贵的建议,并最终以题名为"诺贝尔奖和新兴病毒概念"发表在《病毒学档案》(Archives of Virology)(2008年153期1109—1123页)上,这篇文章经过修改后成为第3章。

1951年和1954年的生理学或医学奖都有其独特之处。1951年,泰累尔没有被外部提名,是由委员会主席希尔丁·伯格斯特兰(Hilding Bergstrand)提议的,1954年,韦勒和罗宾斯第一次被提名,同年他们就获奖了。似乎在这两种情况下,委员会都希望候选人授奖,我很好奇之前类似的情况是否也比较常见。在这一阶段的工作中,尽可能回顾一下,到2009年止已颁发的100个诺贝尔生理学或医学奖中的前50个的情况。我给这篇文章冠以"不同寻常的诺贝尔生理学或医学奖"的标题，但结果证明它们并不那么不同寻常。总共有9个奖项，包括12位获奖者，他们在第一次被提名的那年获奖——包括1901年，根据定义，这是必需的——还有5个奖项，涉及6位获奖者，他们在没有任何外部提名的情况下获得了奖项。由此产生了一篇涵盖生物医学诸多不同领域的长篇文章，并成为第6章。我感谢许多同事对这篇综述论文的不同部分提出了建议，他们是：迈克尔·布利斯（Michael Bliss）、德里克·登顿（Derek Denton）、格奥尔格·克莱因（Georg Klein）——也是第7章和第8章的宝贵信息提供者——乌尔夫·拉格纳松（Ulf Ragnarsson）和本特·萨尔廷（Bengt Saltin）。

这篇文章写完后，有人觉得可以将收集的讲课和论文材料写成一本书。2009年2月，我把这个想法告诉了新加坡的潘国驹（Kok Khoo Phua）教授。他当即表示他很乐意通过他的公司世界科技出版社出版这本书，该公司曾出版过大量与诺贝尔奖相关的图书。

为了架起通向现代科学的桥梁，正如在第3—6章中已经不同程度地尝试过的那样，我决定增加两章内容。

我在第3章的写作中已经很清楚地阐明，生命科学中最革命性的成果之一是认识到DNA就是遗传物质。得益于洛克菲勒研究所奥斯瓦德·艾弗里（Oswald Avery）取得的划时代成果，这方面研究在20世纪40年代中期就已经开始。最终，我对这一领域和相关诺贝尔档案的研究结果，包括1957年亚历山大·托德（Alexander Todd）的化学奖，1958年乔治·比德尔（George Beadle）、爱德华·塔特姆（Edward Tatum）和乔舒亚·莱德伯格（Joshua Lederberg）的生理学或医学奖，以及1959年塞韦罗·奥乔亚（Severo Ochoa）和阿瑟·科恩伯格（Arthur Kornberg）的背景文档，让我得以撰写第7章。然而，这一章并没有在1959年结束，它还讨论了快速发展的分子生物学领域的最新进展，并特别阐述了作为生命主导分子的核酸和蛋白质的研究是如何随时间而改变的。因此，这一章被赋予了"五幕戏剧"的副标题。很少有其他领域像对遗传物质的结构和功能的研究那样，因取得令人激动的进展而受到如此好评，所以，我阐述的重点主要放在该领域的观点转变过程上。几年来，我一直担任克雷格·文特尔研究所（The John Craig Venter

Institute）董事会副主席，该研究所是一家高度活跃的私人研究机构，位于马里兰州罗克维尔和加利福尼亚州拉霍亚。我与该研究所的科学家和董事会其他成员的联系，为我认识快速发展的分子遗传学领域提供了重要帮助。

本书最后一章与其他章不同，撰写过程中没有使用诺贝尔档案材料。这章讨论了一个我非常熟悉的研究领域，也讨论了我和这两位主角的关系。我对此写得特别慎重，因为我想反思成功科学家的个性特征。这方面包括我们在对知识理解中一些最意想不到的转变，比如对一种完全新型的传染因子的认识案例。对造成组织损伤机理的深入研究，导致对一种以前未被认识的与医学密切相关的蛋白质聚集疾病的鉴定，它也开辟了揭示蛋白质分子间未知的信息交流的新领域。许多人为第8章的结构提供了重要资料和建议，他们是：安妮卡·安伯格（Annica Arnberg）和合作者、保罗·布朗（Paul Brown）、布鲁斯·切瑟伯罗（Bruce Chesebro）、戴维·艾森伯格（David Eisenberg）、苏珊·林德奎斯特（Susan Lindquist）、卡尔顿·盖杜谢克（Carleton Gajdusek）的儿媳多丽·伦曼（Dorrie Runman），以及罗尔夫·塞耶利德（Rolf Seljelid）。伦曼提供了关于盖杜谢克家庭的特别有价值的信息，以及有用的图片。

本书图片来源众多，但我要特别感谢诺贝尔基金会的约恩纳·佩尔松（Jonna Persson），以及上面没有提到的理查德·克劳斯（Richard Krause）、乌尔夫·拉格奎斯特（Ulf Lagerkvist）、简·林斯滕（Jan Lindsten）、尼尔斯·林格茨（Nils Ringertz）、伦纳特·斯特恩（Lennart Stjärn）和汉弥尔顿·史密斯（Hamilton Smith）。因为英语不是我的母语，我已经让哈利·沃森（Harry Watson）阅读了所有章节的最终版本，以确保使用惯用语。本书的文字编辑工作是由斯文和达格玛·萨伦基金会（The Sven and Dagmar Salén's Foundation）资助完成的。

瑞典皇家科学院科学史中心的同事在许多方面为这本书做出了贡献。中心主任卡尔·格兰丁（Karl Grandin）允许我查看学院的诺贝尔档案馆，并花了很多时间和我一起制作插图。玛丽亚·阿斯普（Maria Asp）、安妮·马勒赖（Anne de Malleray）、乔纳斯·黑格布卢姆（Jonas Häggblom）和本特·

詹菲尔德（Bengt Jangfeldt）——一位极有天赋的人文主义者和成功作家——提供了快乐、灵感和宝贵的智慧，以及实在的帮助。

　　本书献给玛加丽塔（Margareta）——我的妻子和爱人，我们已经一起生活50多年了。如果没有她坚定不移的支持，这本书是否能完成是值得怀疑的。

目 录

第 1 章
一个多世纪的诺贝尔奖

诺贝尔奖的 5 个奖项已经演变成为一个独特的标志。这些奖项建立时,它们是有史以来最大的国际性奖项。多年来,这些奖项已成为衡量人类杰出成就的象征,尤其是对自然科学领域的显著发现。

首届诺贝尔奖的颁发是在 1901 年,除了在第一次和第二次世界大战期间以及其他不确定的几年之外,诺贝尔奖每年都会颁发。截至 2009 年,物理学、化学、生理学或医学、文学与和平奖的奖项总数分别为 103、101、100、102 和 90。从长远角度考虑,是什么赋予了其独特的声望? 以及从其审查选拔过程、授予奖项的发现、获奖的科学家、作家和世界公民中,我们可以学到什么? 这些都是很有吸引力的问题。我们是否可以深入了解这一促进知识进步和文化发展的卓越创造过程,从而推动美学与人类互动领域的成熟? 这些奖项是否实现了 "有利于人类进步" 这一值得称赞的意图?

本书仅探讨我有个人经验的自然科学领域的奖项。关于文学与和平奖项的信息可以在其他书中找到[1-3]。

阿尔弗雷德·诺贝尔和他的生活

一直有大量关于阿尔弗雷德·诺贝尔和他创立的诺贝尔奖[4-6],以及诺贝尔家庭的文献流传着[7]。下面是关于诺贝尔这个害羞又非常隐秘的人之不顺利且大多为流浪于各国的缩影记录。他 1833 年出生在斯德哥尔摩,在幸存的四兄弟中排行第三,父母原来共生养了6个孩子。两个世纪前,他的祖先是瑞典南部的农民,因为他们住在恩德培洛夫(Nöbbelöv)教区,所以取了诺贝利叶斯(Nobelius)的姓氏——那个村庄名字的拉丁语派生词。在家谱中,人们经常指出,阿尔弗雷德的曾祖父彼得鲁斯·诺贝利叶斯(Petrus Nobelius),娶了一位乌普萨拉非常著名的学者奥洛夫·鲁德贝克(Olof Rudbeck)教授的女儿,鲁德贝克教授是乌普萨拉大学的一名核心人物。

阿尔弗雷德充满活力的父亲伊曼纽尔(Immanuel)是一名自学成才的工程师和商人,在他的事业中取得了各式各样的成功。阿尔弗雷德出生的那年,父亲被逼破产,在斯德哥尔摩的建筑设计和建设活动也被迫停止。在那个充满挑战的时期,这个家庭不得不利用相对有限的资源,而母亲安德丽塔(Andrietta)采取的举措是极其有用的。她被描述为一个极富天赋的女人,富有智慧、幽默和热情。在困难的时候,她总是能设法为家人找到出路。所有的男孩,尤其是阿尔弗雷德,都尊重和钦佩她。她对他们未来生活的影响不可低估。

在斯德哥尔摩度过了一段艰难岁月后,伊曼纽尔1838年来到俄国的圣彼得堡,想在那里碰碰运气。随着时间的推移,他的生意开始蓬勃发展,部分原因是他成功地与俄国政府建立了关系。后来,当俄国在1853—1856年卷入克里米亚战争时,这些关系变得特别有价值。来圣彼得堡4年后,他把全家也搬到那里。之前,安德丽塔靠经营一家奶制品和一些绿色食品的小商店来养活家人。搬家时阿尔弗雷德9岁,刚完成他一生中唯一一年的正规学校教育。他之后接受的都是私人教师的教育。哥哥们接受了工程师的培训,而阿尔弗雷德接受了化学的培训。他学得很快,当他17岁的时候就能流利地掌握5种语言。他的个性被描述为"一个过早发育、异常聪明,但体弱多病、爱幻想、内向而喜欢独处的年轻人"[5]。1850年,他十几岁的时候,被送往国外两年,去了德国、法国、意大利和北美。他在纽约的一段时间里,当过著名瑞典发明家约翰·埃里克森(John Ericsson)的助手。在巴黎,他在著名的泰奥菲勒-朱尔斯·珀卢兹(Theophile-Jules Pelouze)教授实验室工作,珀卢兹教授拥有广泛的国际网络,并与备受尊敬的瑞典生物化学家约恩斯·贝尔塞柳斯(Jons Berzelius)保持着联系。在珀卢兹实验室里,诺

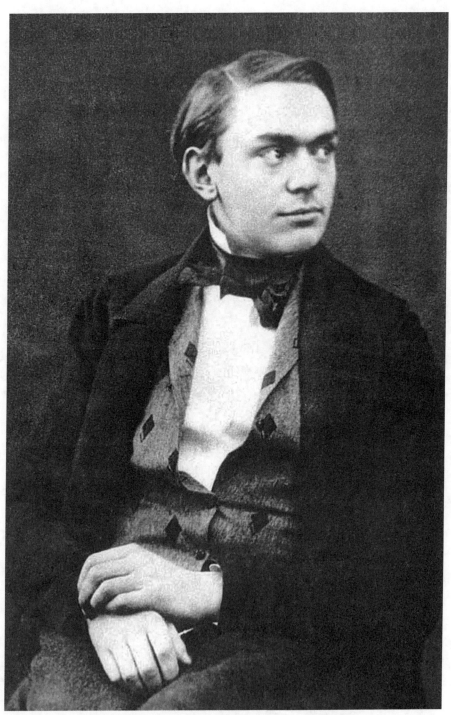

约30岁的阿尔弗雷德·诺贝尔（诺贝尔基金会提供）

贝尔遇到了一位年轻的意大利科学家——阿斯卡尼奥·索布雷罗（Arcanio Sobrero），索布雷罗1847年发现了一种可爆炸的油，他称之为硝化甘油。阿尔弗雷德看到了这种物质的爆炸潜力，并为其实际应用开发了一种设计，为此他于1863年获得了专利。该产品后来被命名为炸药。33年后，他去世时，以他的名义注册的专利就有355项。

1863年，除了罗伯特（Robert）和卢德维格（Ludvig）两个哥哥之外，阿尔弗雷德一家在父亲圣彼得堡曾经非常成功的生意破产后，回到了斯德哥尔摩。克里米亚战争结束后，与俄国政府的良好关系逐渐消失，阿尔弗雷德随即与父亲一起，在斯德哥尔摩郊区维特维肯的海伦堡开办了一家生产炸药的工厂。不久，这个家庭又遭遇另一场悲剧：在一个仓库里发生了一场大爆炸，炸死了诺贝尔最小的刚进入乌普萨拉大学读书的兄弟埃米尔（Emil），还有其他4个人。这对他充满活力的以家庭为重的父亲来说是一个沉重的打击，也导致了他逐渐颓废，并于1872年去世。

然而，阿尔弗雷德作为一名国际实业家和发明家，走出了令人惊叹的职业生涯。他的发明促进了新世界交通的发展，道路、隧道和运河都是用他的炸药建造的。他在许多国家建立了工厂，但从40岁起，他更喜欢住在法国。1873年，他在巴黎马拉科夫大道59号买了一栋房子，在那里有他自己的实验室、办公室以及他的家。实验室工作1881年被转移到巴黎郊外塞凡-利夫里的一处房产。在晚年，他还买了另外两栋房子，一栋是位于意大利圣雷莫的漂亮别墅，1890年他将实验工作从法国转移到这里；另一栋是位于瑞典比约克邦（Björkborn）的大楼，但是他从未真正定居下来，他的整个生活仍然处于一个无休止动荡的状态。生意有时非常成功，但有时又失败了，甚至濒临破产。如前所述，他是一个害羞和隐居的人，从未结过婚。从他的著作和信件来看，他对生活的看法通常是非常黑暗和悲观的。

学院和奖项

授予荣誉是学术界和学术团体的传统[8]。奖励有不同种类，可以是表彰重要进步的奖章，也可以是为追求科学提供财政资源的奖金和补助金。后两种奖励形式之间的明显区别直到20世纪才形成。自1739年成立以来,瑞典皇家科学院一直参与设立奖项和颁发奖章。1868年2月,化学家及皇家科学院院士克莱门斯·乌尔格伦(Clemens Ullgren)向皇家科学院的雷特斯泰奖(The Letterstedt's Prize)委员会提议,应该颁奖给发现硝化甘油炸药新用途的伊曼纽尔和阿尔弗雷德·诺贝尔父子。此后不久,这也成为皇家科学院的决定。获奖者可以选择金牌或996瑞典克朗的现金奖励。父子俩接受了金牌,并由父亲保管。母亲去世后,这枚金牌成为阿尔弗雷德的财产。尤其重要的是,这个奖项对当时病重的父亲来说,无疑是对他们最正式的官方认可和鼓励。对阿尔弗雷德·诺贝尔来说,这也标示着他与皇家科学院的第一次接触。多年来,他开始与这个机构的一些成员互动,特别是与探险家阿道夫·诺登斯科德(Adolf Nordenskiöld)。从1874年到阿尔弗雷德·诺贝尔去世,他们一直保持着通信联系。

瑞典皇家科学院的运作方式与古希腊柏拉图的古典学院相似。它有固定数量的国内和国际成员;当出现空缺时,会选出一名新成员。最初的补缺是发生在一名成员去世时,但大约50年以后,年满65岁的成员,即使保留了他的所有权利,也不再被算作是固定的成员了。皇家科学院分为数学、物理等学部,每个学部有固定数量的院士。不同学部院士分类的制度随着时间的推移而改变。新院士的提名只能由皇家科学院院士提出。

1884年,皇家科学院有了选出一名经济科学类的外国新成员的可能。矿业工程师安东·舍格伦(Anton Sjögren)提名阿尔弗雷德·诺贝尔成为院士。他指出这样一个事实:诺贝尔"……从专业技术上将硝化甘油引入了以可控形式的炸药及其衍生物的应用途径……""……这种对岩石爆破领域的贡献超过了本世纪任何其他方面的发现……"。他的提名带有当时的时代精神:阿尔弗雷德·诺贝尔"不仅为他的祖上,也为他的祖国增添了光彩"。在3月12日的全体会议上,皇家科学院选举阿尔弗雷德·诺贝尔为院士。尽管他被选为经济科学类的成员,但他突出的成就是他作为工程师的贡献,而不是作为商人的成功。应该指出的是,在当时,经济科学一词的含义比今天的广泛得多。提到单词economy的原始词源，它分别来自希腊语oikos和nómos，意思是家和管理家的人，它泛指对社会总体事务的管理。在1842年修订皇家科学院的学部制度时，有意见认为皇家科学院的经济科学学部也应该包括技术和统计科学在内。在1904年的一次修订中，这个最初的学部被分成两个学部，一个是技术科学，另一个是经济、统计和社会科学。

诺贝尔从一份来自他的皇家科学院联系人诺登斯科德的电报里得知了自己的新身份，虽然诺登斯科德在选举过程中并没有出席会议。诺贝尔迅速回信：

兄弟！我刚结束短暂的商务旅行回来，收到你这封出乎意料又令人愉快的电报我感到惊讶。我必须感谢你有影响力的善意，这种荣誉也让我脸红，我觉得我是多么不配。我认为你和你的同事的推荐，不是对我有可能做出的有限贡献的奖励，而是对我未来工作的鼓励。如果在这种鼓励下，我不能在以后的工作中取得一些成就，我将把我可怜的灵魂活埋在世界上某个孤立的、不被认可的角落。我对我伟大同胞的慷慨和善良深表感激，它们将伴随我一路来到那个地方。诚挚的，诺贝尔。

皇家科学院给予的关注显然感动和激励了诺贝尔，并且这也有可能影响他最终决定授予皇家科学院关于他的奖项的主要责任。然而，就目前所知，诺贝尔从未访问过皇家科学院，也从未与学院的任何成员开展过任何技术或科学合作。特别是在19世纪90年代，他似乎与另一个颁发奖项的机构——卡罗林斯卡研究所的代表有了更密切的联系。

多年来，阿尔弗雷德与他深爱的母亲保持着密切联系。他经常给她写信，并且总会在她生日那天问候她。如果可能的话，他总会在这些场合去瑞典看望她。1889年，安德丽塔去世，享年84岁。她的经济已经逐渐稳定下来，但她仍然生活在相对简朴的条件下。阿尔弗雷德·诺贝尔继承了她留下的一大笔钱的三分之一。他用一小部分来装饰她的墓碑，但大部分钱，

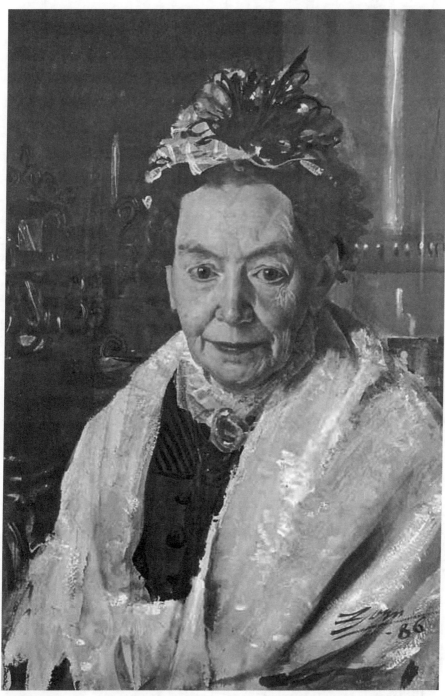

阿尔弗雷德·诺贝尔的母亲安德丽塔［安德斯·佐恩（Anders Zorn）的油画，诺贝尔基金会提供］

50 000瑞典克朗,则捐给了卡罗林斯卡研究所,用于建立卡罗琳·安德丽塔·诺贝尔(Caroline Andrietta Nobel)医学研究基金,支持医学研究,包括"医学的所有分支,以及将研究成果用于教育和文学"。

在关于以他母亲的名义捐赠的讨论中,诺贝尔逐渐了解了斯文·冯·霍夫斯滕(Sven von Hofsten),他是该研究所的儿科医生、副教授[9]。他向冯·霍夫斯滕咨询了找到一些年轻有为的生理学家帮助他在巴黎开始他想做的实验的可能性。冯·霍夫斯滕推荐了一位年轻的同事,约恩斯·约翰松(Jnös Johansson)(参见第6章),他在1890年时,正在莱比锡参观。他刚刚在乌普萨拉大学完成自己的生理学学术论文答辩,教学能力(讲师职位)在斯德哥尔摩学院已得到认可。在与诺贝尔的书信往来之后,约翰松于1890年10月前往巴黎,并停留了5个月。其间,他进行了一些关于输血的研究。诺贝尔深受这些接触的启发,他试图让约翰松参与在巴黎建立一个新的研究所,进行不同的新型实验医学研究。

应该强调的是,诺贝尔对医疗行业有他自己的颇具批判性的看法。他称医生为"教员驴"。命运的讽刺是,医生向诺贝尔推荐了他自己的"爆炸油"——硝基甘油,来缓解他始于1890年的心脏循环问题。然而,他没有采取这种补救措施,而是写信给他的弟弟罗伯特,"他们称之为三硝基物,以免吓到药剂师和公众。"

诺贝尔对用于杀灭细菌的化合物有了新的想法,并推测了麻醉剂的新给药方式。此外,他对血液化学分析特别感兴趣,这是诊断不同疾病的一种手段,也是输血的技术。以前,输血曾被尝试作为一种间接方法,但诺贝尔的想法是将血液从一个人直接输给另一个人。这后来最终被奥地利的卡尔·兰德施泰纳(Karl Landsteiner)证明不仅仅是一个技术问题。1930年,兰德施泰纳因对人类不同血型的证明而获得诺贝尔生理学或医学奖。尽管条件诱人,但约翰松最终还是决定不待在巴黎,他回到斯德哥尔摩,在卡罗林斯卡研究所继续他的职业生涯。尽管如此,他与诺贝尔保持着良好的联系,并在生理学或医学奖未来的发展中发挥了重要作用。

在学术旅行中,卡罗林斯卡研究所副所长阿克塞尔·凯(Axel Key)于

1893年访问了圣雷莫的阿尔弗雷德·诺贝尔。凯在富丽堂皇的房子里享用了一顿丰盛的晚餐。吃饭时，他借此机会赞扬了诺贝尔以母亲的名义所做的贡献。根据凯寄给他妻子的一封信，诺贝尔的回应是，"这个基金不是诺贝尔打算给研究所的最后一笔赠款。他在遗嘱中有进一步的约定。"似乎在19世纪90年代，诺贝尔对实验医学的兴趣有所增加。他捐了一大笔钱来支持未来的诺贝尔生理学或医学奖获得者伊凡·巴甫洛夫（Ivan Pavlov）和他的同事马尔切利·年茨基（Marceli Nencki）在圣彼得堡进行的研究。

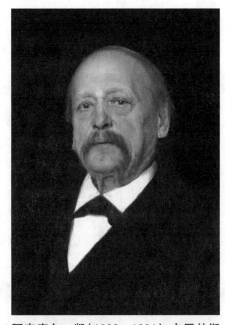

阿克塞尔·凯（1833—1901），卡罗林斯卡研究所副所长（1886—1897）（卡罗林斯卡研究所提供）

1895年，诺贝尔派他年轻的私人助理，年轻的工程师朗纳·索尔曼（Ragnar Sohlman）到斯德哥尔摩，监督对从该市圣·戈兰医院（St. Göran's Hospital）收集来的各种患者的尿液样本进行化学分析。正是凯安排卡罗林斯卡研究所对这些样品进行分析。

　　1893年，诺贝尔获得瑞典学术机构的另一项表彰，他被授予乌普萨拉大学名誉哲学博士学位，那时正值该大学纪念其成立300周年庆典。这所大学建于1477年，是北欧国家中最古老的大学。然而，在16世纪的大部分时间，它处于休眠状态，直至1593年重新开放，因此迎来了周年大庆。它要求名誉博士们提供一份简短的自传。诺贝尔写道：

　　署名人出生于1833年10月21日，通过私立教育获得知识，但没有进入过高等教育机构。一直活跃在应用化学领域，并开发出炸药，曾以炸药、爆破面团和无烟火药的名字命名，也叫技术弹球和C.89。（我）是瑞典皇家科学院、伦敦皇家学院（学会？）及巴黎市民协会的成员。（我）

自1880年以来，一直是北极星勋章骑士。(我)拥有荣誉军团军官的等级。书面文件：只有一场被授予银牌的英语演讲。

尽管诺贝尔从未对正式荣誉表现出任何敬意，但从他个人信件中可以明显看出，他重视瑞典学术机构和政府对他的关注。没有档案材料记录授予诺贝尔北极星勋章的原因。唯一的文件就是一张收据，表明诺贝尔已经在巴黎支付了64瑞典克朗的订单。

1893年，诺贝尔即将走完他的一生，他自然会思考身后他的财富如何处理。由于他选择了孤独的生活，他没有任何直系继承人。在他于1895年11月制定他著名的最终遗嘱之前，有好几个阶段。

遗　嘱

阿尔弗雷德·诺贝尔的遗愿是用瑞典语写的，存放在瑞典的一家银行里。遗嘱是他在没有任何法律援助的情况下写的。事实上，由于他在捍卫自己的专利权时，有过一些不愉快的经历，所以他称律师是"利用法律手段的寄生虫"。诺贝尔在19世纪90年代初写下了他的第一份遗嘱，但是这份遗嘱还没有被发现，它可能已经被毁了。从1893年起，在他的下一个版本的遗嘱中，他没有具体说明确切的金额，但是规定他20%的财产应该分配给22名指定的亲戚、合作者和朋友，另外16%给予各个机构，其中包括维也纳的"奥地利和平之友协会"，这是一个由那位最能激发他和平主义情怀的朋友贝尔塔·冯·苏特纳（Bertha von Suttner）创建的关注和平的社会组织。所提到的其他机构有巴黎的瑞典俱乐部、斯德哥尔摩大学（其前身是一所私立学校，后来成为一所公立大学）、斯德哥尔摩一所私立医院和卡罗林斯卡研究所。剩余的64%财产用于在瑞典皇家科学院建立一个基金，每年奖励除生理学或医学外的科学领域中最前沿的发现和理论工作。诺贝尔以一种有点让人疑惑的方式在这份遗赠中明确指出："在不把这作为绝对条件的情况下，我希望我们应该考虑那些通过他们的著作或行动最成功地打击了偏见的人，虽然已建立了欧洲和平法庭,但是这些偏见仍然存在于国家和政府中。我明确的愿望是,在这个遗嘱中规定的所有奖项都不考虑获奖者是瑞典人还是外国人,是男或是女。"与最后一份遗嘱相比,这份遗嘱的优势在于它明确规定了奖金的接受者。然而,对于皇家科学院来说,要确定其使命的延伸并完成它们是非常困难的,究竟应该怎样奖励优秀的文学作品以及为推进和平而做出的努力?

最终遗嘱的首段文字指明,奖项应该在五个领域颁发给"在过去一年中为人类做出最大贡献的人"。这是一个理想主义者或许一个梦想家的话。很容易推断,诺贝尔从他母亲那里获得了这种无私的慈善态度。她似乎成功地向所有三个幸存的儿子灌输了对人类同胞的尊重和责任。他们都是成功的商人,年龄最大的罗伯特成为巴库石油工业的主要开发者,第二个卢德维格是圣彼得堡一家非常兴旺的武器工厂的创始人,并在金融上参与了巴库项目[10]。1991年苏联解体后,旧档案开放了,显而易见这两个诺贝尔兄弟是关心员工、并试图改善他们工作条件的先锋。他们缩短了日常工作时间,建造了学校、医院、图书馆和生活区。卢德维格在俄国工业中有着杰出的地位,当他于1888年去世时,这一点广为人知。纳夫塔诺贝尔兄弟公司(Nafta Company Brothers Nobel)设立了许多奖学金和科学奖。由一个合格的评审团遴选出获奖者,并于1896—1898年颁发了奖项。根据本特·詹菲尔德的说法,它甚至可以被视为第一个"诺贝尔奖"。阿尔弗雷德·诺贝尔在他成年后,只于1883年3月去过圣彼得堡一次。然而,他对巴库石油业务中的重大经济利益很感兴趣。1878年公司成立时,他是创始兄弟之一。这家公司的股票是他留下的财富中最大的一笔资产,在3 300万瑞典克朗中占了7.5%。

阿尔弗雷德·诺贝尔在将最终遗嘱存入瑞典银行之前,在巴黎瑞典俱乐部进行了见证,它的内容是高度保密的。诺贝尔本人准备的手写文件有许多形式上的缺陷,这导致遗嘱最终得以实施之前,产生了一系列复杂问题。1896年12月10日,在诺贝尔63岁去世后的第5天,当遗嘱被打开时,亲属们惊讶地发现遗产中只有有限的一部分留给了他们,只有大约100万瑞典克朗,相比之下,之前被取消的遗嘱中有300多万瑞典克朗是赠予他们的,主要是他的三个侄子,其余的财富用于五项奖励。那为什么诺贝尔希望他的遗产被用于奖励呢?他对生活的理想主义和利他主义态度之前已提及,但是其他因素可能是他的政治观点带有社会主义色彩,他不认同代际财富转移。由于他本人是一名真正的发明家,他可以理解为年轻天才发明家提供创造条件的重要性。他的理念很简单:颁发的奖金应该能让获奖者在大约20年时间里专注于他们的工作,而不需要任何收入。

遗嘱规定了五项不同的奖项。前三项在自然科学领域,给予:一个在物理学领域做出最重要的发现或发明的人;一个在化学领域做出最重要的发现或改进的人;一个在生理学或医学领域做出最重要的发现的人。这三个奖项的共同点是"发现"。因此,奖励不是针对一个人对科学的终身贡献,而是在大多数情况下,针对具有巨大影响的某一项发现。这些发现大多来自实验研究,但也颁发给有重大理论贡献的。在物理学中,直到1922年,这种理论发现才被授予奖项。这一年,阿尔伯特·爱因斯坦(Albert Einstein)获得了1921年的奖项,"因为他对理论物理的贡献,尤其是他发现了光电效应定律(而不是他发现了相对论*),"以及尼尔斯·玻尔(Niels Bohr)获得1922年的奖,"因为他在研究原子结构和原子辐射方面的贡献。"极少数情况下,我们能够找到有关"发明",尤其是"改进"一词的奖项。然而,在早期,物理学奖授予了与发明相关的工作,如1908年加布里埃尔·李普曼(Gabriel Lippmann)的彩色摄影技术,1909年古列尔莫·马可尼(Guglielmo Marconi)和卡尔·布劳恩(Carl Braun)的无线电传输,1912年尼尔斯·达伦(Nils Dalén)的灯塔自动调节器。直到2009年,奖项的一半授予了高锟,"因为他在光纤传输光通信方面取得了开创性的成就",另一半授予了威拉德·博伊尔(Willard Boyle)和乔治·史密斯(George Smith),"因为他们发明了成像半导体电路——CCD传感器"。

文学奖与和平奖这两个额外的奖项是授予文学中以理想主义取向做出最杰出贡献的人,以及在各民族友好相处、消除或减少常备军,以及组建和传播和平大会方面工作做得最多或最好的人。

---

* 作者注。

颁奖机构有：负责物理和化学领域的是瑞典皇家科学院，负责生理学或医学领域的是卡罗林斯卡研究所，负责文学领域的是瑞典学院。所有这些机构都有着悠久的历史。瑞典皇家科学院成立于1739年，最初是为了促进有用知识的发展，后来是为了"促进科学的进步，特别是自然科学和数学"。瑞典学院成立于1786年，旨在"促进瑞典语言和瑞典文学的发展"。3个机构中最年轻的——卡罗林斯卡研究所成立于1810年，现在是瑞典一所医科大学，也是医学和生命科学的主要学习中心。和平奖的颁发是挪威议会的责任所在，议会选出一个五人委员会，负责遴选获奖者。在这方面，应该提到的是，通过和平方式，瑞典挪威联合体在1905年解体。然而，参与诺贝尔奖的工作仍是两个国家的共同责任。直到20世纪70年代，挪威的和平奖组织才进入诺贝尔基金会的董事会。

诺贝尔对这五个领域的选择引起了许多讨论。从他第二份遗嘱中可以看出，除了指定给亲戚和其他继承人的钱之外，他取消了原先考虑的一些遗赠机构。新成立的私立高等教育中心——斯德哥尔摩大学就是其中之一。1891—1892年间，这个机构的副校长与数学家约斯塔·米塔格-莱弗勒（Gösta Mittag-Leffler）之间发生的一些摩擦可能让他改变了主意，并且也可能是让他排除了数学这个"所有科学之母"的原因。然而，米塔格-莱弗勒本人将他的遗产遗赠给了瑞典皇家科学院，以建立一个独立的研究所，这个研究所如今是一个世界著名的数学研究所。

奖项中包含文学可能反映了诺贝尔本人在这个领域的投入。他写过诗和小说，但都没有成功。在他生命的最后阶段，他还写了一部名为《复仇女神》的戏剧，并进行了自费印刷。他去世后，亲戚们确保除了一本书之外，其他所有拷贝都被销毁。他的这部戏剧最近以戏剧化的形式在斯德哥尔摩展示。或许后缀"带有理想主义取向"——其含义一直很难解释——反映了他的信念，即文学是改变我们世界的一种手段。正如前面已经提到的，其理想主义的焦点已经在遗嘱的开头显现，即获奖者应该"对人类做出最大的贡献"。此外，他的理想主义也很明显地表现在他设立和平奖上的努力。事实上，据说他相信他开发了他那个时代最有效的炸药，这将阻止各民族之间的暴力互动。这是一个有点幼稚的想法，持续的历史发展证明了这一点。

在对他设立和平奖初衷的讨论中,人们认为他很可能受到了他相识的、曾一度被聘为私人秘书的奥地利和平主义者贝尔塔·冯·苏特纳的启发。1905年,苏特纳本人获得了和平奖。

遗 嘱 的 执 行

阿尔弗雷德·诺贝尔的最终意愿要得到充分实现,还有许多障碍要排除。还有一些法律手续如对遗嘱的管辖权。此外,还没有形成法律和组织方面的机构来负责基金。生活在瑞典的诺贝尔的亲属利用此不确定性,于1898年对遗嘱提出异议。然而,诺贝尔的侄子伊曼纽尔(Emanuel)代表着这个家庭的俄国分支,支持根据他叔叔的意愿做出一项决议。事实上,他甚至与瑞典国王奥斯卡二世就这一解读进行了争论。根据当时民族沙文主义的普遍情绪,国王不喜欢"不考虑候选人的国籍,不管他是否是斯堪的纳维亚人,最有价值的人将会获得奖金",他没有出席在斯德哥尔摩举行的第一届颁奖仪式。然而,在所有后来的活动中,奖项都是由瑞典国王或偶尔由加冕王子颁发的。在奥斯陆的颁奖仪式上,挪威国王出席颁奖仪式,但和平奖由委员会主席颁发。

最终,亲属们得到了小额赔偿,达成了和解。伊曼纽尔是一名非常成功的商人,但不像他的一些前辈那样是一个富有想象力的发明家,他两次因对他叔叔在遗嘱中指定的五项奖项的设立做出了重要贡献而被认可。

1910年,伊曼纽尔成为卡罗林斯卡研究所的名誉博士,一年后他被选为瑞典皇家科学院的外籍院士。伊曼纽尔在卡罗林斯卡研究所

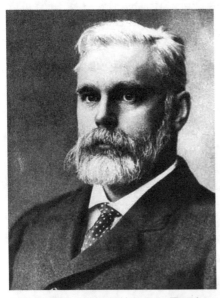

阿尔弗雷德·诺贝尔的侄子伊曼纽尔·诺贝尔(1859—1932)(诺贝尔基金会提供)

获荣誉博士学位的仪式是一项特别的活动。1910年研究所庆祝成立100周年。研究所是在瑞典最近一次战争结束后建立的,那是一次与俄国的战争,瑞典失去了芬兰。尽管该研究所存在了100年,但发展相对缓慢。关于谁有权授予学位的问题,研究所与比它历史更悠久的乌普萨拉大学展开了广泛而激烈的争论。事实上,直到1910年该研究所才首次有权授予荣誉博士学位。1910年12月13日,在王室成员和其他众多贵宾参与下,这一庆祝活动在贵族院大厅里隆重举行。其中包括来自德国的3天前获得1910年诺贝尔生理学或医学奖的阿尔布雷希特·科塞尔(Albrecht Kossel)(见第7章)。除了伊曼纽尔,还有一名外国荣誉博士,就是1902年诺贝尔生理学或医学奖获得者、疟疾研究先驱罗纳德·罗斯(Ronald Ross)。除了两名外国名誉博士,还有8名瑞典医生也获得了博士学位,以及另外10多名医生在通过正式论文答辩后获得了博士学位,他们中包括几位将在后续章节中出现的人物,如埃里克·阿赫斯特伦(Erik Ahlström)、福尔克·亨申(Folke Henschen)和卡尔·克林(Carl Kling)。

伊曼纽尔·诺贝尔入选瑞典皇家科学院是基于古斯塔夫·塔姆(Gustaf Tamm)的提议。在给经济学、统计学和社会科学人士的一封信中,他给出了伊曼纽尔成为学院院士的4个原因。首先,他提到了这样一个事实,即伊曼纽尔在经济学奖的实际执行方面,尤其是在影响阿尔弗雷德·诺贝尔遗嘱中确定的资产处置方面,做出了杰出贡献。这一贡献使得科学院对科学的支持变得非常有价值。此外,他还提到伊曼纽尔在俄国的纳夫塔创造的成功纪录,伊曼纽尔已经成为卡罗林斯卡研究所的名誉博士,并且他为一项研究经费贡献了15 000瑞典克朗。这个提议被接受,并送到了学院。然后在该机构的两次大会上进行了审查,1911年11月11日,伊曼纽尔·诺贝尔当选为外籍院士。

尽管遗嘱的执行得到了伊曼纽尔·诺贝尔的帮助,但遗嘱中提议的颁奖机构——瑞典皇家科学院,最初还是犹豫的,之后花了一段时间,才被说服来承担颁奖任务。已解决的关键问题是诺贝尔奖基金会的设立,这是遗嘱的两位执行者之一朗纳·索尔曼提出的想法。基金会成立于1900年,当时遗嘱中并没有具体规定要成立基金会。直到他1948年去世,索尔曼一直

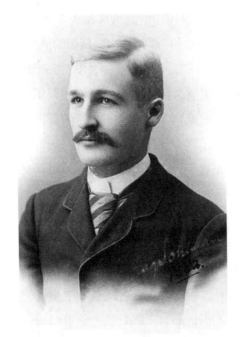

朗纳·索尔曼(1870—1948),阿尔弗雷德·诺贝尔的亲密合作者和遗嘱执行人,诺贝尔基金会执行主任(1929—1946)(诺贝尔基金会提供)

在基金会发展中扮演着不同的角色。特别是在1929—1946年期间,他担任着基金会的执行主任。自1992年以来,他的孙子迈克尔·索尔曼(Michael Sohlman)承担着这个责任。

诺贝尔基金会是管理基金、履行法律职能和安排斯德哥尔摩颁奖仪式的一个基本协调组织(图1-1)。然而,应该强调的是,基金会只是奖励机构,而不是由它负责挑选获奖者并给他们颁奖。有时获奖者被称为"赢家",但事实是,没有人是赢得诺贝尔奖的,获奖人只是实至名归。如前所述,第一届诺贝尔奖于1901年颁发。

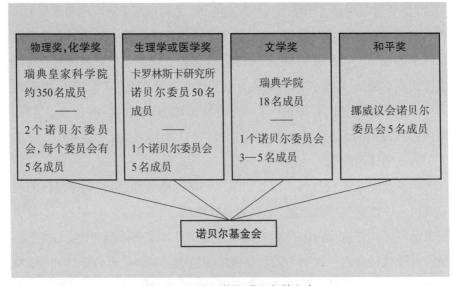

图1-1　颁奖机构和诺贝尔基金会

遴 选 过 程

4个颁奖机构的组织架构显著不同。关于文学与和平领域的颁奖工作，在许多方面都是独一无二的，包括某些特定的内在问题。在瑞典学院，五人委员会代表着院士总数中相当大的一部分，院士总数是18位，但实际上，由于年龄和其他原因，实际院士的数量要少得多。和平奖五人委员会只对他们自己作出回应，因此主要是独家授权。这里我将讨论物理学、化学和生理学或医学获奖者的选拔过程，因为它们才是我个人熟悉的。

对于所有5个奖项，候选人要在1月31日前获得新提名，才有资格获得同年的奖项。只有特定的个人才有权提名，提名应以书面形式提交。机构不能提名，但可以通过各自的成员发起提名。有权提交建议书的个人的例子是斯堪的纳维亚各领域的教授和以前的获奖者。除此之外，委员会还在全球范围内轮流邀请能代表学院或机构的个人。自然科学奖委员会发出的邀请总人数在2 000—3 000位，在随后的几十年中，收到的提名人数在200—500位。大约10%—20%的提名对委员会来说是新的。邀请在前一年秋天发出，由此开始年度的遴选日程（图1-2）。

目前的规则规定，设立一个由5名成员组成的委员会，任期3年。在瑞典皇家科学院，成员可以连任两期，但在卡罗林斯卡研究所只能任一期。极少数情况下，成员在离开委员会一段时间后可能会再任职一段时间。工作委员会一年内可以通过选举兼职委员来扩大，皇家科学院只有少数这样的成员。原因是该机构的委员会需要与代表各领域的35—40名瑞典成员进行互动。因此，委员会提出某年某领域的获奖者候选提案，并做好所有准备工作。该提案提交给代表性成员，并对提案进行审查，最终提交给由皇家科学院邀请的所有院士参加的会议讨论，目前约有350人。这些会议通常召集100多名院士，这些院士拥有对先进科学独特的见解。会议开始后，先由委员会主席对整个物理或化学领域的前沿动态和候选人做全面综述。然后，由委员会另一名成员对候选人及其

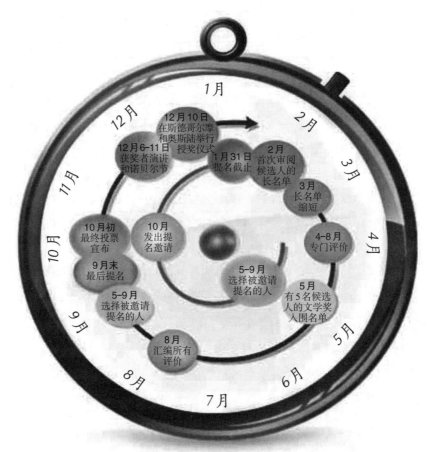

图1-2 诺贝尔奖年度遴选日程

早在前一年5月至9月，诺贝尔奖获得者的遴选日程就已开始，即列出被邀请的提名候选人。在颁奖年中，有3个特别关键的日期(以周为单位)：1月31日是提名的最后一天；10月的第一周里，在不同的日子宣布不同领域的获奖者；12月10日(阿尔弗雷德·诺贝尔逝世日)在斯德哥尔摩和奥斯陆举行颁奖仪式。

贡献进行深入介绍。提案随后被讨论并最终付诸表决。从做出决定到正式宣布结果之间通常有一个小时的间隔。在这一小时内，常务秘书有特别重要的责任尝试通过电话联系获奖者，这有时意味着会在凌晨3点，给加州的学者打电话。物理奖和化学奖目前分别在10月第一周的星期二和星期三宣布。

瑞典皇家科学院代表瑞典的所有科学家，卡罗林斯卡研究所是瑞典六大医学机构之一，然而它承担了该国约一半的生物医学研究工作。最初是该研究所有着终身任职的教师学院决定这个奖项的颁发,后来由于强制公开政府机构(包括卡罗林斯卡研究所)的官方文件的规则发生了变化,在20世纪70年代后期成立了一个新的法人实体,即诺贝尔大会。大会有50名成员,成员退休或离开研究所时,成员会有更新。皇家科学院采用三级制,相比之下,研究所只有两级决策,即委员会和大会。这也是研究所多年来使用一个更大的工作委员会的原因之一,包括10名兼职成员。另一个原因是需要广泛的代表来覆盖生物医学广泛的领域。该委员会与诺贝尔大会互动,并向后者报告,诺贝尔大会对生理学或医学奖的获得者做出最终决定,目前是在宣布物理学和化学奖那一周的星期一。

委员会确定最有竞争力的候选人,并最终选择单一提案,其中包括许多步骤。所有提名都经过了委员会的审查,但是,如前所述,在过去几年中,80%—90%的提名已在之前出现过。只有很有限的新提名可能会被挑选出来进行单独审查,但通常审查第一次提名时提交的材料就足够了。在卡罗林斯卡研究所,审查的全面性可能有所不同,被称为初步调查或完全调查。相同领域中的优秀候选人经常被一起审查。审查者可能是委员会成员,但大部分是来自国内和国际(仅在后50年)的外部审查者。8月底,所有审查都以纸质形式收集,卡罗林斯卡研究所为大会的最后讨论提供背景材料。在皇家科学院,评审由委员会对该学科各分支的候选人实力进行书面评估,并将最具竞争力的候选人的资料提炼成一份提案。

这些年鉴类图书代表了对具潜在历史意义的科学进步的奇妙的实时分析。诺贝尔奖获得者评选过程的目的是确定代表科学发现发展里程碑的贡献。该奖项的杰出声誉基于这样一个事实:即使在20世纪,获奖者的遴选即使不是完美无缺,至少也达到了非常高的标准。应该强调的是,这个过程是由熟识各种知识范围和深度,并对科学进步的影响有着自己独特见解的个人来完成的。在接下来的章节中,将会给出一些意见有分歧的例子以及委员会解决这些问题的方式。尽管遴选过程的管理有明显的局限,但是自然科学领域中绝大多数被选中的获奖者及其贡献都经受住了时间的考验。正是这一事实赋予了该奖项非凡的国际声望,这个奖项也真实地反映了现代科学发展的历史。

　　物理、化学、生理学或医学学科的划分不是绝对的。特别是在化学和生理学或医学方面,许多候选人被提名获得一个以上的奖项。目前,获生理学或医学奖双重提名的候选人超过10%。为了管理多学科提名问题,两个委员会举行联席会议。很明显,早期的生理学或医学奖都颁发给了分子生物学等领域,如DNA结构、遗传密码、逆转录酶和限制性酶的发现,而一些后来的发现,如基于DNA化学方法的发展和基因克隆,以及基因信息表达的分子机制,都被化学奖所认可(详见第7章)。

　　遗嘱中几乎不可能实现的部分是,奖品将"颁发给前一年有……的人"。在实施中,这一要求被解释为:在过去一年中,被授予奖项的贡献得到了充分的认可。因此,被授予奖项的发现,通常是在颁奖前5—20年里做出的,有时甚至更早。第6章讨论了在识别生理学或医学发现方面的延迟相关问题。有几个明显的错误提示了委员会对奖项的过快颁发。

　　遗嘱的另一部分是要求不断审议这项贡献将"有益于人类"。委员会历史上对此的解释是:高质量的基础研究会导致发现,这些发现将以这样或那样的方式,显著地推动文明的发展。然而,委员会的任务变得越来越具挑战性。从事研究的科学家数量随着时间的推移而增加,具有典型范例性的发现的数量也可能由此而增加。

　　对诺贝尔奖的决定不能提出异议,也不能提出上诉。委员会和颁奖机构从不回应投诉。

奖励机构和奖项

　　诺贝尔奖是瑞典科学机构的一项重要资产。不言而喻,奖励机构负有巨大的责任,遴选过程只能接受最高标准。因此,必须在瑞典某个领域动员最好的科学家参与这项工作。国际顾问的选择也需要明智。这些科学家和顾问,不仅仅要强调某项成果或工作令人印象深刻,还要让人了解它们给人的印象有多深刻、带来的变革有多彻底,此外,被提议的人应该为这个发现得到什么样的优先权。这需要评判员和评审员见多识广,并拥有良好的专业网络,这对瑞典科学家协会来说是一种非常积极的激励。瑞典的自然科学也将以其他方式,在自然科学奖项评审责任中获益。国际合作很容易建立,可以在瑞典学术机构,特别是颁奖机构、瑞典皇家科学院和卡罗林斯卡研究所安排高级讲座和会议。

诺贝尔基金会每年提供的财务资源用于两个目的。遗嘱中规定了这些资源的分配,60%用于奖励,其余用于委员会的工作和行政管理。委员会的工作包括对收到的提名的正常处理和保证从事这项工作的科学家正常运作,更重要的是确保他们充分了解科学的前沿动态。

某年剩余的经费可以留作其他用途。最初计划建立诺贝尔研究所,以通过实验来控制拟议的发现。正常来说,颁奖机构有义务每五年至少颁奖一次。因此,对于相关机构来说,可能会有一种诱惑,即在某一年不颁奖,而把钱放进自己的钱箱,以支持他们的研究机构。然而,只是在少数情况下,也只是在遴选获奖者的最初几十年时间里,才有奖金扣留的现象发生。例如,实际上只有9年没有颁发诺贝尔生理学或医学奖。其中7年(1915—1918年和1940—1942年)是因为两次世界大战(见第6章图6-2)。1914年秋天,欧洲正处于混乱中,届时将要公布的奖项被暂时决定推迟,这应该是合适的。后来该奖项被推迟到1915年颁发。这一年,罗伯特·巴拉尼(Robert Bárány)因"前庭器官的生理学和病理学方面的工作"获得1914年生理学或医学奖。那时,奥地利裔匈牙利人巴拉尼是一个身处西伯利亚的战俘。瑞典红十字会进行了干预,设法让他获释,这样他就可以通过外交渠道获得奖项。

除了7年因战争没有颁发奖项之外,还有两年没有颁奖,即1921年和1925年,当该研究所在重视质量的约翰松担任委员会主席期间,委员会决定将奖金用于该研究所的科学投资,成立了一批研究所,但它们从未达到预期目标。随着时间的推移,它们变得过时了,取而代之的是"虚拟机构"的发展。因此,这笔额外的钱并没有用于购买砖块和水泥,而是用于安排了一些特别有趣的正在取得重大进展的科学会议,或者邀请以前的诺贝尔奖获得者提供关于发展领域的观点。不用说,吸引演讲者来参加诺贝尔研讨会或会议并不难!

诺贝尔奖在国内和国际都受到极大关注。除了体育明星的昙花一现，这可能是瑞典最出名的事件。诺贝尔奖是唯一在主流日报头版和电视黄金时段新闻上宣布的奖项，因此它代表了一个将科学带给学校和公众的独特机会，奖励机构试图以良好的判断力来利用这一机会。最近，在网上实时转播诺贝尔奖颁奖和诺贝尔奖获得者演讲的新闻发布会已成为可能。根据遗嘱的要求，诺贝尔奖获得者应在收到奖项后6个月内发表演讲。实际上，出于对未来获奖者的礼遇，演讲现在是在12月10日的颁奖典礼前两天发表。

奖项遴选过程的保密性

诺贝尔奖获得者的遴选过程遵守高级别的保密制度，这是赋予这个过程尽可能高的客观性和完整性的先决条件。因此，在涉及诺贝尔奖的事务中，游说毫无用处。如果有的话，这种行为可能会产生负面影响。经过50年的时间，诺贝尔委员会的档案可以用来进行学术研究。这些档案包含提名，也可能是几行字到对提案所涉及领域的彻底评述。提名通常包括有价值的论据文件，还包含委员会发起的所有审查。其中一些评论包罗万象，令人印象深刻，包含许多重要的参考资料。最后，档案还包括委员会会议的记录。然而，这些都是决策意见，通常不包括个别成员的观点或他们可能表达的不同论点。直到1959年，也就是可供档案研究的最后一年，在卡罗林斯卡研究所召开的委员会会议的议定书里列出了强有力的候选人，并宣布他们是否值得获奖。在最后一段中，委员会会介绍该年度的奖项推荐和提议奖项的简要动机。在某些情况下，正如在第3章、第4章和第6章中可以看到的那样，委员会不定数量的成员，可能会表达与大多数成员不同的意见。

在皇家科学院，委员会的讨论和结论已经在书中详细说明，包括8月底准备的所有相关文件。应该指出的是，除了一些提名可能是英文、德文或法文，所有档案材料都是瑞典文。随着时间的推移，这种情况正在发生变化，因为在过去的50年里，出现了越来越多的国际评审员，此外，瑞典评审员可根据委员会的建议使用英语——公认的科学语言。在最初50年里，档案的信息量显示出随着时间推移而明显增加，大概是因为考虑了越来越多的提名。因此可以预见，将来对档案的研究将会越来越有价值。

获 奖 人 数

遗嘱中对于颁奖机构是应该遴选一位获奖者，还是可以不止一位，并没有清晰的表述。最初，考虑了允许每个学科分成3个奖项的可能性，但最终决定最多有两个不同的奖项。此外，最初没有规定一个奖项是否可以由一个、两个或更多的获奖者分享。直到1968年，引入一条规则，即一个学科同时最多三名获奖者时，这个问题才得到解决。这提供了5种可能性：一项发现可以奖励一个人，也可由二三个人平分；或者奖励两个不同的发现，一半奖金可能会给一位获奖者，另一半给另一位获奖者，但是一半的奖金也可能会由两个人分享，总共有3位获奖者。

诺贝尔奖不能向已经过世的人颁发。然而，如果一个奖项已经在10月份颁发，而获奖者不久后去世，他可能会在12月份的颁奖典礼上获得荣誉。诺贝尔奖不一定要授予个人，原则上也可授予机构。在实践中，这种可能性仅被用于和平奖，该奖项曾多次授予机构。一个例子是红十字会，它实际上已经获得了3个奖项，一个是1901年授予其创始人亨利·杜南（Henri Dunant），另外两个分别在1917年和1945年。颁奖给机构有另外的规则，不适用颁奖给个人。

表1-1总结了1901—2009年间每隔20年获诺贝尔物理学、化学和生理学或医学奖的人数。在一段时间内，由于两次世界大战或其他原因，授予的奖项数量有所减少。在物理学领域，最初的50年主要是单个获奖者，但也有相当数量的获奖者分享奖项。第二次世界大战后，奖项越来越多地由二三名获奖者分享。然而，今天仍有不少奖项少于三位获奖者。鉴于团队工作在现代自然科学中日趋重要，这一点值得考虑。通常发表的成果有数百名作者，个人的贡献被认为很难确认。这可能不是真实情况，团队中总是有一个人或几个人是领导团队的。

表1-1 诺贝尔奖获得者的数量

时 期	物 理			化 学			生理学或医学		
每个年度获奖人数	1	2	3	1	2	3	1	2	3
1901—1920	15	3	1	16	1	0	14	2	0
1921—1940	12	5	0	12	5	0	11	5	1
1941—1960	10	6	2	13	4	1	6	6	6
1961—1980	6	5	9	11	6	3	2	5	13
1981—2000	4	7	9	8	5	7	4	9	7
2001—2009	0	2	7	2	1	6	0	4	5
合 计	47	28	28	62	22	17	37	31	32
总 计	187			157			195		

在化学和物理学中,随着时间的推移,在第二次世界大战后,会有一位或两位以上的获奖者(都是在第一个10年中)。事实上,在过去几十年里,在这个领域里向一位、两位或三位个人颁奖的情况相当稳定。随着时间的推移,生理学或医学这个领域中最大比例的奖项(约30%)给了三位获奖者。然而,在随后的几十年里,选择三名获奖者的倾向似乎不会随着时间的推移而变化。因此,即使在像医学这样的多学科领域里,也经常有一二个人在科学发展中发挥作用。

诺贝尔奖获得者的国籍

截至2009年,物理学、化学和生理学或医学方面的个人奖项总数为539个(表1-2)。然而,对一个人获得多次荣誉没有任何限制。因为有3例一个人获得了两个奖项的情况,如1956年和1972年的物理学奖授予约翰·巴丁(John Bardeen),1958年和1980年的化学奖授予弗雷德里克·桑格(Frederick Sanger),以及1903年物理学奖和1911年化学奖授予玛丽·居里(Marie Curie),真正获奖的人数是536。大多数获奖科学家在美国完成了他们的工作,占总数的46%。在物理学、生理学或医学领域,这个数字接近

50%，而在化学领域，这个数字大约是40%。英国和德国科学家获得不同学科奖项的数字相似，但前者在物理学奖和生理学或医学奖明显占主导地位。如果对获奖者国籍的代表性进行单独的25年间隔周期的分析（表1-3），很明显，德国的良好记录主要是在二战前，而自那次战争以后，美国一直处于领先地位。在过去50年里，约70%的自然科学奖项都归属于美国。时间会证明美国是否能保持这一地位。

表1-2　诺贝尔奖获得者的国籍

国　家	物　理	化　学	生理学或医学	合　计
美　国	92	62	97	250
英　国	23	27	26	76
德　国	18	30	15	63
法　国	12	8	9	29
俄罗斯（苏联）	9	1	2	12
斯堪的纳维亚	7	8	12	27
其　他	26	21	34	82
总　计	187	157	195	539

表1-3　自然科学奖获奖者国籍代表性的25年间隔周期分析

国家	1901—1925	1926—1950	1951—1975	1976—2000	2001—2009
美国	4	27	73	106	42
英国	11	17	28	11	8
德国	24	15	10	10	4
法国	10	5	5	5	4

　　以前只有少数的关于诺贝尔奖获得者国籍重要性的研究[11]。其他更广泛的研究涉及科学精英和诺贝尔奖社会学，这项研究只针对美国的获奖者[12]。通过采访72名获奖者，发现两个重要现象。一个现象是超过半数的获奖者在其他获奖者或准获奖者的实验室工作过，另一个是犹太裔科学家

的比例明显较高。目前的统计结果显示,犹太人在187名物理学奖获得者中占47名,在157名化学奖获得者中占25名,在195名生理学或医学奖获得者中占49名。从百分比来看,这些数字分别约为25、16和25,相比之下,美国只有2%的犹太人、全球只有0.25%的犹太人。这一观察提出了如何有效利用全人类潜在的创造力问题。人类在大约2 500代前拥有一个离开了非洲的共同黑人祖先这一事实,意味着一般来说所有人都有同等的做出创造性贡献的潜力。如果将这一事实与以下观察相结合,即在某些学科中,一个仅代表0.25%的单一种族群体获得了25%的奖项,那么人们就不得不得出结论,即全球只有1%的人,其创造性能力得到了利用!朱克曼在他的书中进一步讨论了犹太背景的科学家令人印象深刻的超高代表性,以及这种现象在不同学科中出现不均衡的可能原因[12]。

获奖者和奖金

诺贝尔奖获得者会得到一大笔钱。然而,奖金的绝对值变化很大(图1-3)。1919年第一次世界大战后,它的相对价值最低,只有28%。在过去的几十年里,奖金已恢复到原来的相对价值。20世纪末,诺贝尔基金会管理的资产数量出现了较大的增长。

指导诺贝尔基金会如何管理资产的规则不断被修改。诺贝尔的遗嘱指出,只允许投资于安全证券,这一规则被谨慎地执行着。因此,特别是在两次世界大战期间,这些钱的价值下降了。直到1953年,对投资的限制才逐渐放开。从那时起,基金会可以投资股票和房地产,但有一些限制。限制捐赠基金增长的另一个因素是基金会必须纳税,这是诺贝尔最终遗嘱中的缺陷导致的结果,这些缺陷迫使诺贝尔基金会成立,成为奖金的接受者。这种情况一直持续到1946年,基金会最终通过谈判,成功地免除了瑞典对基金会的除房地产税以外的所有税收。

20世纪80年代后期,诺贝尔基金会成功地大幅增加了捐赠的规模,这个故事有一个特别的转折。基金会将其相当大一部分资产投资于斯德哥尔摩的建筑。然而,这种投资有一个问题,正如前所述,地方房地产税并未免

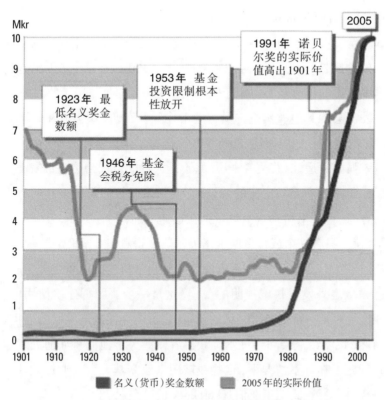

图 1-3 奖金的绝对价值（诺贝尔基金会提供，已修改）

图表比较了 1901 年以来的名义（货币）奖金数额与 2005 年的实际价值，每份非共享奖励以瑞典克朗为单位。

除。基金会已故执行主任斯蒂格·拉梅尔（Stig Ramel）与当时的财政部部长谢尔-奥洛夫·费尔特（Kjell-Olof Feldt）进行了讨论，认为诺贝尔资产的管理是一个特例，因为这个奖项在国际上享有盛誉。拉梅尔提议所有资本收益都应该免税。当部长回答说遗憾的是这不可能时，拉梅尔征求他的建议，部长只能回答"全部卖掉"，拉梅尔这样做了，3 个月后房地产市场崩溃了；对经济学和投资来说就仅此而已。到 1991 年，即第一个奖项颁发 90 年后，基金会设法将其资产翻了三倍，该奖项的价值恢复到原来的相对价值，今天甚至超过了这个价值。1991 年是拉梅尔领导基金会的最后一年，巧合的是，基金会决定举行一次特别的庆祝活动，并邀请前诺贝尔奖获得者参加庆祝活动。根据基金会特别的计算，第 91 年的颁奖活动被定为 90 周年庆典,因为这是自第一届颁奖以来的时间。

基金会董事会提前一年决定某一年的奖金价值,用瑞典克朗计价。2009年的价值是1 000万瑞典克朗,远远超过100万美元。诺贝尔基金会将从资本中获得的年收益不但用于奖励(接近60%的收益用于此目的),还用于支付委员会和其他颁奖机构员工的工作经费,以及颁奖典礼和诺贝尔基金会员工的费用。如前所述,还有一些资源可供诺贝尔研究所使用。

应该强调的是,对获奖者来说,并不是大量的金钱给奖项带来声望。获得诺贝尔奖是一项无与伦比的荣誉,它会带来同行们前所未有的尊重和认可。一方面,世界上科学家的数量正在迅速增加;另一方面,在一个特定的学科中,每年只有一个或最多两个诺贝尔奖获得者,这一事实进一步突出了这一点。事实上,诺贝尔奖获得者除了得到科学机构的认可之外,还获得了在自己领域之外发表权威声明的威望,这是一个要明智谨慎使用的优势。该奖项也是对某一特定科学领域的认可,它可能会促进该领域的进步。

当然,媒体经常会问诺贝尔奖获得者一些关于他们将如何处理这笔钱等琐碎问题。在许多情况下,这些钱被用来建立基金会或通过其他方式来激发年轻科学家。沃纳·亚伯(Werner Arber)在1978年与丹尼尔·那桑斯(Daniel Nathans)和汉弥尔顿·史密斯分享了一个奖项,"因为发现了限制性酶并将其应用于分子遗传学问题",他用这笔钱邀请了一大群朋友去瑞士阿尔卑斯山,讨论科学和生活的其他重要方面。我最喜欢的关于奖金使用的故事涉及金特·布洛贝尔。他是1999年生理学或医学奖的唯一获得者,"因为发现蛋白质有内在信号来控制它们在细胞中的运输和定位。"在第二次世界大战期间,他亲身经历了德国城市毁灭性的破坏,因此决定用这笔钱来帮助重建德累斯顿的圣母教堂。这座教堂现在保持着最初的辉煌。然而,布洛贝尔这么做没有任何宗教动机,他对三种一神论宗教的文化贡献给予同等的评价。因此,他还在同一个城市里对建造犹太教堂和清真寺投资。

从发现到颁奖之间的时间间隔意味着获奖者在职业生涯中已有很大进步(见第6章)。显然,这笔钱并不能达到预期的目的,即为进一步长期研究提供财务上的独立性。尽管如此,还是有一些诺贝尔奖获得者在获奖后,在他们的科学领域继续保持着很高的生产力。自相矛盾的是,当一位科学家太年轻时就获奖,就会产生一个弊病,他(或她)不会再获得任何奖项,因为没有一个奖项能与诺贝尔奖相比!我在卡罗林斯卡研究所主持接待一位诺贝尔奖获得者回访演讲时了解到这一点。该研究所的委员会邀请以前的获奖者来了解科学进步的最新情况,并讨论各种潜在的奖励领域。

生理学或医学奖获得者的获奖年龄在32—87岁之间(图1-4)。前50个获奖年(1901—1959年)中,平均年龄为53.9岁(76名获奖者),但在接下来的50个获奖年中,平均年龄更高,为59.1岁(119名获奖者)。

三位最年轻的获奖者是弗雷德里克·班廷(Frederick Banting)(1923年)32岁、乔舒亚·莱德伯格(1958年)33岁(见第6章)、詹姆斯·沃森(James Watson)(1962年)34岁(见第7章)。1959年前,最年长的获奖者之一是查尔斯·谢灵顿(Charles Sherrington)。他不得不等很长时间,直到1932年,75岁的他最终获得奖项(见第6章)。自1960年以来,许多获奖者已超过80岁。两位最高年龄的获奖者是87岁,其中之一是佩顿·劳斯(Peyton Rous)(见第3章)。因此,生理学或医学奖的大多数获奖者在获奖

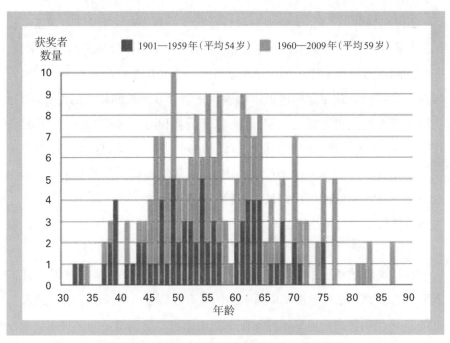

图1-4　生理学或医学奖获得者的获奖年龄统计

时都已到了成熟的年龄,他们的平均年龄在20世纪有所提高。对于这种现象,争议较少的解释是,例如由于20世纪知识的增长,人的寿命提高了、创造力增长了;另一个令人担忧的问题是,该奖项对创造力有麻痹作用。我不认为这是一个大问题,许多获奖者继续在他们所开创的领域做出自己的贡献,而且他们中的大多数人都以不同的方式积极地将自己提升到一个独特的科学政治家的地位。

最后,成为获奖者还有一段独特的社会经历,他们会在斯德哥尔摩黑暗的12月里,去体验一段7—10天的童话般经历——颁奖典礼就在诺贝尔的忌日(这个月的10日)举行。这个过程无法描述,只能去亲身体验。在2001年的100周年纪念日(也就是在首次颁奖后的100年),所有获奖者都被邀请到斯德哥尔摩来。人们不禁要问,在人类文明的发展过程中,是否曾经有过如此多的学者聚集一堂。

没有诺贝尔经济学奖

20世纪60年代末,瑞典中央银行举行了一次300周年庆典。然后,提出每年向诺贝尔基金会捐赠一笔钱,以便瑞典皇家科学院颁发经济科学奖,来纪念阿尔弗雷德·诺贝尔。这个学院有一个经济和社会科学学组可以管理这个奖项。学院在管理诺贝尔物理和化学奖方面长期积累的经验,被视为奖项管理的宝贵财富。学院、诺贝尔基金会和阿尔弗雷德的亲属都接受了这一提议,并获得了国王的批准。自1969年以来,"瑞典央行纪念阿尔弗雷德·诺贝尔之经济科学奖"与真正的诺贝尔奖在同一仪式上颁发。因为公众或媒体不可能使用这样长的名称,而且因为这个奖项甚至在细节上也被视为诺贝尔遗嘱中指定的真正奖项之一,所以它通常被称为"诺贝尔"经济学奖。

在该奖项的章程中规定,"该奖项每年授予一位撰写了1895年11月27日阿尔弗雷德·诺贝尔遗嘱中所表达的具有显著意义的经济学著作的人",此外,"该奖项将由瑞典皇家科学院根据由诺贝尔遗嘱制定的诺贝尔奖颁发规则颁发。"由于诺贝尔在自然科学奖的遗嘱中使用的术语"发现""发明"

或"改进"显然不适用于此,因此仍需定义所用术语"显著意义"的含义。也许最接近的同义词是被用来描述文学奖的标准的"杰出作品"。然而,后者代表了对人类行为文化深度和广度的一种非常特殊的评估形式。

经济学奖在诺贝尔基金会主页(Nobelprize.org)上被视为真正的诺贝尔奖,在《诺贝尔奖》(*Les Prix Nobel*)年鉴中也是如此,年鉴中载有在颁奖典礼上对经济学奖获得者的介绍、获奖者的自传,以及他们的正式演讲。不同奖项的共同之处是向参与决定奖项的人颁发奖章。诺贝尔的遗嘱中明确规定这是一枚纯金制成的奖章。20世纪70年代,一丝不苟的瑞典税务机关发现,参与诺贝尔奖评选的院士除了平时的收入外,还可以获得年度的额外报酬。因此,他们决定小奖章不再用纯金,而是镀金的,它们通过由斯蒂格·拉梅尔命名的"拉梅尔应急资金"支付费用。同样,这种"应急资金"也会发给参与决定经济学奖获得者的学院成员。不管参与者决定哪个奖项,10枚镀金象征性奖章可以兑换成1枚纯金奖章。

诺贝尔基金会董事会每年对来年奖金的价值做出的决定,对瑞典央行有着重要的影响。这家银行为基金会提供颁发纪念阿尔弗雷德·诺贝尔之经济学奖的资金。根据协议,银行向诺贝尔基金会支付董事会确定的奖金,外加65%的额外费用,以支付瑞典皇家科学院挑选获奖者所需的经费,以及基金会管理费用。然而,应该注意的是,银行对支付的金额没有影响。该银行在基金会董事会中没有代表。因此,1991年,当诺贝尔奖的价值恢复到原来的价值时,银行不得不支付已大幅增加的金额,这笔额外的款项不太可能使银行破产,但人们仍然希望这份协议是例外。最后,应该指出,瑞典中央银行没有提供任何与"虚拟诺贝尔奖研究所"相关的额外资金,这些资金只用于提升真正获得诺贝尔奖的科学家的能力。

纪念阿尔弗雷德·诺贝尔之经济学奖设立大约10年后,一位成功的实业家和慈善家霍尔格·克拉福德(Holger Crafoord)联系了瑞典皇家科学院,他想为诺贝尔奖未涵盖的领域大额捐款,学院接受了这一捐助。25年多来,学院为数学、天文学、地质学、生物学等学科的重大进步颁发了奖项,特别是生态学方面的奖项,由于捐赠者自身在多发性关节炎上的遭遇,学院还颁发与多发性关节炎相关的特殊医学领域的奖项。这些奖项价值50万美元,每隔一年颁发一次,瑞典国王也出席颁奖仪式。人们可能会想,从历史的角度来看,像经济学这样一门强大而独立的学科,如果不借用诺贝尔奖的光环和声誉,就不会有更好的表现,只会被视为像克拉福德奖的奖项。

发现的神秘概念

从以下章节中可以明显看出,诺贝尔奖把认可自然科学研究质量的关键定义为发现。这项发现是出乎意料,但又在意料中的。它所传递的信息是,人们不能计划科学上的重大突破。它涉及一个非常重要的现象,它的揭示对于发现后的科学研究方式有着巨大的影响和革命性的后果。它促成了一个新的科学领域的开放和这一新领域成果发表的迅速增长。许多人在猜测个人和机构培养创造力和优秀品质的条件。在这几章中,我将直接或间接地谈到关于一项发现是如何定义的问题,以及可能推动其出现的条件。

科学和艺术的创造力是一种谜一样的现象。也许它的本质是不能被诱导、投射或推测的。我们仍然想了解如何激发创造力,关于这个主题已有无数的图书出版了。自2001年以来,斯德哥尔摩建立了诺贝尔博物馆,这个博物馆不在诺贝尔基金会的管理之下,因为根据该组织的法律规则,它只能参与为颁奖机构提供支持的活动。因此,诺贝尔博物馆和基金会主页由另一个独立的法律实体来管理和资助。然而,基金会董事会的代表和管理该实体业务的组织的代表共同确保工作协调一致。

诺贝尔博物馆第一次展览的主题是"创造力的文化:个人和环境"。展览的主要部分如下:个人创造力、创造性环境、诺贝尔体系、阿尔弗雷德·诺贝尔及其时代,1901—2001年诺贝尔奖获得者(仅样本)。除了斯德哥尔摩的展览,它的相同版本已在世界各地巡回展出,在欧洲、美国和亚洲的大城市展出。这个展览试图抓住创造力的奥秘,但是它可能提出了比它给出的答案更多的问题。改变我们文明的人类努力的魅力在于它们是不可预测的。

值得注意的是,这是又一个不言而喻的事,那就是,正是独特的个体们为科学进步做出了贡献。第二次世界大战期间,科学家特别是德国和其他欧洲国家的犹太人,从欧洲流向美国,这是美国发展科学霸权的一个重要因素。但也有其他因素。虽然资源有帮助,但更重要的是思维头脑聚集所创造的智力密度,以及这些思想交流的完全自由。令人惊讶的是,某些机构已经出现了大量的诺贝尔奖获得者[13,14],如洛克菲勒大学(前洛克菲勒研究所)、加州理工学院和英国剑桥的分子生物学实验室。所有这些机构的特点都是有着松散的组织结构,强调研究小组及其领导者。智力和个人领导力是极其重要的。很大比例的诺贝尔奖获得者曾在其他获奖者的实验室工作过。

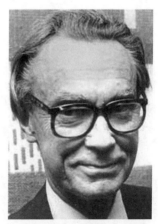

苏内·贝格斯特隆(1916—2004),1982年诺贝尔生理学或医学奖获得者

另一个重要因素是所谓的科学的民主化。第二次世界大战后,这一现象尤其在美国发生了演变,并促成了美国在自然科学领域的主导地位。曾担任卡罗林斯卡研究所副所长(1967—1977年)、诺贝尔基金会董事会主席(1975—1987年),本人是1982年诺贝尔生理学或医学奖获得者的苏内·贝格斯特隆(Sune Bergström)教授,在1976年颁奖典礼上的开幕词中,对此发表了评论[15]。他说:

> 除了这些基本的经济前提之外,还有其他一些行动者对美国在研究领域的快速扩张做出了巨大贡献,这点可能是欧洲人特别感兴趣的。20世纪40年代和50年代,世界各地的大学迅速扩张。在许多地方,尤其是欧洲国家,这种扩张是在保留传统的等级制度和不灵活结构的情况下发生的。
>
> 另一方面,在美国,大学研究力的增长表现为形式上的动态开放,这可以被描述为研究工作者之民主。战后,许多参观美国机构和参加科学会议的人,被教授和学生可以在平等的基础上进行科学讨论的自然方式,以及让年轻研究人员在职业生涯早期就负责大机构的独立研究项目的做法所打动。

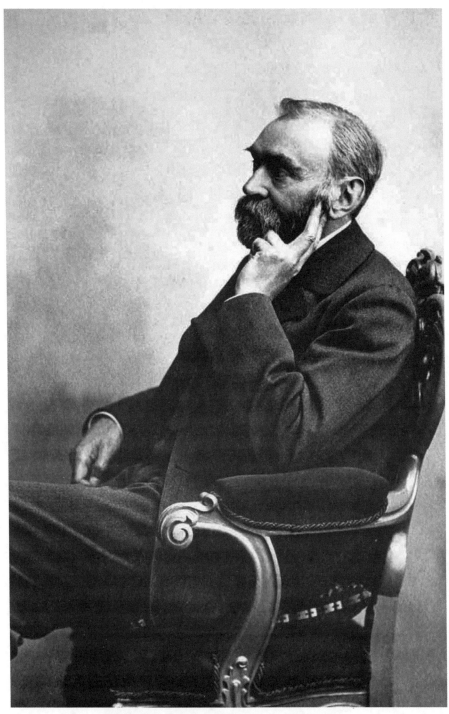

年迈的阿尔弗雷德·诺贝尔（诺贝尔基金会提供）

总而言之,在非教条主义和非集权主义的环境中,如果有正确的头脑,意想不到的事情可能会发生,他们必须准备好抓住这个意想不到的机会。偶然发现经常改变科学的进程,这将在下一章讨论。

尾声——阿尔弗雷德·诺贝尔的惊喜

如果诺贝尔知道全球对他的奖项感兴趣,他会怎么想? 这个问题的答案可能会让他非常惊讶。他为有才华的年轻科学家提供长期奖学金的意图尚未实现。相反,这些奖项通常是授予成熟科学家的奠基性贡献。这些奖项已经演变为具有全球知名度,成为所有奖项的黄金标准。它们确实标志着20世纪科学的惊人进步,预计在21世纪将继续如此。此外,它们让整个社会都能看到科学。随着我们进入越来越依赖科学进步的社会,它们的作用可能变得越来越重要。我们可以利用诺贝尔奖向广大公众揭示,科学家的生活方式可以带来独特的回报——他们可以研究令人惊异的东西——新知识经常会有意想不到的应用,可以改变我们的生活方式。除此之外,还应该补充一个事实,即新揭示的知识也有助于我们思考个人存在意义的问题。

瑞典皇家科学院为纪念阿尔弗雷德·诺贝尔颁发了两枚奖章,一枚早在1902年,另一枚在1996年,也就是他去世100年后。第一枚奖章上的(拉丁)铭文写着"大自然的发明,每一个阿泰人都有自己的生活"(意为"通过艺术和发明来提升人类的生活是一种乐趣"),第二枚奖章上的(拉丁)铭文仅写着"创造和推广"(意为"他创造并推广")。这种回顾性的关注当然是当之无愧的。科学界也以诺贝尔的名字命名了一个不稳定的元素:锘。阿尔弗雷德·诺贝尔可能会很高兴地知道,到目前为止,他遗嘱中指定的奖项已经产生了至今100多年的显著影响。与下一章的核心人物塞伦迪普王子的冒险经历大致平行,可以说,诺贝尔为有前途的年轻科学家建立强有力的生存支持的目标从未实现,但他反而成了世界上最著名的科学、文学与和平奖项之父。

第 2 章
偶然发现与诺贝尔奖

　　硝化甘油是一种液体炸药,由意大利化学家阿斯卡尼奥·索布雷罗(Ascanio Sobrero)于1847年发现。人们立刻就会意识到它的许多潜在应用,例如在道路建设中爆破岩石,或者在铁路建设中开凿穿越山脉的隧道。

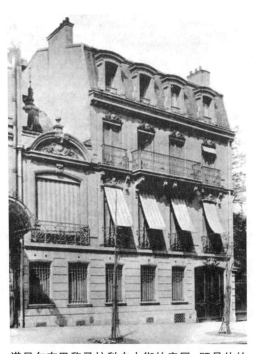

诺贝尔在巴黎马拉科夫大街的房屋,既是他的家也是他的实验室(1873—1881)(诺贝尔基金会提供)

然而,如何利用该化合物的爆炸力是一个主要问题,研究重点集中在它的解决方案上。一天,实验室里的一名科学家碰巧被一块玻璃割破了手指。按照当时的一般做法,就是将手指暴露在溶解有乙醚和酒精的硝酸纤维素中,然后让溶剂蒸发,让伤口被火棉胶层覆盖。该涂层非常易燃,在另一种更高度硝化的形式中,硝酸纤维素实际上可以被用作炸药。他突然想到硝化甘油和硝化纤维素可能会被混合制备成比硝化甘油和硅藻土的混合物更强大的炸药,但平时仍可以保持稳定。第二天一早,他开始在他巴黎家中的实验室里,对这两种化合物的不同配比进行实验。当他的助手来上班时,他向助手展示了由当时已知的两种最强力炸药组成的果冻状混合物。

这位科学家就是阿尔弗雷德·诺贝尔,新的炸药配方被开发成爆炸明胶,于1875年在英国获得专利,一年后在美国获得专利。这一意外发现对诺贝尔炸药生意的成功做出了显著贡献,使他成为一名富人。在他最后的遗嘱中,他将大笔财产遗赠给5个不同领域的年度国际奖项。其余的就都是历史了。但是阿尔弗雷德·诺贝尔发现爆炸明胶,让我们看到了这一章的中心主题——偶然发现。他的发现是一次"愉快"的事故,发明者立即意识到它具有潜在的价值。

在它被发现后不久,人们就认识到硝酸甘油除了是一种炸药之外,它还具有其他性质。它显示出对血管活性的作用,开始被用于松弛心脏中收缩的血管,当诺贝尔患了心脏病时,医生也推荐在他身上使用。硝酸甘油对血管作用的机理还需要大约100年后才得到解释。1998年,美国科学家罗伯特·弗奇戈特(Robert Furchgott)、路易斯·伊格纳罗(Louis Ignarro)和费里德·穆拉德(Ferid Murad)获得诺贝尔生理学或医学奖,"因为他们发现一氧化氮是心血管系统中的信号分子。"在一系列令人惊讶的实验中,这些

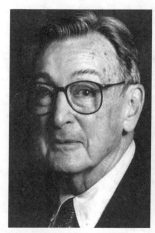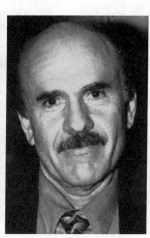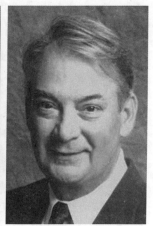

罗伯特·弗奇戈特　　　　路易斯·伊格纳罗　　　　费里德·穆拉德

1998年诺贝尔生理学或医学奖获得者

研究者成功证明了硝酸甘油的作用机理。这种化合物作用于血管内部的细胞基层，即内皮细胞，导致活性成分释放，这种活性成分原来是一种气体——一氧化氮。这一发现出乎意料，促使制药行业开始寻找可能引起一氧化氮释放的相关分子。然后测试寻找最有效的化合物，以期缓解心脏病患者的心绞痛症状。在其中一项试验中发现了一种化合物，它不仅影响心脏血管，还影响阴茎血管，可以延长阴茎勃起，没有多久，伟哥就被开发出来了。今天，它是世界上使用最广泛的药物之一。

本章将讨论偶然发现在科学进步中的作用，但首先会对"偶然发现"（serendipity）这个词、这个词的发明者，以及它随着时间的推移，在科学研究中的应用进行一些讨论。

"偶然发现"的起源

这位英国贵族兼文人霍勒斯·沃波尔（Horace Walpole）与他的远房表亲霍勒斯·曼（Horace Mann）通信了46年，他大部分的生活是在英国外交部门度过的。在1754年1月28日的一封信中，沃波尔恰当地描述了一个最近的"关键发现"：

> 这一发现是用丘特（Chute）先生所谓的护身符得到的，通过这个护身符，我可以找到我想要的一切，在提名方面处于领先地位，我随时可以用到它。事实上，这一发现几乎就是我称之为"偶然发现"的那种，这是一个非常有表现力的词，因为我想不出更好的词来描述我的感受，我将努力向你解释：你会更好地理解这个词的来源，而不是定义。我曾经读过一个愚蠢的童话，叫做《塞伦迪普的三个王子》（*Three Princes of Serendip*）：当王子殿下们在旅行时，他们总是通过意外和睿智发现他们并没在追求的东西。例如，他们中的一个人发现右眼失明的骡子最近一直在走同一条路，因为只有左侧的草被吃掉了，但是那里的草比右侧的更差——现在你明白"偶然发现"的意思了吗？这种偶然的睿智最显著的一个例子（因为你必须注意到，没有任何一个你正

在寻找的发现属于这种描述)是……

沃波尔提到的"愚蠢的童话"最早出现在16世纪的威尼斯,书名是《乔瓦尼之旅》(*Peregrinaggio di tre giovani*)、《小夜曲之战》(*Figliuoli di Serendippo*)、《意大利语中的佩西亚诺·特拉托·达拉·兰加语》(*Tradotto dalla lingua persiana in lingua italiana de M. Christoforo Armeno*)[1722 年被翻译成英文,名为《塞伦迪普三个王子的旅行和冒险》(*Travels and Adventures of Three Princes of Serendip*)]。这三位王子是塞伦迪普哲学家国王贾法尔的儿子,塞伦迪普之前被称为锡兰,就是现在的斯里兰卡。国王想让王子们去旅行,了解他人的风俗习惯,以充实他们的知识。与人们经常认为的相反,他们不是在寻找宝藏,而是在旅行中经历冒险,并去发现新事物。其中许多发现是通过他们敏锐的观察力得到的,类似于夏洛克·福尔摩斯(Sherlock Holmesian)的眼光。其中一个故事涉及一只骆驼——在最初的故事中,它不是沃波尔记忆中的骡子。王子们在没有看到这只动物的情况下,不仅推断出它是一只独眼动物,还推断出它缺少一颗牙齿、跛腿,一边驮着黄油,一边驮着蜂蜜,有一名怀孕妇女骑着它。这只动物的负重物是从观察到的结果推断出来的,在道路的一侧有一条喜欢黄油的蚂蚁的踪迹,道路另一侧有一条珍爱蜂蜜的苍蝇的踪迹。正如沃波尔所强调的,这些发现都与王子们寻找的事物无关。显而易见,这个术语在科学发现中的实际应用范围更广,它包括那些没有被探索的事物或现象。

霍勒斯·沃波尔

霍勒斯·沃波尔生活于1717—1797年,有贵族血统,是奥福德第四任伯爵。他是一个独立的人——就像他同时代的一些绅士科学家一样——可以满足他对舒适生活的需要,并用最奇怪的东西填满他的草莓山庄。因此,他是一个不拘一格而不是兼收并蓄的琐碎物品的收藏家。显然,他也是一个文字收藏家,为了满足这种欲望,他成为一名对新术语发明成癖的人。他显然喜欢新词。后来一位传记作者形容他是一个彻头彻尾的无聊之徒,对

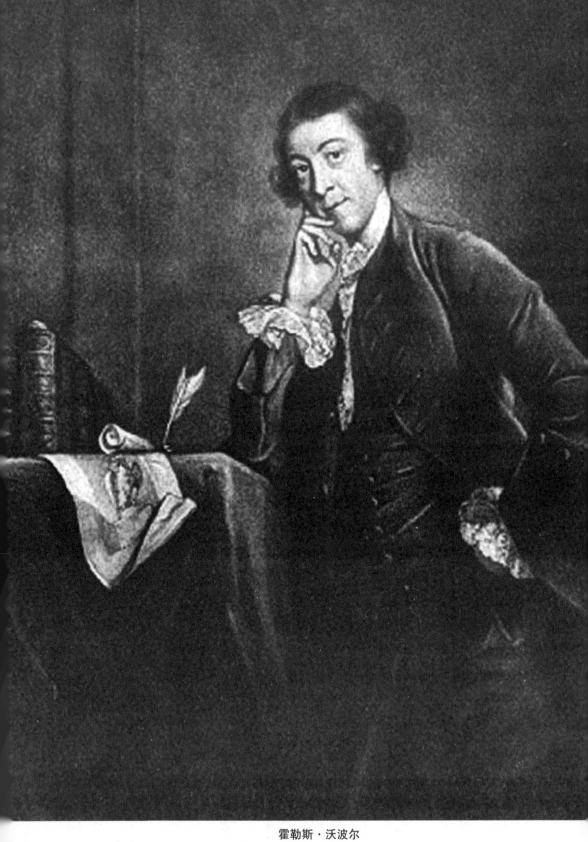

霍勒斯·沃波尔

于真正的文学和政治作品来讲,他的写作过于精细。尽管如此,他作为辉格党议员在议会下院任职了27年。此外,这位空闲阶层的代表是一位多产的作家和记者。他出版了许多书,经常是关于当前的政治问题,这些书是他在自己的出版社出版的。他的风格以敏锐和诙谐为特征,但也表现出自命不凡和自相矛盾的倾向。从1818年至1833年间,他的大量信件集出版了好几卷,写给霍勒斯·曼的信件在最后一卷。因此,直到1833年,"偶然发现"这个词才第二次出现,就如同是睡美人的存在一样。

偶然发现和科学努力

18世纪初,英国和法国对东方历史和文学都有相当大的兴趣,东方的主题被广泛使用——例如启蒙哲学家伏尔泰。在一部小说《查第格》(*Zadig*)中,伏尔泰描写了一位古巴比伦的哲学家——查第格,这部小说的名气可能仅次于《老实人》(*Candide*)。《查第格》挑战了基于查第格道德革命的宗教和形而上学的正统观念,并反思了人类无法控制的命运。Zadig & Voltaire是一家法国服装和日用奢侈品连锁店的名称,在斯德哥尔摩也有展示。1880年,达尔文新的自然选择进化论的杰出支持者托马斯·赫胥黎(Thomas Huxley)写了一篇文章"查第格的方法",其中有一句话:"事实上,什么是查第格所有论点的基础(并非我们日常生活中基于一个粗糙、普遍的假设导致的行为),从而让我们从一个效应推断出一个事先存在的、有能力产生这个效应的原因?"根据不同观察者的状况,同样的一个发现可以被描述为——回想起来——预言、偶尔发现,或者仅仅是一个愉快的意外。

当时,"偶然发现"这一词还没有被科学家同化,还需要50年时间。然而,此前这个词已被作家们复活了。业余学者爱德华·索利(Edward Solly)和安德鲁·朗格(Andrew Lang)1878年在英文期刊《注释和询问》(*Notes and Queries*)中讨论了它的含义。世纪之交,这个词的使用从小部分文人圈扩大了范围。这是由于一位杂志编辑威尔弗里德·梅内尔(Wilfrid Meynell)的行为,他儿子1929年在伦敦东区开了一家名为"偶然发现"的书店（Serendipity Bookstore）。该词1912年首次正式收录于完整版牛津英语词典中。

在20世纪30年代，"偶然发现"最终实现了从文学界到科学界的飞跃。这个事件的中心人物是人文主义者和医学学者、哈佛医学院生理学教授沃尔特·坎农（Walter Cannon）。坎农经常使用这个词，不仅指科学中偶然发现的现象，也指讨论科学追求中的哲学理念。他在《调查者之路》(*The Way of an Investigator*)一书中用了整整一章来讲述这个词[1]。亨德里克·房龙（Hendrik van Loon）在他的《艺术》(*The Arts*)一书中也有一个以"大部分时间都是用来解释'偶然'一词的简短章节"为副标题的章节[2]。这本书专注于第一位看到图坦卡蒙墓室的考古学家海因里希·施利曼（Heinrich Schliemann）的工作。据说，当时他惊呼"……我看到了精彩的事情！"——可能与阿基米德的"找到啦"一样（令人怀疑）地真实！

除了坎农博士，其他自然科学家也使用了"偶然发现"一词。因此，费城富兰克林癌症研究所所长埃利斯·麦克唐纳（Ellice McDonald）博士写道："1938年在古巴度假时，我在S.范·达因（S. van Dine）的侦探小说中发现了这个词（偶然发现），并在我的年度报告中引用了它。这似乎与变幻莫测的研究密切相关，许多人从那时起就使用了这个词。"范·达因是20世纪30年代颇受欢迎的侦探小说作家，是威拉德·莱特（Willard Wright）的笔名。

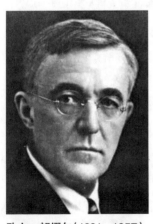

欧文·朗缪尔（1881—1957），
1932年诺贝尔化学奖获得者
（《诺贝尔奖》1932年年鉴）

20世纪30年代使用"偶然发现"概念的第三个例子是著名物理学家和化学家欧文·朗缪尔（Irving Langmuir），1909年至1950年间他受雇于通用电气公司。他对充气灯泡和电子管的发展做出了根本性贡献，于1932年获得诺贝尔化学奖，"因为他在表面化学方面的发现和研究"。1937年成为瑞典皇家科学院的外籍院士，接替了1909年物理学奖获得者——古列尔莫·马可尼。朗缪尔领导的大型通用电气研究实验室的特点是开放性，他采纳了前任威利斯·惠特尼（Willis Whitney）的原则。这

就是他的领导理念被1953年出版的标准石油贸易杂志《灯》(*The Lamp*)引用的原因:

> 培养偶然发现,本质上就是在不断关注可能导致发现的偶然反应。欧文·朗缪尔博士……从没有为自己设定具体的目标,而有意滋养出偶然发现。正如他所说,他只是"在实验室里玩得开心""发现是无法计划的"。朗缪尔最近说,"但是我们可以计划导致发现的工作"。换句话说,研究主管可以帮助营造一种氛围,在这种氛围中,偶然发现的灵感最有可能被追求并赢得。他们经常通过计划足够广泛的项目来实现这一点,让他们的研究人员自由地去跟踪他们偶然发现的线索。

20世纪40年代中期,社会科学界的一位杰出人物罗伯特·默顿将"偶然发现"引入社会科学。他是一名藏书家,喜欢随意浏览他年轻时学过的牛津英语词典。有一次,正如他开玩笑地描述的那样,他在寻找"隔离"或"sesquipedalsim"时(我相信以前没有多少读者遇到过后面这个词——它的意思是"1.5英尺长",用来比喻一个人喜欢使用长词!),遇到了"偶然发现"这个词。然后,他开始在他的科学出版物中使用它,这些出版物在很大程度上涉及科学社会学。他最出名的作品可能是他的《站在巨人的肩膀上》(*On the Shoulders of Giants*),最早出版于1965年[3]。标题取自牛顿的名言:"如果我看得更远,那是站在巨人的肩膀上。"在脚注中,默顿提到了与埃莉诺·巴伯合著并于1958年完成的一本书《旅途和意外之旅》(*The Travels and Adventures of Serendipity*)的手稿。书稿一直保存在默顿的文档柜中,直到他身故后的2004年才出版[4],91岁的他为这本书写好了内容丰富的后记。在撰写书稿时,他谈到了135个单词的用法来源,并在后记中概述了它们在1958年之后被迅速使用开来。默顿和巴伯的这本

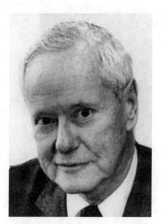

罗伯特·默顿(1910—2003),在纽约哥伦比亚大学(哈丽雅特·朱克曼提供)

书为本章的讨论提供了宝贵的资源,包括上述的偶然发现与伏尔泰《查第格》之间的关系。

以下是一些科学发现的案例,其中许多获得了诺贝尔物理学、化学和生理学或医学奖,这些例子都是偶然发现的事件;更多的例子可以在罗伊斯顿·罗伯茨(Royston Roberts)的书中找到[5]。

科学中的偶然事件

人类文明中新知识的积累经历了不同的阶段。最初,我们必须用我们的五官来记录周围环境中的现象,找出我们可以识别出什么样的相关性,以及我们是否可以在观察中辨别出某种模式。许多积累的信息对我们的日常生活至关重要。哪些植物是可食用的,哪些具有药理作用,哪些不属于这些类别?植物学家卡尔·林奈(Carl Linnaeus)是1739年成立的瑞典皇家科学院的创始人之一,他受瑞典议会派遣,根据这三个类别对该国不同地区的植物进行清点。同样,人类也想知道哪些动物可以被猎杀作为食物,哪些动物可被作为家庭用途,哪些动物对我们的生存构成威胁。但是我们也想知道赋予生命的太阳、雷、火或星空的性质。当缺乏事实知识时,神话就会出现。这些神话逐渐被事实所取代,尤其是18世纪发展起来的高度成功的假设驱动的实验科学。在启蒙运动时期,经验知识和常常是神话般的科学发展成为一种新的科学。因此,快乐的偶然观察和意外在知识积累的初期扮演了重要角色。随着人类文明发展出更理性的科学,人们可能预期到对新知识的探索会变得更有条理、更可预测,从而减少了对偶然事件的依赖。正如本章将要介绍的那样,这只是部分真实的,偶然事件继续在科学发现中发挥着重要作用,将来也继续如此。艺术和科学的创造力显示出许多相似之处。在这两个领域,它都依赖于偶然事件引发的灵感,并受到全身投入、经常痴迷的个人的充分重视。

除了愉快的意外,有一个"睿智"的观察者在场也是必要的——正如路易·巴斯德(Louis Pasteur)在他著名的格言中所表述的那样:在观察领域,机遇只会选择做好准备的头脑。偶然的和令人惊喜的事件,如阿基米德的浴缸、牛顿的苹果和瓦特的开水壶都很容易被引用——尽管它们可能是虔诚的公众后来发明的神话。然而,在所有这些情况下,正是科学家或发明家有备而来的头脑,将许多人之前的琐碎观察变成了一种新的理解。利用感官无法识别和量化的知识的产生和同化带来了特定的问题。这里概念化是必需的,就像牛顿开始意识到重力一样。为了管理必要的抽象化,我们需要发明有用的隐喻。一般来说,物理学领域是一个挑战,因为它通常是由我们感觉不到的可量化的力来定义的。

无形射线的魔力

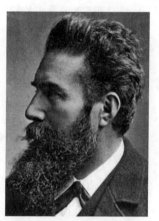

一个很好的例子是第一个诺贝尔物理学奖,1901 年授予威廉·伦琴(Wilhelm Roentgen),因为他发现了 X 射线。伦琴感兴趣的是检测来自真空全玻璃管的阴极射线。他没有用常用的铝窗,取而代之的是用黑色纸板盖住玻璃管,使用涂有荧光物质铂氰化钡的荧光板来检测射线。

他测试了盖子,在完全黑暗的房间里,它看起来确实很好用。在开灯的过程中,他注意到了屏幕上的微弱荧光,距离灯管几乎有半米远。他知道这不可能是由阴极射线造成的,因

威廉·伦琴(1845—1923),1901 年诺贝尔物理学奖获得者(《诺贝尔奖》1901 年年鉴)

为它们传播的距离很短,所以荧光一定是由某种新的射线引起的! 因为他不了解其本质,所以他称之为 X 射线。在他 1895 年的出版物《一种新的射线,初步通讯》中写道:"如果手握在放电管和屏幕之间,在手本身的阴影图像中可以看到骨骼的阴影。"不到一年,他的发现已经在全世界推广到医疗领域。瑞典皇家科学院幸运地将第一个诺贝尔物理学奖授予这一发现。

亨利·贝克勒尔(Henri Becquerel)受到伦琴的发现的启发,并推断——错误地——可见光发出磷光的某些物质可能会发出其他形式的穿透

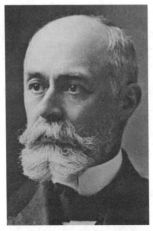

亨利·贝克勒尔(1865—1943),1903年诺贝尔物理学奖获得者之一(《诺贝尔奖》1903年年鉴)

辐射。为了研究这一假设,他选择了铀,并把铀与包裹在黑纸上的照片板接触。然后,他将晶体暴露在明亮的阳光下,在薄膜上形成了晶体的图像。由于巴黎有好几天没有阳光照射,他不得不推迟进一步的实验,把铀晶体和覆膜放在抽屉里。几天后,他拿出了材料,出于某种原因,决定冲洗这张片子。令他惊讶的是,片子显示了晶体的完美图像,好像它已经暴露在阳光下。通过这一偶然的观察,天然放射性被发现了。1903年,贝克勒尔获得了诺贝尔物理学奖的一半,"因为他发现了天然放射性",另一半奖励给了玛丽和皮埃尔·居里(Pierre Curie)夫妇。

背景辐射模式

天文学领域有更多偶然发现的例子。1964年,贝尔实验室的阿诺·彭齐亚斯(Arno Penzias)和罗伯特·威尔逊(Robert Wilson)使用无线电天线与早期卫星通信。在这项工作中,重要的是消除所有地面来源的背景无线电信号。他们小心翼翼地清理他们的触角,包括移除一些鸽子和它们的粪

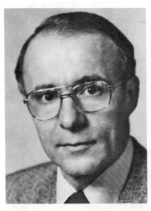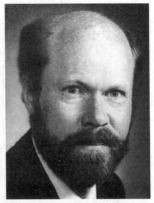

阿诺·彭齐亚斯(左)和罗伯特·威尔逊,1978年共享诺贝尔物理学奖(《诺贝尔奖》1978年年鉴)

便,他们委婉地称之为"白色介电物质"。尽管采取了这些预防措施,一些"噪声"仍然存在。大约在同一时间,普林斯顿大学的詹姆斯·皮布尔斯(James Peebles)发表了一篇论文,阐述了宇宙起源的大爆炸理论。这种极度凝聚物质的爆炸可能会释放出大量的辐射能量,这在不断膨胀的宇宙中是可以识别的。将这两项观测联系起来,最终导致人们认识到贝尔实验室天线接收到的"噪声"不是来自地球,而是来自外层空间。它有足够的能量,可以被计算出来自大爆炸传播的辐射。在这一关于宇宙诞生的研究中,彭齐亚斯和威尔逊"因发现宇宙微波背景辐射"于1978年共同分享了一半的诺贝尔物理学奖。

同样,剑桥大学的乔瑟琳·贝尔(Jocelyn Bell)和安东尼·休伊什(Anthony Hewish)在测量来自宇宙的无线电信号时,发现了一些意想不到的东西。休伊什和他的同事开发了一种能够记录极快反应的仪器。最初的想法是分析外太阳能对输入信号的影响。令他们惊讶的是,贝尔发现了一种以前未知的无线电信号模式:短脉冲,可高精度地周期性重复。这是一种新的"闪烁"现象,来源不明,最终被解释为具有强磁场的中子星。当恒星旋转时,它会向宇宙发出辐射光束,就像灯塔发出旋转光束一样。这种中子星被称为脉冲星,脉冲星的发现为宇宙结构提供了新的线索。无线电波已经以光速传播了数亿年到达我们的地球。

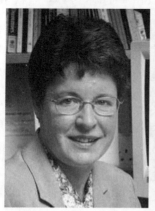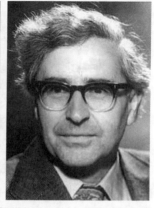

乔瑟琳·贝尔(左,巴斯大学提供)和安东尼·休伊什(《诺贝尔奖》1974年年鉴),休伊什1974年获得一半诺贝尔物理学奖

　　这一偶然发现使得1974年诺贝尔物理学奖被授予休伊什,因为他在脉冲星的发现中发挥了决定性作用,这个奖项一直是有争议的讨论主题。这个奖项没有授予贝尔,她当时是一名研究生——相反,休伊什因为他在脉冲星的发现中发挥了决定性作用,与马丁·赖尔(Martin Ryle)分享了这届奖项。他们获奖的原因是"他们在天体物理学方面的开创性研究:赖尔因为他的观测和发明,特别是孔径合成技术,休伊什因为他在脉冲星的发现中发挥了决定性作用。"休伊什在诺贝尔演讲中五次提到贝尔,毫无疑问,她勤勉的记录对这一发现至关重要。很明显,休伊什在射电天文学仪器发展中扮演了重要角色,这使得测量成为可能。随着他对这一领域的深入探索,他将这一发现置于更多背景之中,促进了人们对宇宙的新理解。

　　在每一项任务中,诺贝尔委员会都有责任判断审查发现的局限性(在第3章和第6章中讨论)。关键问题是什么时候和由谁进行了第一次批判性观察,以及在发展的哪个阶段,科学界已普遍接受了这一发现的有效性。在导师和学徒之间将功劳进行公平分配可能很困难,尤其是在后者是女性的情况下。作为密切合作的科学家,对丈夫和妻子的差异判断方面可能会出现额外的问题。约瑟夫·厄兰格(Joseph Erlanger)于1944年分享了生理学或医学奖(见第6章),他在为该领域前50个奖项76名获奖者中的唯一一名女性获奖者的获奖过程中扮演了特殊的角色。她就是格蒂·科里(Gerty Cori),她和她丈夫卡尔·科里(Carl Cori)一起在1947年获得了半个奖项,"因为他们发现了糖原催化转化的过程。"她仅在1946年和1947年被提名,两次都是由厄兰格提名的。当获奖者决定与同事分享奖金时(第6章的胰岛素例子),这可能表明对那些未实际获奖、但有贡献的同事来说,奖项的颁发意味着对他们的无理排斥。乔治·惠普尔(George Whipple)成为1934年生理学或医学奖三位获得者之一,"因为他们在贫血病例中发现了肝脏疗法",他决定和他的合作者分享他的奖金。特别是他认识到亏欠了同事弗里达·洛布歇特–罗宾斯(Frieda Robscheit-Robbins)[6]。

　　在结束讨论射电天文学这一部分时,应当提及的是,"偶然发现"已经产生了一个合适的缩写词:1979年,加州大学开始了一个名为"从附近发达的智能人群中搜索外星无线电辐射"(Search for Extraterrestrial Radio Emissions from Nearby Developed Intelligent Populations）的项目——缩写词就是 "偶然发现"（SERENDIP）。

大自然的 "生命力" 被摒弃了

化学就像科学任何一个分支一样，在其整个历史中包含了许多偶然发现的例子：其中之一导致了整个有机化学领域的建立。19世纪早期，人们认为生命分子的化学性质是独一无二的，并且依赖于相关分子中固有的特殊 "生命力"。19世纪20年代，一位专注的化学家弗里德里克·韦勒（Friedrich Woehler）来到斯德哥尔摩，师从有机化学概念之父约恩斯·贝尔塞柳斯（Jons Berzelius）。回到柏林的实验室，韦勒做了一个让他出名的实验。他试图用两种典型的无机盐——氰酸钾和硫酸铵来制备氰酸铵，令人惊讶的是，他得到了结晶尿素，一种有机物质。这个结果最终导致了对有机化学只不过是普通化学的一个特殊分支的理解，这个分支今天被称为碳化合物化学。

在几千年的人类文明史中，发酵一直被用来加工和保存食物。葡萄酒酿造早在 8 000—7 000 年前就已开始，从高加索地区和今天格鲁吉亚和伊朗的扎格罗斯山脉发源。啤酒酿造和牛奶发酵在几千年之后才开始。发酵面包的使用起源于公元前1500年的古埃及。用化学术语来说，发酵过程通常意味着在无氧条件下，利用酵母或细菌将糖分解成酒精和二氧化碳。路易·巴斯德对此进行了广泛研究，得出结论，发酵是由一种生命力催化的过程，他称之为 "发酵"；他暗示只有完整的细胞才能进行发酵。

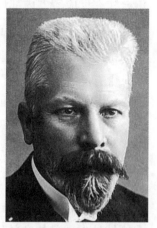

爱德华·比希纳（1860—1917），1907年诺贝尔化学奖获得者（《诺贝尔奖》1907年年鉴）

人们花了很长时间才弄清发酵的真正本质[7]。19世纪90年代，经过无数次尝试在用糖生产酒精的过程中制备活性酵母提取物均失败后，爱德华·比希纳（Eduard Buchner）参与了进来。受到了罗伯特·科赫（Robert Koch）工作的启发（见第6章），爱德华的哥哥汉斯产生一个想法，也许微生物提取物可以产生用于医学的物质。研究中他转向酵母，但遇到了一个技术问题：这种生物很难分解。一个助手想出了用石英砂和硅藻土研磨，并通过加压回收提取液体的想法。但是另一个问题随之浮出水面：这种提取物不好储存。汉斯试图用添加高浓度糖的经典方法作为保存手段。在这个实验阶段，他的弟弟爱德华正在蒂宾根度假。他观察到糖的加入会导致混合物中产生气泡。从这一点，他——而不是他的哥哥汉斯——得出了重要结论：酵母提取物本身就有能力发酵糖，形成酒精和二氧化碳。通过使用几个对照实验，他排除了制剂中保留有完整细胞的可能性。这一发现使他一夜成名，并于1907年成为第一位获得诺贝尔化学奖的有机化学家，理由是"因为他的生化研究和无细胞发酵的发现"，他的发现终结了关于完整细胞具有"生命力"的信念。10年后，他在第一次世界大战前线作战时因受伤而死。

有用的学生错误

20世纪90年代，日本科学家白川英树（Hideki Shirakawa）正在研究合成聚乙炔的方法，目的是控制聚合物顺式和反式异构体的比例。他得到的混合物在反应容器内部形成了令人失望的黑色薄膜。有一次，他的一名学生错误地添加了超过预定量1 000倍的一种试剂，令白川惊讶的是，一种美丽的银色薄膜已经显影。这一事件使研究人员走上了新的轨道。银色的薄膜只含有反式聚乙烯，通过改变温度，他们很快就成功地生产出另一种仅由顺式聚乙烯组成的铜色薄膜。这个偶然的故事还有很多后续。在白川获得进展的同时，美国化学家艾伦·麦克迪尔米德（Alan MacDiarmid）和物理学家艾伦·黑格（Alan Heeger）正在试验含有无机聚合物氮化硫的金属薄膜。麦克迪尔米德在东京的一次演讲中提到了他的薄膜的类型，茶歇时，他碰到了白川，白川也是来同一会议上交流他的金属薄膜工作的。三人随后合作，戏剧性地发现碘掺杂的反式聚乙烯电导率增加了1 000万倍！ 2000年，白川与黑格和麦克迪尔米德因"发现和开发导电聚合物"获得诺贝尔化学奖。这就是科学的进步，它的进程受到偶然事件和偶然相遇的不稳定影响。

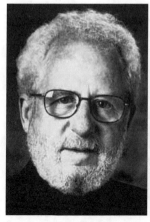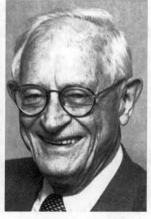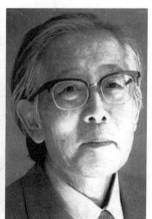

艾伦·黑格　　　　　　　艾伦·麦克迪尔米德　　　　　　白川英树

2000 年诺贝尔化学奖获得者(《诺贝尔奖》2000 年年鉴)

从观察医学到循证医学

　　人类和动物中某些疾病的传染性已经在人类文明的早期阶段得以认识。然而,微生物和病毒被鉴定为病原体则经历了很长时间(见第 3 章和第 6 章)。尽管如此,早在 18 世纪末,一种非常成功的预防天花的方法就被引入了。爱德华·詹纳(Edward Jenner)是英国格洛斯特郡的一名执业乡村医生,他发现挤奶女工的面部皮肤光滑,而其他女孩和女士的脸上则布满了麻子,对此他感到困惑,推断经常出现在挤奶女工身上的牛痘感染可能是预防天花的来源。还需要大约 100 年的时间天花病毒感染后的免疫特性才被确定,但是詹纳是第一位将牛痘材料从受感染的动物身上主动转移到人身上的人。1796 年 5 月,他给 8 岁的詹姆斯·菲普斯(James Phipps)接种了来自牛痘囊泡的材料,发现这个男孩对随后采自天花患者的材料有抵抗力!因为用于免疫接种的材料来自奶牛(拉丁文为 *vacca*),所以这个程序被称为"vaccination",即"疫苗接种"。利用同样的原理,即詹纳的方法,使得在世界范围内根除了天花,世界卫生组织在 1978 年自豪地宣布了这一点。预防保健方面的这一显著成功,确实满足了诺贝尔"造福人类"的愿望,但却没有获得生理学或医学奖。原则上,遗嘱允许给组织颁奖,但卡罗林斯卡研究所排除了这种可能性（见第1章）。此外，天花根除的成功更多是由于组织技能，而不是最近的一项科学发现。根除天花运动的成功确实是全球合作的胜利。这种贡献能被和平奖认可吗？

一个偶然发现之范例？

一个被多次讲述的故事是亚历山大·弗莱明（Alexander Fleming）在意外观察后发现了青霉素（见第6章）。20世纪20年代初，弗莱明参与了一项不同防腐剂影响细菌和白细胞的测试。当时他患有严重的上呼吸道感染，他设法分离出一些细菌，将其移植到培养皿的琼脂上生长。当他检查培养皿时，一滴眼泪掉在了琼脂上，一天后，当他再次检查培养皿时，他观察到眼泪滴落的地方周围有一块清晰的区域。显然，这里的细菌生长已经被阻止，进一步的研究显示，眼泪中含有一种抗菌物质，他后来称之为溶菌酶。然而，这种物质没有实际用途，因为它主要阻止无害细菌的生长。

1928年夏天，当弗莱明度假归来时，他再次注意到一块细菌板上面有一个清晰的圆形区域，那里没有生长微生物。在区域中心，他注意到一株霉菌，它的孢子不知怎么进入了培养皿。基于他以前使用溶菌酶的经验，他没有丢弃污染了的培养皿，而是着手鉴定霉菌及其产生的物质。这种霉菌后来被证明是一种罕见霉菌，可能来自楼下的一个实验室，那里在研究霉菌暴露和哮喘之间可能存在的关系。他识别活性物质的过程并不十分成功，项目也停滞了。然而，弗莱明却在培养皿中加入福尔马林，为未来保存了这个培养皿，今天在伦敦大英博物馆可以看到它。

过了相当长的时间，其他研究人员接过这个项目。正如第6章所讨论的那样，活性物质可以通过纯化达到一定数量用于医治患者。一旦量产供应，就可以拯救数百万人的生命。亚历山大·弗莱明、霍华德·弗洛里（Howard Florey）和厄恩斯特·柴恩（Ernst Chain）三人于1945年分享了诺贝尔生理学或医学奖。

在此之前，1939年卡罗林斯卡研究所的教师学院因格哈德·多马克（Gerhard Domagk）发现磺酰胺可以杀死细菌，而授予他一个奖项，因其"发

现了百浪多息的抗菌效果"。但是这一发现实
际上是一种误解。当时的简单假设是，细菌是
由蛋白质组成的——这当然不是整个故事——
并且可能受到某些染料的攻击，特别是那些含
有磺酰胺基团的染料。德国制药业已经发现这
些细菌会特别牢固地附着在蛋白质上，并且发
现了干扰细菌生长的染料。然而，事实证明，抗
菌的机制并不是由分子中成为染料的那部分起
作用的，而是与磺酰胺基团相关，磺酰胺基团附
着在细菌上。正如发现其他有效抗菌药物一
样，这里也有关于他们在患者身上获得首次成
功的令人着迷的故事。一个是关于多马克在他

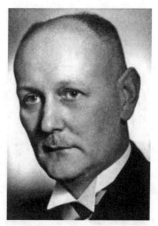

格哈德·多马克（1895—
1964），1939 年诺贝尔生理
学或医学奖获得者（《诺贝尔
奖》1939 年年鉴）

女儿患有严重链球菌感染时，无奈之下他把这种化合物用在了女儿身上，竟
使她奇迹般地康复了。当多马克被告知他已被选中获得生理学或医学奖
时，他给卡罗林斯卡研究所写了一封接受信，但很快就被盖世太保强迫性地
拒绝了。纳粹也禁止他访问斯德哥尔摩，原因是希特勒对卡尔·奥西茨基
（Carl von Ossietzky）于 1936 年被授予诺贝尔和平奖非常恼火，以致他不允
许任何德国公民接受诺贝尔奖。等到 1947 年战争结束后，多马克才来到斯
德哥尔摩，发表了他的诺贝尔演讲，并获得奖章和证书。然而，那时奖金已
被返还给了诺贝尔基金会。

引人注目背景下发现传染因子

　　1976 年 12 月 10 日，当我在介绍诺贝尔生理学或医学奖获得者巴鲁克·
布卢姆伯格和卡尔顿·盖杜谢克时，第一次在公开场合使用了"偶然发现"
这个词。他们的发现——彼此截然不同——但都因暗示了"传染病领域新
原则的引入"而受到赞扬。谁会想到，最初似乎代表血型的抗原，即澳大利
亚抗原，最终会成为鉴定是否感染慢性乙型肝炎病毒的指标？谁会想到，20
世纪 50 年代之前，新几内亚的福尔人实行的仪式性食人行为是一种高度非

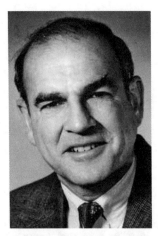

巴鲁克·布卢姆伯格，1976年诺贝尔生理学或医学奖两位获得者之一（《诺贝尔奖》1976年年鉴）

典型的最终被称为"朊病毒"的物质的传染方式，食人者在很晚的时候会患上致命的神经系统疾病库鲁病？这些确实是偶然的发现！第6章全面描述了朊病毒领域的显著进展。该研究领域不仅让盖杜谢克获得了一半诺贝尔奖，1997年斯坦利·普鲁西纳也因该领域的工作单独获得诺贝尔奖。

布卢姆伯格的工作进展使得我们可以对乙型肝炎病毒进行鉴定，这值得我们更彻底地去描述一下。正如将在第4章中描述的那样，第二次世界大战期间，在大约640万接受免疫的士兵中由于大规模使用了活黄热病疫苗——这一发现获得了1951年诺贝尔生理学或医学奖——导致产生30万例黄疸。过了很长时间，疫苗污染物才被识别出来——原来是一种可能导致慢性感染和血液或血液制品污染的病毒。它是在另一种也会引起肝脏感染的病毒被发现之后才发现的，故被命名为乙型肝炎病毒。先前的甲型肝炎病毒是一种小的脊髓灰质炎病毒样物质，它会感染肠道，并通过粪口传播。乙型肝炎病毒的特性在很长一段时间内仍然像谜一样，这种状况直到布卢姆伯格进入这个领域后才发生改变。他用的方法纯属偶然，而他解决这个问题是通过一种奇怪的间接方法[8]。

布卢姆伯格来自一个犹太家庭。正如第1章所强调的那样，具有这种民族背景的科学家在所有三个科学学科中，都有着令人印象深刻的最多获奖人数。经过初步的数学训练，布卢姆伯格在纽约哥伦比亚大学内科医生和外科医生学院学习医学，在那里他对全球医学和发展中国家人民的健康问题产生了兴趣。他开始广泛旅行，提供医疗服务，并采集血样。他的第一次临床培训是在哥伦比亚大学关节炎科，从那时起，他的大多数项目都是关于关节炎和群体遗传学的研究。他在英国牛津大学攻读博士学位时研究透明质酸，这是关节炎中的一种重要物质。他后来的专业发展是在贝塞斯达的国立卫生研究院进行的，并自1964年后，来到费城的癌症研究所，后来被称为福克斯·蔡斯癌症中心。布卢姆伯格继续从世界各地的许多人群中收集血液样本，并在各种交叉测试中对其进行分析，目的是检测血清中的新抗原和抗体。他在这些检测中，检测到了代表个体在生理状态下产生的新抗原，并对其遗传性进行评估。其中有一种抗原在澳大利亚原住民中出现的频率特别高，被称为澳大利亚抗原（简称 Au 抗原）。事实证明，这种抗原存在与否的遗传决定因素很难确定。他研究了不同的患者群体，结果在唐氏综合征儿童、输血的个体接受者，以及一些肝炎的特殊病例中，发现了高频率的 Au 抗原。科学家们最终意识到，他们正在研究的抗原可能不是个体生理状态下的蛋白质，而是一种病毒。

　　布卢姆伯格是病毒学领域的新手，没有受过微生物学家那样的培训。因此，他和他的同事开始学习关于病毒的教科书，以便了解这种媒介。他们首次试图发表 Au 抗原可能与乙型肝炎有关的数据，但遭到拒绝。在后续研究中，他们验证了他们的假设，并在 1967 年发表了支撑数据；通过电子显微镜，最终确定了代表抗原的小球状颗粒。这些颗粒不含核酸，这导致了人们猜测蛋白质本身就具备传染性。这里，这个假设是不正确的，而对朊病毒来说（见第 8 章），这个假设被证明是正确的。直到 1979 年，电子显微镜才显示出病毒粒子的结构，而 Au 抗原被发现代表了更大病毒粒子的孤立的表面构件。

　　这些发现有许多实用的成果。现在，乙型肝炎病毒携带者可以被检测出来，并被排除在献血者之外，防止了输血传播感染。此外，布卢姆伯格和合作者发现的颗粒可以用于开发疫苗。疫苗中的抗原是从乙肝病毒携带者的血液中分离出来的，并消除了病毒的传染性。后来，这种方法被实验室采用的重组 DNA 技术所取代。乙型肝炎疫苗现在全球范围内用于预防乙型肝炎感染，带来了两个重要结果：确保中断感染的垂直传播——这对于病毒在自然界的生存至关重要——在出生时从母亲到孩子的传播；在乙肝病毒携带者中可能发展成肝癌的过程最终会得到控制。

"偶然"——从神秘到时尚

　　当默顿和巴伯在 1958 年完成他们的手稿《旅途和意外之旅》时，他们已经确定了在爱德华·索利第一次提出这个词以来的83年内,这个词已经135次被公开使用了。在45年后出版的这本书的后记中,默顿强调了这个词在科学期刊中已显著增加的趋势。在20世纪50年代,它被使用了44次,而自1980年以来,使用量已增加到200多次。在公共媒体上,这个词更引人注目:这个词已经从古文物学家、藏书家和一些对此特别感兴趣的科学家的神秘领域中逃脱出来,而被广泛使用。沃波尔最初对它的定义被冲淡了,"偶然发现"意味着任何能带来惊喜的事件。对涵盖18 000多个主要报纸和杂志来源的全文数据库的审查显示,这个词的使用量从1960年至1969年间的两倍增加,变成了从1990年到1999年的13 000倍以上。这个词出现在57本书的书名中,其中包括安伯托·艾柯(Umberto Eco)的一系列讲座,题目简单地叫《偶然发现》。2002年,由约翰·库萨克(John Cusack)和凯特·贝金赛尔(Kate Beckinsale)主演的浪漫喜剧《缘分天注定》在电影院上映。"偶然发现"(serendipity)是一份女性内衣广告目录的标题,也是餐馆、旅店和工艺品商店的名称。2000年,它在美国人最喜欢用作船名的名字中排行第十。同年,伦敦文学节和布鲁姆斯伯里出版社安排了一项自选投票,要求选择英语中"最喜欢的单词"。"偶然发现"名列榜首,竞争可能很激烈,因为"耶稣"和"金钱"并列第十。2001年10月18日,"偶然发现"成了当时的流行词,任何对它受欢迎程度感兴趣的人都可能想到在万维网上进行谷歌搜索。反响是极其强烈的:2009年10月,记录显示有577万次点击率。

一个字里有什么?

当霍勒斯·沃波尔创造他的"表达性词语"时,有很多选择。可以表达"偶然发现"意义的备选词汇有"serendippery""serendiption""serendipness"——但出于某种特殊原因,他选择了"serendipity"。这是一个幸运的选择,因为这一术语对语言学家和诗人很有吸引力,它被认为是"甜蜜的暗示",更加"迷人""悦耳"。安妮·道奇(Anne Dodge)1927年出版的诗《塞伦迪普和普罗巴奈》(*Serendip and Taprobane*)很好地证明了这一点:

银色的话语像雨一样回响,小金珠、苹果和石榴种子一样的话语,串在银线上,一滴一滴漆红、丁宁布拉和甜蜜的话语,一双水晶般的脚在我的脑海中轻轻流淌。如果我懒惰的才智能找到镀金的短语来表达他们完美的可爱,我就能造一个词语笼子。

在那里,像明亮的圆尾鹲属鸟一样,它们应该昂首挺胸、炫耀自己、打扮自己,猩红色、银色、金色和绿色,优雅的神秘而自负——塞伦迪普和普罗巴奈。

普罗巴奈(Taprobane)和塞伦迪普(Serendip)一样,是斯里兰卡的旧字。人们想知道,如果霍勒斯·沃波尔用的是"普罗巴奈(taprobanity)",而不是"塞伦迪普(serendipity)",将会发生什么?它也会变得同样受欢迎吗?

语言学家提出的几个因素可能有助于"偶然发现"产生愉悦的效果。其中一个因素是有关单词末尾辅音之间的平衡——重音放在"迪普"上很容易发音;另一个因素是元音的重复,两个"e"后跟3个"i"音。最后,它是对称的模式,有两个非重读音节围绕中央重读音节。此外,对一个说英语的人来说,"dip"的单独含义增加了这个词的味道。值得注意的是,沃波尔在介绍它时写道:"我找到了我想要的一切……,无论在哪里寻找它。"非英语母语的人士是否也认可这个词的吸引力和悦耳程度?在20世纪下半叶,"偶然发现"已经扩散进入很多词典中,甚至是节略语词典中,已被收入到多种语言中,例如可以用古斯拉夫语的西里尔字母等书写。将新单词导入可使用速记的语言可能很困难,但是如何解决这个问题的例子可以在1954年的《Kenkyasha新日英词典》中找到,在那里,这个词被巧妙地转化为"horidashi"——意为"挖出来、捡起、找到(宝藏)、碰到(好运气)",或者"用力抛出、内行或专家"。

科学过程变化无常的性质

在这一章中,人们反复注意到,创造性的科学过程常常是由运气激发的,这种运气击中了准备好的头脑。这不仅被路易·巴斯德很好地阐述过,甚至在19世纪早期,美国著名科学家、史密森学会首任秘书约瑟夫·亨利(Joseph Henry)也很好地阐述了这一点。他说:"伟大发现的种子不断在我们周围飘动,但是它们只会扎根在准备好接受它们的头脑中。"它有助于在正确的时间处于正确的位置,并拥有充分发展的好奇心。但是,读者可能会问,科学不是顺应一个严格的逻辑和理性的智力模式的吗?当然,有一种科学形式意味着将既定的技术应用于定义明确的问题。这样的科学,我有时称之为"横向科学",有其自身的价值,但它不允许量子跳跃,不允许有托马斯·库恩(Thomas Kuhn)认识论范式的转变[9],不允许我们对知识的看法发生巨大的变化。而"纵向科学"中取得的大多数发现,需要其他品质,我们只能定义其中的一些。因此,高质量的科学不是一项可预测的冒险,而这正是赋予这种努力的魅力所在。有几次有人问我是否可以为偶然事件做计划,答案是不可能。因此,问题仍然是导师应该如何鼓励学生发展他们个人的主观创造力。这里恐怕没有一种普适的方子。我们需要鼓励他们获得坚实的基础知识,而不是强迫他们相信教科书里的一切都是真实的。此外,为了刺激思想的开放、让他们建立信心,要允许他们提出甚至是奇怪和侧面的、也许是直觉的假设,这有时被称为跳出思想框架。好奇心需要自由地发挥。当然,我们需要教授实验性地验证各种假设的能力,并在辩证的思维中讨论实验结果,这是科学过程中不可分割的部分。最后,我们要让学生对科学过程的独特性质有所了解,包括历史以及偶然事件在其中的作用。

由于科学的进步是不可预测的,我们如何能成功地申请到资助来继续我们的研究?答案是,科学工作中的不可预测性程度各不相同,随之而来的是,某种方法可能会对所提出的问题给出答案。如果在追求项目进展的过程中,出现了一个意想不到的方向,它可能就是授权机构需要接受甚至愿意接受的。这样,他们的评估重点就会放在研究的概念和实验的质量上,以及申请人的研究轨迹上。有些申请人会提到有关之前做过的实验的各种设想,这样的话,结果是可以预测的。

科学同事的评估,即"同行评审"系统,是评估研究资助申请普遍接受的方法。如果评审者具备必要的能力,那么这个系统就提供了很好的机会来衡量不同方法的质量和新颖性。然而,评审者可能更喜欢安全行事,并建议支持有可预测结果的项目。可以肯定的是,源自非正统思想的大胆行事方法,其成功的机会是无法预料的。因此有可能那些项目得不到任何支持。给这类奇怪的项目一个机会的办法是,将一小部分资助资金留给非常规的,甚至是"疯狂"的申请。

关于科学家如何按照惯例在科学出版物中发表他们的数据,默顿和巴伯在书中详细讨论了这个问题,我应该给出最后的评论。一个非科学家不仅相信科学过程是合理的,他还认为一篇典型的科学文章会恰当地描述这个问题,并准确描述了一个特定发现背后的事件序列。其实没有什么比这更偏离实际情况了,许多诺贝尔奖获得者对此发表过评论。乔治·比德尔(George Beadle)是遗传学领域内占有主导地位的科学家之一(见第7章)。他在20世纪40—50年代的工作,标志着他开始从经典遗传学向分子遗传学的转变。1958年,他和爱德华·塔特姆(Edward Tatum)共享一半诺贝尔生理学或医学奖,另一半奖金归乔舒亚·莱德伯格(见第6章)。比德尔在1966年发表的一篇评论文章中写道:"我经常想,如果那些创造科学的人告诉我们在真实情况下,科学是如何发生的,而不是像他们在科学论文中经常做的那样,以逻辑和客观的方式来报道它,那科学将会更加有趣。"[10]

本着同样的精神,多才多艺的生物学家彼得·梅达沃(Peter Medawar)因对免疫学的革命性贡献,于1960年与弗兰克·伯内特(Frank Burnet)爵士分享了诺贝尔生理学或医学奖,他甚至在BBC电视上发表了题为"科学论文是一场骗局吗?"的演讲。当然,他的意思并不是说发表的事实不正确,而是说思维过程和所有失败的实验不能从演讲中获得。独特的物理学家理查德·费曼(Richard Feynman)在1965年诺贝尔奖演讲中阐述了同样的主题[11]。他的演讲是这样开始的:"我们有一个习惯,写文章发表在科学杂志上,以使工作尽可能完成,掩盖所有的轨迹,不要担心曾经走进过的死胡同,或者描述你是如何产生错误想法的,等等。因此,没有任何地方可以有尊严地发表你为了完成工作而实际做过的事情……"之后,他又以这句话结束了他的第一段演讲词:"所以,我今天真正想告诉你们的是发生的一系列事件,实际上也是一系列想法,而通过它们,我终于找到一个未解决的问题,并由此最终获得了奖励。"

本着同样的精神，另一段话出自罗阿尔德·霍夫曼（Roald Hoffmann），他是1981年化学奖得主，也是一位合格的诗人。在一篇发表在一份普通科学杂志上的文章中[12]，他写道："为了展示一个经过净化的化学研究范式，人们压制了许多真正的创造性行为。其中包括工作中产生创造性直觉的'偶然环境'——偶然发现的所有因素。"

这一章的开头提到，不仅沃波尔，伏尔泰也对来自塞伦迪普的王子的东方故事印象深刻，他将这些故事融入了他的小说《查第格》中。在这部小说中，他反思了在我们日常生活的整个过程中，我们是如何面对快乐——和不快乐——的事故和遭遇的。默顿和巴伯在书中也对这个主题进行了评论，但是默顿在他其他一些有影响力的社会科学书籍中将它进一步发展为"有目的的社会行为的意料之外的后果"。

如果我们能培养做出正确直觉和明智选择的能力，我们就能丰富我们的个人生活。因此，我们私生活中的追求和科学家创造新的、可重复的知识之间有相似之处。但是也有很大的不同。在科学中，其目标是寻找"真理"，即对自然的正确而全面的理解。这些努力导致了对非常复杂和连贯系统的逐步深入的理解；积累的知识使我们能够发展能力，从而显著影响我们的生活条件。现代社会是以科学技术进步为基础的，科学成就也可让我们做出一些预测。

在个人生活中，我们做出过许多选择，这些选择可能会让我们走上不可逆转的道路。罗伯特·弗罗斯特（Robert Frost）的诗《没有走的路》对此进行了很好的描述——"这使一切都变得不同。"意外和不可预测的事件在我们私人生活中扮演着重要角色，在我们作为科学家或艺术家的表现中，也可能具有决定性的重要性，它们的结果是不可预测的。如果一个人有幸成为一名科学家，这两个不可预测的事件序列可能会交织在一起，让生活变得丰富、激动人心——而且是偶然的——我可以从自己的经历中证明这一点。

尾声——微小传染因子

巴斯德和罗伯特·科赫发现了细菌（见第6章），这推动了液体灭菌方法的发展。一种方法是将液体感染性物质通过瓷质过滤器,过滤器的空隙小到细菌无法通过。出于未知的原因,也许仅仅是好奇,俄国科学家德米特里·伊凡诺夫斯基(Dmitri Ivanovsky)从烟草植物中提取液体,这些植物感染了一种能导致"花叶病"的物质,然后将液体通过陶瓷过滤器过滤。令他惊讶的是,他发现滤液中仍有传染性物质。他本人并不相信他的发现,并推测过滤器可能有裂缝,或者这种物质可能以微小孢子的形式出现。荷兰科学家马丁努斯·拜耶林克(Martinus Beijerinck)提供了确切的证据,证明存在比细菌更小的传染因子。他重复了伊凡诺夫斯基的实验并得出结论:他发现了一种新型的小型复制物,他称之为病毒。他无法理解像病毒这样的小东西可能是微粒,所以他称之为传染性体液,即"漂浮的传染性生命形式"。直到约60年后,病毒的真正本质才被理解,这一知识的扩展过程将是下一章节的主题。

第3章
诺贝尔奖与新兴病毒概念

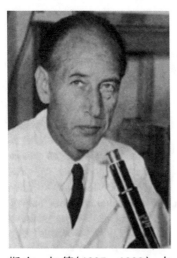

斯文·加德(1905—1998),卡罗林斯卡研究所病毒学教授(1948—1972)(卡罗林斯卡研究所提供)

1958年秋天,我作为一名医学院新晋三年级学生,来到斯德哥尔摩卡罗林斯卡研究所听斯文·加德教授关于病毒的讲座。他精彩的演讲改变了我的一生。我立即开始在学习的同时进行病毒研究,并成为一名研究人员和教师,而不是最初计划的当一名临床医生。然而,我几乎不知道加德讲述的病毒的本质是从当时关于这类传染媒介的独特特征的综合概念中得出的。

加德在黑板上画的一张画显示了细菌的大小分布,代表了在生长和分裂的细胞中预期发现的不同变化,与病毒颗粒的均匀大小分布形成对比。他还描述了病毒生命周期的两个阶段。它们的细胞外运输形式,遗传物质包裹在蛋白质壳中,在某些情况下还有额外的结构,与受感染细胞的重组代谢形成对比,从而产生不同的成分,最终组装成新病毒颗粒。在我自己的早期职业生涯中,我可以追踪病毒概念如何得以发展巩固,从1960年起,我有机会了解这一医学领域的诺贝尔奖获得者。

50多年来,现代的病毒概念发展缓慢。许多文章和书籍描述了这一发展过程中的关键步骤[1-7]。人们正是通过罗伯特·科赫和路易·巴斯德的开创性工作,才知道光镜下可见的细菌是许多传染病的起因。然而,早在19世纪80年代,在处理狂犬病(一种后来被证明是由病毒引起的疾病)时,巴斯德就认为这种媒介是一种"微乎其微的微生物"。几年后,科赫对许多传染病的病因仍未明确表示担忧。他列举了流感和黄热病这样的具体实例,并推测它们可能属于完全不同的微生物群。

在完全不同背景下进行的研究表明,烟草植物中导致叶子出现马赛克图案的疾病具有传染性。1882年,阿道夫·迈耶(Adolf Mayer)在荷兰瓦赫宁恩的实验植物研究中证明,带有马赛克图案的叶子的水提取物可以将这种图案转移到健康植物上。这一观察促使人们进一步研究烟草花叶剂,就像人们所说的那样,并推动了在第2章尾声提到的实验,定义了一个新的有超滤性的传染剂类别。正是拜耶林克引入了"病毒"这个名字。这个名字在古代一直被用作不愉快和危险现象的通用术语。其含义广泛,包括疾病病原体、植物分泌的有害液体和具有难闻气味或恶臭的分泌物,以及来自动物的毒物。拉丁语中的病毒通常被称为毒素,可能起源于梵语,与英语单词黄鼠狼有关,黄鼠狼是鼬科动物的一员,这个家族的许多成员会在受到威胁时,从它们的肛周腺体中喷射出有强烈气味的液体。

德国的弗里德里希·勒弗勒(Friedrich Löffler)和保罗·弗罗施(Paul Frosch)于1898年发现了第一种可引起动物疾病的病毒。他们证明在牛身上引起口蹄疫的病原体可以通过能阻止细菌的过滤方式。马里兰州巴尔的摩约翰斯·霍普金斯大学的威廉·韦尔奇(William Welch)提请美国的沃尔特·里德(Walter Reed)和詹姆斯·卡罗尔(James Carroll)注意这一观察,4年后,后两位学者证明了感染人类的第一种病毒——黄热病病毒的存在(见第4章)。

病毒概念的最终发展与分子生物学的发展密切相关,这一点已经在许多书中有很好的阐述[8,9],我们将在第7章中进一步讨论。安德列·利沃夫(André Lwoff)在1957年对病毒的定义[10],经常被认为是对病毒本质的第一次全面而富有弹性的描述。他的描述是:"……传染性的、潜在致病性的核蛋白实体只拥有一种类型的核酸,这些核酸是从其遗传物质中复制

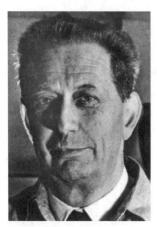

安德烈·利沃夫（1902—1994），与弗朗索瓦·雅各布（François Jacob）和雅克·莫诺（Jacques Monod）分享了1965年诺贝尔生理学或医学奖（《诺贝尔奖》1965年年鉴）

出来的，无法生长和经历二元分裂，也没有利普曼系统。"

这时，人们终于明白，"它们的遗传物质"是指所含的核酸。定义的最后部分指出，病毒没有能量转换系统，新陈代谢功能通常非常有限。然而，它们确实具有与复制相关的生命特征，并显示出基因变异的能力。

病毒学领域的诺贝尔奖

已有许多诺贝尔奖直接授予病毒学领域以及相关领域的发现。最初始于1946年，当时化学奖的一半由约翰·诺思罗普（John Northrop）和温德尔·斯坦利（Wendell Stanley）分享（表3-1）。斯坦利成功获得含有烟草花叶病毒（TMV）的晶体结构[11]，这个病毒在病毒学整个历史中扮演着特殊的角色[12-14]。多年后，阿龙·克卢格（Aaron Klug）又获得了另一个诺贝尔化学奖。克卢格的大部分工作都与TMV的精细结构有关，这个项目是20世纪50年代中期，伦敦帝国学院罗莎琳德·富兰克林（Rosalind Franklin）早期中断的开创性晶体学工作的延伸[15]。不出意料该领域其他奖项在生理学或医学奖中颁发，这些奖项可分为不同类别。第8章讨论了动物病毒和特殊类型的超滤器朊病毒的发现，并获得了6项大奖（表3-2）。还有4项奖励是针对使用感染细菌、噬菌

表3-1　诺贝尔化学奖对烟草花叶病毒研究的奖励

年份	获 奖 者	获 奖 理 由
1946	约翰·诺思罗普温德尔·斯坦利	制备了纯酶和病毒的晶体（一半奖项）
1982	阿龙·克卢格	对晶体电子显微镜的发展，以及对在生物学上重要的核酸–蛋白质复合物结构解析方面的贡献

体进行的基因研究（表3-3）。术语"噬菌体"来自希腊语，意为"吃"。最后，有5个奖项被授予包括使用各种动物和植物病毒的研究而发现的一系列分子生物学原理的工作（表3-4），它们是逆转录酶、细胞癌基因和断裂基因。

表3-2　诺贝尔生理学或医学奖对动物病毒和朊病毒研究的奖励

年份	获 奖 者	获 奖 理 由
1951	马克斯·泰累尔	发现了黄热病及其防治方法
1954	约翰·恩德斯 托马斯·韦勒 弗雷德里克·罗宾斯	发现脊髓灰质炎病毒在各种组织培养物中生长的能力
1966	佩顿·劳斯	发现了诱发肿瘤的病毒（一半奖项）
1976	巴鲁克·布卢姆伯格 卡尔顿·盖杜谢克	发现了传染病起源和传播的新机制
1997	斯坦利·普鲁西纳	发现了朊病毒———一种新的生物感染途径
2008	哈拉尔德·楚尔·豪森 弗朗索瓦丝·巴尔-西诺西 吕克·蒙塔尼耶	发现导致宫颈癌的人乳头瘤病毒（一半奖项） 发现人类免疫缺陷病毒（一半奖项）

表3-3　诺贝尔生理学或医学奖对运用噬菌体进行遗传学研究的奖励

年份	获 奖 者	获 奖 理 由
1958	乔舒亚·莱德伯格	关于遗传重组和细菌遗传物质组织的发现（一半奖项）
1965	弗朗索瓦·雅各布 安德烈·利沃夫 雅克·莫诺	发现酶和病毒合成的基因控制机理
1969	马克斯·德尔布吕克 艾尔弗雷德·赫尔希 萨尔瓦多·卢里亚	发现病毒的复制机制和遗传结构
1978	沃纳·亚伯 丹尼尔·那森斯 汉弥尔顿·史密斯	限制酶的发现及其在分子遗传学上的应用

表3-4　诺贝尔生理学或医学奖对使用各种动物或植物病毒研究
分子生物学原理工作的奖励

年份	获 奖 者	获 奖 理 由
1975	戴维·巴尔的摩 雷纳托·杜尔贝科 霍华德·特明	发现肿瘤病毒和细胞遗传物质之间的相互作用
1989	迈克尔·毕晓普 哈罗德·瓦默斯	发现逆转录病毒致癌基因的细胞来源
1993	理查德·罗伯茨 菲利普·夏普	发现断裂基因
1996	彼得·多尔蒂 罗尔夫·辛克纳吉	发现细胞介导的免疫防御的特异性
2006	安德鲁·法尔 克雷格·梅洛	发现核糖核酸干扰——双链核糖核酸导致的基因沉默

从1948年到21世纪,病毒学一直是诺贝尔委员会5名成员(通常限于6年任期)或兼职成员中的代表学科。自1970年以来,该委员会由5名正式成员和10名兼职成员组成。这种扩大被认为是必要的,以涵盖广泛和多样化的医学领域。直到1972年,加德一直履行着病毒学的代表工作,此后,他一直担任这一职务。当我1997年离开卡罗林斯卡研究所成为瑞典皇家科学院常任秘书时,这个领域已经有几年是另外一位病毒学家来代表了。他是备受尊敬的芬兰同仁拉尔夫·彼得松(Ralf Pettersson),分子生物学教授和卡罗林斯卡研究所路德维希癌症研究所所长。在1990—1994年和2001—2005年,他是委员会的兼职成员,而中间的时间则是委员会的正式成员,并在1998—2000年担任主席。

加德在1948—1972年间是卡罗林斯卡研究所的病毒学研究教授。他所担任的病毒学主席职位可能是有史以来最古老的一个席位。他对该研究所诺贝尔委员会的工作非常有影响力。加德第一次参与的重大评审,促使1951年的诺贝尔奖授予马克斯·泰累尔[16]。正如将在第4章讨论的那样,他对泰累尔的工作进行了决定性的审查,直到1951年被该研究所的委员会主席兼副校长、病理学教授希尔丁·伯格斯特兰

（Hilding Bergstrand）边缘化。在1952—1954年间，加德进行了开创性的评估，使得1954年约翰·恩德斯（John Enders）、托马斯·韦勒和弗雷德里克·罗宾斯（Frederick Robbins）因在各种组织培养物中成功培育脊髓灰质炎病毒而获奖[17]（见第5章）。这一次，加德在颁奖典礼上发表了演讲。加德下一次介绍诺贝尔奖获得者是在1960年，这一年，弗兰克·伯内特和彼得·梅达沃因"发现获得性免疫耐受"而获奖。伯内特除了对免疫学领域有杰出的令人印象深刻的贡献外，还被公认为是病毒学领域的巨人之一，他对病毒学做出

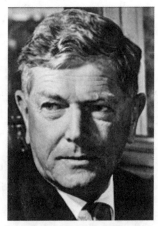

弗兰克·伯内特（1899—1985），与他人共享1960年诺贝尔生理学或医学奖（《诺贝尔奖》1960年年鉴）

了许多奠基性的重大贡献。因此，自1948年以来，他每年都因在病毒研究中的发现而被提名。1950年，事实上13人委员会中有4名持不同意见的成员提议，伯内特应该和泰累尔分享一个奖项。伯内特的获奖原因是"他发现了使细胞对某些病毒感染有抵抗力的方法"。然而，研究所的教师学院遵循了大多数委员会成员的建议，并把奖项给了发现肾上腺激素的工作（见第6章）。12月8日，在伯内特访问斯德哥尔摩领奖之际，我被邀请到加德家参加正式晚宴。我作为一名23岁的"初露头角的病毒学家"，用主人的话说，遇见了刚刚进入的领域中的一位巨人，对我是一次难忘的经历。

　　在整个20世纪60年代，加德在1965年和1969年引入了另外两组获奖者。他们都奠定了噬菌体遗传学的进展。然而，早在1958年，微生物遗传学领域就获得了一个奖项，其中包括噬菌体将遗传物质转导——从一个细胞转移到另一个细胞的研究。乔舒亚·莱德伯格获得的那半个奖项与后一种现象有关（见第6章）。该研究所细胞生物学和遗传学教授托比约恩·卡斯佩松（Torbjörn Caspersson）（见第7章）在颁奖典礼上介绍了他和他的共同获奖者乔治·比德尔（George Beadle）和爱德华·塔特姆（Edward Tatum）。1965年，生理学或医学奖授予弗

朗索瓦·雅各布、安德烈·利沃夫和雅克·莫诺。利沃夫对溶原性的描述——细胞中存在休眠病毒的遗传物质——对于理解病毒的性质非常重要。

1966年，病毒学家佩顿·劳斯出人意料地荣获一半的奖项，他的获奖工作在许多方面都是非凡的。劳斯于1911年发现一种病毒是导致鸡的某种恶性肉瘤的原因，这不是第一个被发现的肿瘤病毒。早在3年前，丹麦的C.埃勒曼（C. Ellerman）和O.邦（O. Bang）已经描述了一种导致鸡白血病的病毒。劳斯于1926年首次获得提名，此后多次获得提名。他受到多项评估。例如，早在1939年，研究所的另一名病理学教授福尔克·亨申写道："出生于1879年的劳斯，自1929年以来，多次被提名诺贝尔奖。在过去14年里，他属于那些多次被提名的人，这一事实本身就很了不起。更重要的是，提议者中可能有许多著名的科学家，如兰德施泰纳、默里、卡雷尔和迈耶霍夫。"尽管亨申提议他是应该被认真考虑授奖的人选，后来也有许多类似的提议，但是直到将近30年后，在劳斯87岁时才获奖，创了年龄最大获奖者的纪录。他是自1957年以来，在颁奖典礼上不是由加德，而是由作为肿瘤生物学教授的格奥尔格·克莱因做介绍的获奖者。

噬菌体遗传学领域的创始人马克斯·德尔布吕克（Max Delbrück）、艾尔弗雷德·赫尔希（Alfred Hershey）和萨尔瓦多·卢里亚（Salvador Luria）最终在1969年获得了奖项，获奖原因是他们对病毒复制机制和遗传结构的研究成果。之后，噬菌体遗传学的发现成果不再受到奖励，但是沃纳·亚伯发现限制性酶的贡献间接依赖于噬菌体系统的使用。这一发现在1978年获得奖项，他与丹尼尔·内桑和汉弥尔顿·史密斯（Hamilton Smith）分享了这个奖项（表3-3）。1969年以后的其他奖项都集中在动物病毒和作为一种非病毒性质的超滤液朊病毒的相关研究的发现（表3-2）。1976年，巴鲁克·布卢姆伯格和卡尔顿·盖杜谢克获得的奖项突出了乙型肝炎的独特发病机制，这一点在第2章讨论过，也是首次发现人类朊病毒疾病。后一个术语直到后来才被斯坦利·普鲁西纳引入，他在1997年获得了奖项[18]。最后一章介绍朊病毒领域的精彩发展。

2008年常规病毒研究的最新进展再次获得诺贝尔生理学或医学奖。该奖项授予哈拉尔德·楚尔·豪森（Harald zur Hausen），因为他对乳头状瘤病毒及其在宫颈癌中的作用进行了开创性的研究；同时授予弗朗索瓦丝·巴尔-西诺西（Françoise Barré-Sinoussi）和吕克·蒙塔尼耶（Luc Montagnier），因为他们发现了人体免疫缺陷病毒（HIV）。在只选择后两位科学家作为HIV的发现者时，委员会使用了一个非常狭义的发现定义。这个定义就是从获得性免疫缺陷综合征（AIDS）患者中分离出一种逆转录病毒，而不是对病毒性质的明确鉴定和第一次抗体测试的工作。

在医学领域，因发现病毒系统所具有的普遍的分子生物学特性的工作，获得了5个奖项（表3-4）。1975年，戴维·巴尔的摩（David Baltimore）、雷纳托·杜尔贝科（Renato Dulbecco）和霍华德·特明（Howard Temin）因研究肿瘤病毒和细胞遗传物质之间的相互作用而获奖，其中包括巴尔的摩和特明发现的逆转录酶（见第7章）。1989年，通过授予迈克尔·毕晓普（Michael Bishop）和哈罗德·瓦穆斯（Harold Varmus）奖项，促肿瘤癌基因得到承认；同时，因授予理查德·罗伯茨（Richard Roberts）和菲利普·夏普（Phillip Sharp）奖项，剪接现象（携带信息的RNA修剪，见第7章）被接受。1996年，彼得·多尔蒂（Peter Doherty）和罗尔夫·辛克纳吉（Rolf Zinkernagel）在淋巴细胞性脉络丛脑膜炎病毒研究中发现，细胞介导的免疫反应受到宿主细胞的限制。最后，由于发现干扰核糖核酸（RNAi）而引起了人们对安德鲁·法尔（Andrew Fire）和克雷格·梅洛（Craig Mello）的关注，这个发现也可以追溯到病毒学领域的早期观察。显然，病毒是揭示自然界基本现象的有用工具，尤其是在基因信息的存储和管理方面（见第7章）。

诺贝尔档案与进化中的病毒概念

这一章的目的是通过分析诺贝尔化学奖、生理学或医学奖的档案，对病毒概念的历史发展进行补充。因为这些档案保密了50年[19]，在2010年初写作时,1959年及以前年份的材料,可以供出于学术目的的查阅。这意味着,瑞典皇家科学院1946年授予诺思罗普和斯坦利的化学奖的所有基本文件,以及与卡罗林斯卡研究所生理学或医学奖候选人有关的材料都可以全面查阅。此外,单独查阅了1951年和1954年的获奖档案材料,并将在接下来的两章中讨论,虽然其中没有对不断演变的病毒概念的直接解释的讨论,但是还有其他更近期的有潜在重要性的档案材料。1955年,研究所的细菌学教授伯恩特·马尔姆格伦(Berndt Malmgren)对西摩·科恩(Seymour Cohen)、德尔布吕克、赫尔希和卢里亚进行了评估。1957年加德对利沃夫进行了评估。1959年克莱因对赫尔希与首次提名的格哈特·施拉姆(Gerhardt Schramm)和海因茨·弗伦克尔-康拉特(Heinz Fraenkel-Conrat)一起做了进一步的评价。最后,1958年关于莱德伯格获生理学或医学奖的有关档案材料(见第6章),包括克莱因的深入评论,含有一些对下面的讨论很重要的信息。

病毒学领域的首个诺贝尔奖得主:温德尔·斯坦利

斯坦利于1938年首次获得诺贝尔化学奖提名,随后又获得了13次提名,直到1946年获得诺贝尔化学奖(表3-5)。

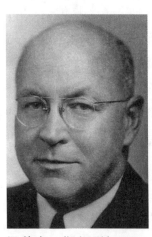

温德尔·斯坦利(1904—1971)与约翰·诺思罗普分享1946年诺贝尔化学奖(《诺贝尔奖》1946年年鉴)

提名的依据是他对TMV结晶的研究[11]。最初的提名人哈罗德·尤里(Harold Urey)提到了这一惊人的发现,并认为斯坦利已经证明了这种结晶的病毒蛋白含有一种"在普遍接受的意义上既是一种蛋白质,同时又是引发这种疾病的活跃病毒的物质"。他还在提名信的末尾表示,"普通蛋白质和细菌之间显然没有明显的分界线,普通蛋白质被认为是没有活性的,而细菌被认为是活的有机体。这样,他的工作对于理解死亡和生物之间的关系是一个显著的贡献。"乌普萨拉大学物

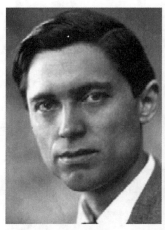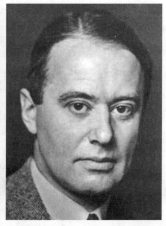

特奥多尔·斯韦德贝里(1884—1971)(左),1926年诺贝尔化学奖的获得者;阿恩·蒂塞利乌斯,1948年诺贝尔化学奖的获得者(《诺贝尔奖》1926年、1948年年鉴)

理化学教授、1926年诺贝尔化学奖获得者特奥多尔·斯韦德贝里(Theodor Svedberg)对该提案进行了彻底的评估。斯坦利随后又被斯韦德贝里评估了两次,最后又被同一所大学的生物化学教授阿恩·蒂塞利乌斯(Arne Tiselius)评估了两次。

　　选择斯韦德贝里和蒂塞利乌斯作为评估者需要讨论一下。按照目前的标准,他们会被认为离斯坦利太近,不能履行这一职责,可以确定有明显的利益冲突。斯韦德贝里在乌普萨拉的工作在很大程度上依赖洛克菲勒基金会的支持,斯坦利在普林斯顿洛克菲勒医学研究所的工作也是如此。斯坦利已经将实验材料送到斯韦德贝里的实验室(根据一个消息来源,斯韦德贝里亲自去取走材料),利用他的超速离心测定分子量[20]。蒂塞利乌斯是斯韦德贝里最优秀的学生之一,1935年,蒂塞利乌斯在普林斯顿洛克菲勒实验室接受了基金会的奖学金,并依赖基金会的支持。蒂塞利乌斯本人在1948年获得了诺贝尔化学奖。就我个人而言,我要强调的是,公正、客观和保密一直是指导诺贝尔委员会工作的道德准则的基石。在我担任卡罗林斯卡研究所委员会不同职务的20年中,我们不必申报我们与被评估个人的关系,但后来引入了申报潜在利益冲突背景信息的要求。

表3-5　温德尔·斯坦利获得诺贝尔化学奖提名和评估情况

年　份	被提名数	评　估　者	建　议
1938	1	特奥多尔·斯韦德贝里（乌普萨拉大学物理化学教授）	延迟决定
1939	2*	特奥多尔·斯韦德贝里	延迟决定
1941—1944	6	没有评估	
1945	2	特奥多尔·斯韦德贝里	值得获奖
1946	2	阿恩·蒂塞利乌斯（乌普萨拉大学生物化学教授）	延迟决定

* 被斯韦德贝里提名的候选人还有弗雷德里克·鲍登（Frederick Bawden）和诺曼·皮里（Norman Pirie）。

对斯坦利的评估结果一般都是模棱两可的，且建议延迟决定（表3-5）。其中，讨论了与英国植物病毒学家弗雷德里克·鲍登和诺曼·皮里（斯韦德贝里本人在1939年提名了这三位科学家）的可能组合。还考虑了生理学或医学奖是否更合适。直到1945年，斯韦德贝里才直接推荐了化学奖。第二年，蒂塞利乌斯对斯坦利做了最后的评估，此时斯坦利和詹姆斯·萨姆纳（James Sumner）以及斯坦利所在研究所的负责人约翰·诺思罗普一起被进行评估。蒂塞利乌斯得出的结论是，萨姆纳和诺思罗普应该在同一年被考虑授奖，但是斯坦利应该再等等，部分原因是需要考虑病毒生物化学领域的其他候选人。委员会的书面审议文件再次重申了这种考虑。由于当时化学病毒研究状况的局限性，"活细胞中的病毒状况存在不确定性"。然而，在委员会的最后讨论中，蒂塞利乌斯显然改变了主意，有些出人意料的是，委员会决定把奖项的一半给萨姆纳，"因为他发现酶可以结晶"，另一半则由诺思罗普和斯坦利共同分享（表3-1）。很难理解为什么奖项不是采用另一种分配方式：一半给萨姆纳和诺思罗普，另一半给斯坦利。或者这样做是否会过分强调斯坦利的工作？人们可能还会问为什么斯坦利被授予化学奖，而不是生理学或医学奖。在做出这些决定时，卡罗林斯卡研究所的委员会是如何考虑的？

表3-6　温德尔·斯坦利获得诺贝尔生理学或医学奖的提名和评估情况

年　份	被提名数	评 估 者	建　议
1937	1	希尔丁·伯格斯特兰（卡罗林斯卡研究所病理学教授） 埃纳尔·哈马斯滕（卡罗林斯卡研究所化学和药学教授）	值得获奖 不宜获奖
1938	2	特奥多尔·斯韦德贝里	值得获奖
1939	7	埃纳尔·哈马斯滕 福尔克·亨申（卡罗林斯卡研究所病理学教授） 特奥多尔·斯韦德贝里	不宜获奖 延迟决定 值得获奖
1940—1944	14	没有评估	
1946	8	福尔克·亨申 托比约恩·卡斯佩松（卡罗林斯卡研究所医学细胞研究和遗传学教授）	延迟决定 值得获奖（？）

关于诺思罗普、斯坦利和萨姆纳在化学奖、生理学或医学奖被提名次数、提名时间和提名人方面的比较，非常有启发性（表3-5和表3-6）。在评价这些数据时，应该记住，1937—1946年正值第二次世界大战，3年内没有颁发奖项，另外两年，奖项被保留并推迟一年颁发。斯坦利被提名生理学或医学奖的时间比获得化学奖的时间更早、提名次数也更多，前者32次，后者13次（瑞典人提名3次）。在第一组提名中，有6项包括诺思罗普，其中两项也包括萨姆纳。

斯坦利1937年首次被提名生理学或医学奖。伯格斯特兰和化学教授埃纳尔·哈马斯滕（Einar Hammarsten）对他进行了评估。应该提到的是，哈马斯滕在该研究所有着长期的教授生涯（1928—1957），对诺贝尔奖的工作和瑞典生物医学研究的进一步发展有很大影响[21]。我们将在第6章和第7章再次提到他。哈马斯滕是核酸研究的先驱，1938年，他和卡斯佩松一起展示了分子量超过100万的DNA的存在。在对斯坦利的评价中，伯格斯特兰对病毒学的历史进行了彻底的回顾，并最终热情地支持授予斯坦利奖项。相比之下，哈马斯滕并不满意关于传染原理是蛋白质性质的化学证据，并宣称斯坦利的工作不值得获奖,这一结论在他1939年的另一次评估中又被重复。然而,他却赞扬了鲍登和皮里的发现。他特别强调,后两位科学家已经表明病毒含有核酸,斯坦利因为他注重原始的化学性质而忽略了这点。斯坦利的工作总共还有5项评估(表3-6)。其中来自斯韦德贝里的两次认为可以授予生理学或医学奖,但是其他人对推荐斯坦利更犹豫。为什么医学委员会很难就关于斯坦利得奖问题达成一致? 他经常被提名,在许多情况下还是权威提议者提名的。

斯坦利的发现和传染性蛋白质的讨论

如前所述,TMV是第一种显示能通过常规细菌过滤器的传染性病原体。因为这种病毒可以在植物之间以可控的方式传播,可以大量生产,并且可以通过对叶子的特殊检测来定量,所以它成为病毒研究的首选。克卢格在诺贝尔奖演讲中表明,对病毒粒子完整分子结构的描述是病毒学发展史上的一个里程碑[15]。TMV研究的故事是病毒学历史上一个非常重要的部分,已经在许多出版物上发表[12-14],斯坦利的贡献已经被一种不太讨人喜欢的方式进行了总结[22]。他被描述为一个采纳他人智力计划的人,是一个相对平庸的生物化学家。他的结晶病毒的方法存在技术错误,对称的聚集体含有杂质和水。它们不是真正的三维晶体。约翰·伯纳尔(John Bernal)和I.范库琴(I. Fankuchen)在英国进行的X射线衍射研究表明,它们是次结晶的,最终确定的棒状病毒颗粒沿其长轴方向随机分布。然而,斯坦利的发现确实激起了公众媒体的兴趣。他热情地讨论了"失活"蛋白质如何感染叶子,报纸标题上写着"正在制造的生命"或类似的提法。尽管如此,斯坦利1935年的出版物更有问题的不是认为聚集物不是真正的晶体,而是他完全错过了病毒颗粒中接近6%的RNA,而鲍登和皮里在1936年正确地描述了这一点[23]。他很快承认他的错误,但在他的诺贝尔奖演讲中有些含糊地写道[24],核酸"是皮里和同事在1936年12月报道的,几天后作者也报道了。"

如前所述,哈马斯滕在他的评估中得出结论,鲍登和皮里在化学方面的贡献是有价值的,但斯坦利的贡献不是。斯坦利在后来的研究中显示,不同TMV菌株的氨基酸组成出现了一些差异,他认为这些差异代表了突变。TMV是第一种在电子显微镜下被观察到的病毒,斯坦利和他的合作者很快证实了这些发现。伯纳尔和他在英国的团队首次证明了单个病毒粒子具有对称性,表明它们由多个蛋白质单元组成。那么,问题仍然存在:关于病毒的结构,斯坦利教了我们什么?事实上,不是很多。他的诺贝尔奖演讲中没有说明他做了多少工作[24]。

他说,当他的工作“于1932年开始时,病毒的真正本质完全还是一个谜。不知道它们是无机的、碳水化合物的、碳氢化合物的、脂质的、蛋白质的,还是自然界中的生物体。”在演讲的另一部分,他说,“当发现病毒具有繁殖和变异的能力时,尽管代谢活动的问题仍未得到回答,但有一种明显的倾向,认为它们是非常小的活生物体。”他描述了当时已知的病毒大小和形态的多样性,在他的报告中包括了各种动物病毒、植物病毒以及噬菌体,“现在被认为是病毒”。演讲的综合陈述是,“关于大小,病毒在一个极端是与生物学家认为的有机体重叠,在另一个极端则是与分子重叠,这一事实增加了关于病毒本质的神秘感。然后,显而易见,活体和非活体的界限无法划分,这一事实为讨论生命是什么这一古老问题增添了动力。”

他没有提示感染细胞内发生了什么。他可能会这么做,因为和他分享一半奖项的诺思罗普非常关注这个问题[25]。诺思罗普本人出人意料地使用了“纯酶和病毒蛋白制备”的内容作为他诺贝尔奖演讲的题目[26],也许是为了符合皇家学院给出的获奖理由。除了提到斯坦利已经拿到TMV晶体,以及鲍登和皮里也对番茄矮化病毒做了同样的研究之外,他在演讲中提到的病毒工作就是“一种看上去是噬菌体的核蛋白,已经被分离出来,但没有结晶出来。”整个20世纪40年代,诺思罗普和德尔布吕克对噬菌体的形成过程有重大分歧[25]。这种传染因子的研究对于病毒概念演变的重要性将在后面讨论。但是在此之前,让TMV以一种废除传染性蛋白质概念的方式得以研究可能是合适的。

1956年,纽约哥伦比亚大学的亚伯拉罕·陶布(Abraham Taub)提名弗伦克尔-康拉特和罗布利·威廉斯(Robley Williams)获化学奖,这两人都来自斯坦利于1948年在加州大学伯克利分校建立的病毒实验室。蒂塞利乌斯对这一提名进行了仔细评估,他从1946年对斯坦利的评估中深入了解了TMV领域。在过去10年里,蒂塞利乌斯本人成为诺贝尔奖获得者,这给了他作为委员会成员的声明更多的威望。他仔细回顾了最近被提名获奖的工作,以及在该领域继续发表的工作。特别地,他主动强调了格哈特·施拉姆和他同事在德国蒂宾根开展的工作。他指出,他们的新数据表明,核酸本身可能具有传染性,这可能会给弗伦克尔-康拉特和威廉斯被提名获奖的工作提供一些启发。核酸的感染活性没有被TMV特异性抗体阻断,而是被可破坏RNA的酶所破坏。他写道:"核糖核酸可能在(传染性)活动中起主导作用,蛋白质可能作为加速剂、特异性决定因素,或者仅仅起到稳定表面上相当不稳定的核酸成分的作用。"在这一富有远见的声明之后,他得出结论,这个重要的研究领域,特别是施拉姆的工作,应该在未来得到认真的关注。在后来几年里,这个领域的潜在候选人没有获得化学奖的提名。然而,在后来的生理学或医学奖提名中,人们注意到了惊人的新发现。

1959年,即将成为病毒学政治家的纽约西奈山医学院的埃德温·基尔伯恩(Edwin Kilbourne)提出了一项包括施拉姆和弗伦克尔-康拉特在内的综合提议。格奥尔格·克莱因对这一提议进行了深入、清晰和全面的审查(28页文件中有10页是关于此事的)。他指出,现在人们已经接受了所有病毒都含有核酸,它可以是脱氧核糖核酸(DNA)或RNA,问题是这两种核酸是否都可能携带遗传信息。一些最近关于噬菌体的研究表明,DNA代表了它们的基因,这将在下面进一步讨论。正如蒂塞利乌斯在1956年的评论中已提到的那样,施拉姆和弗伦克尔-康拉特已收集到证据,表明TMV RNA具有传染性。克莱因详细回顾了他们的实验。他们使用的方法略有不同,弗伦克尔-康拉特与合作者使用清洁剂[27],采用化学方法分离了病毒蛋白和核酸,然后再将它们重新组装起来。在这个非常漂亮的实验中,他们使用了两种不同的TMV菌株,让一种菌株的RNA与另一种菌株的蛋白质杂交。这种混合颗粒可以被提供蛋白质的菌株特异性抗体所抑制,而感染后产生的颗粒具有提供RNA的病毒的特性。这一观察有力地表明,蛋白质外壳的功能是保护病毒的基因。

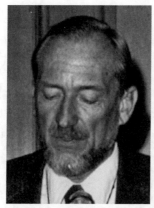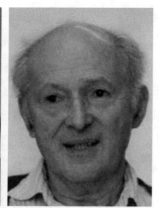

埃德温·基尔伯恩,纽约医　格奥尔格·克莱因,卡罗林
学院名誉教授(私人照片)　斯卡研究所肿瘤生物学教授
　　　　　　　　　　　　　(私人照片)

　　施拉姆和他的同事物理学家艾尔弗雷德·吉勒(Alfred Gierer)采取了
更直接的方法[28]。他们开发了一种从病毒中分离游离高分子量RNA的方
法,这种RNA被证明具有传染性。克莱因认为这些贡献是有价值的,因为
它们为RNA遗传学的研究开辟了一个新领域,并且对我们理解动物病毒有
重要意义。然而,由于没有提名吉勒,克莱因也就避免成为相关年度的提名
人评估问题。基尔伯恩提名施拉姆和弗伦克尔-康拉特,因为他们"……证
明核酸主要负责病毒感染性和向受感染宿主细胞传递遗传信息……",还提
到了克莱因在他的评估中重点提到的赫尔希,赫尔希是用含DNA的噬菌体
做研究的,这是下一节的主题。

噬菌体复制与基因研究

　　如果说斯坦利缺乏学者或知识分子的素质,马克斯·德尔布吕克的情
况就不一样了。他在诺贝尔奖演讲《一个物理学家在20年后对生物学的重
新审视》中回忆起他是如何参与基因研究和噬菌体使用研究的[29]。这个故
事已经很完善了[8],还是在演讲中被简要地回顾了一遍。首先是关于生物
和非生物区别的持续讨论,并提到了尼尔斯·波尔关于生命和光的著名演
讲[30]。尽管后一篇文章主张活物质具有一些独特的超分子性质,但它确实

激发了人们的灵感，并与斯坦利1935年发现的TMV晶体一起，促成了1937年一篇题为《生命之谜》文章雏形的完成。这篇由俄罗斯生物学家、遗传学家尼古拉·蒂莫菲夫-雷索夫斯基（Nikolai Timofeeff-Ressovsky）和德国物理学家K.齐默尔（K. Zimmer）合著的文章，作为备注附在德尔布吕克的演讲稿中。这篇文章的结论是，病毒应该被视为分子，其在细胞中的复制可被视为是病毒自主完成的，因此人们可以"将病毒的复制视为基因原始复制的一种特殊形式"。

德尔布吕克的诺贝尔奖演讲没有展示他在长期职业生涯中所取得的任何重要发现。事实上，他的诺贝尔奖有问题。问题是，根据诺贝尔的意愿，生理学或医学奖只能颁发给一项发现。德尔布吕克以他的智慧和首创精神激发了噬菌体领域广泛而有影响的发展，但是他有什么样的典型发现呢？德尔布吕克可能意识到了对奖项的特殊要求，因为据说他先是拒绝接受表彰，然后在被说服接受之后，改变了主意。幸运的是，最终，三巨头取得了胜利，他与赫尔希和卢里亚一起获得了奖项。

噬菌体领域始于1915—1917年，弗雷德里克·特沃特（Frederick Twort）和费利克斯·德赫雷尔（Félix d'Herelle）的发现以及他们对该领域的贡献已被回顾过[31]。他们两人都多次被提名诺贝尔生理学或医学奖。特沃特在这项发现中占据优先地位，被提名11次，而德赫雷尔更像是一个机会主义者，擅长宣传他的贡献，被提名28次。1926年，委员会一致决定将保留的1925年奖授予发现噬菌体的德赫雷尔，并保留1926年奖。然而，学院回绝了委员会，退回了该提案，并询问是否对优先事项进行了适当的评估。委员会随后决定1925年不颁奖，1926年的奖项应该保留。最终，德赫雷尔和特沃特都没有获奖。

噬菌体领域对理解病毒的主要贡献有很多。与TMV的研究不同，这些研究主要关注的不是细胞外颗粒的化学性质，而是噬菌体与其宿主细菌之间的相互作用。

德尔布吕克在1937年获得洛克菲勒基金会的奖学金，让他访问了一些实验室，去寻找一个项目。其中之一是诺贝尔奖获得者托马斯·摩尔根（Thomas Morgan）在加州理工学院的实验室。在那里，他遇到了化学家埃默里·埃利斯(Emory Ellis),他在癌症研究领域研究噬菌体。德尔布吕克看到了噬菌体用于遗传研究的潜力。它们在受控条件下快速生长,可以以斑块的形式量化,斑块也可以有不同的外观。1939年,他和埃利斯一道进一步研究了噬菌体的一步生长曲线。这是未来20年噬菌体-细菌相互作用研究的开始,其间有许多非常重要的发现。

如前所述,20世纪40年代,诺思罗普和德尔布吕克就感染细胞的事件发生了激烈的争论[25]。诺思罗普在他的诺贝尔奖演讲中提到,他已经分离出一种噬菌体核蛋白,并预计它会像斯坦利的TMV颗粒一样结晶。尽管他从未做到这一点,但他继续辩称,正如他在适应性酶中发现的那样,病毒是通过一些蛋白质及其前体的自催化过程在受感染的细胞中产生的。可能还需要补充的是,斯坦利最初支持这个想法,但在1937年改变了主意。当然,最后证明德尔布吕克对病毒的解释是正确的,他认为病毒是一个独立的遗传系统,可以对细菌重新编程,产生新的病毒粒子。

1955年,马尔姆格伦在对科恩、德尔布吕克、赫尔希和卢里亚的评价中,综述了噬菌体研究在理解病毒性质方面的进展。在这一综合评估中,我们首先注意到噬菌体现在被认为是真正的病毒,在20世纪40年代和50年代对它们的研究提供了在病毒和细胞相互作用过程中发生的事件的最重要

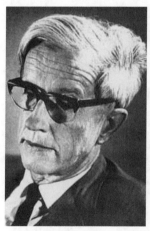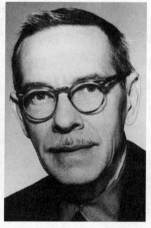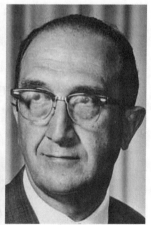

左起:马克斯·德尔布吕克(1906—1981)、艾尔弗雷德·赫尔希(1908—1997)和萨尔瓦多·卢里亚(1912—1991),1969年诺贝尔生理学或医学奖获得者(《诺贝尔奖》1969年年鉴)

的见解。电子显微镜显示,研究最多的细菌病毒——普通肠道菌大肠杆菌的T-偶噬菌体——有一个形似蝌蚪的形象,后来证明其主要成分含有DNA。马尔姆格伦反复谈到艾尔弗雷德·赫尔希和玛莎·蔡斯(Martha Chase)的关键性实验,该实验发表于1952年[32](见第7章)。他们用放射性同位素单独标记了核酸和蛋白质,并证明基本上只有前者进入细菌。该综述进一步描述了病毒生长周期中的重要"日食"阶段,这一阶段明显区别于细菌或其他细胞复制。尤金·沃尔曼(Eugene Wollman)和伊丽莎白·沃尔曼(Elisabeth Wollman)在1937年就已经观察到这种在复制初期没有传染性病毒的现象。

评估还介绍了细菌破坏、裂解和病毒干扰等各个方面,但是关于溶原现象的讨论被延迟了。评估进一步审查了病毒和细菌特异性蛋白质和核酸在感染过程中的代谢过程。然后,分析了两种不同的重要遗传现象,即噬菌体基因组和细菌基因组之间相互作用的"转导"和感染同一细菌的两种病毒基因组之间发生的"重组"。在后面的研究中使用了不同种类的斑块型突变。马尔姆格伦总结说,这些病毒和细胞相互作用的研究对整个病毒学领域的发展非常重要。他没有强调任何特别的发现,而是声明所有他审查过的候选人都是有提名价值的。委员会在1955年接受了候选人值得获奖的观点,但是推迟了关于奖励他们4个人的提议,因为一个奖项最多只能给3个人。

如前所述,基尔伯恩1959年提名的候选人还包括赫尔希,克莱因对赫尔希进行了深入分析。他称赞了赫尔希和蔡斯的实验,该实验记录了噬菌体蛋白外壳及其DNA的独立功能,给出了引出这个实验的详细背景,深入讨论了实验的结果。现在人们了解到,用卢里亚的话说,病毒感染可以被认为是"遗传水平上的寄生"。由于基因图谱已通过所选噬菌体的重组实验建立起来,未来取得进展的可能性很大。克莱因总结道,噬菌体科学家现在已经"比任何其他领域更接近遗传物质的化学定义,遗传现在已是一个代码构建问题。"(见第7章)

基尔伯恩提名之初,他顺便提到了另一重要进展,就是利沃夫率先提出的关于潜在病毒、溶原性和癌症概念的进展。干涉现象的原理最终被他简练的研究工作解决,最后被称为溶原性,就是之前所谓的前噬菌体。加德在

1957年对这一发现进行了深入的评估,利沃夫在1965年题为"病毒、细胞和有机体之间的相互作用"的诺贝尔奖演讲中也重新讨论了这一发现[33]。溶源现象很早就被观察到了,即其中的噬菌体伴随几代细菌的分裂而保留下来,而对细胞没有造成破坏性后果。

在整个20世纪20年代和30年代,尽管伯内特提出这可能是由于缺乏病毒的受体,但仍然无法解释。沃尔曼夫妇利用德尔布吕克和卢里亚等人在20世纪40年代开发的工具,首次证明了持续感染的遗传性。利沃夫在1949年开始对这一现象进行深入分析,并获得了一些惊人的结果。其中之一是前噬菌体可以被辐射激活,导致感染细胞死亡。此外,还发现前噬菌体DNA与细菌染色体相关。通过在大肠杆菌中发现的性别机制可以证明这一点。这种关联可以解释转导现象。加德毫不犹豫地提议利沃夫的发现值得奖励,这也是诺贝尔委员会的结论。

加德还简要讨论了溶原现象的发现对于理解动物病毒感染的可能相关性。有人提到,人类单纯疱疹病毒感染是可诱导的,但一般来说,有些人不愿意重点强调噬菌体复制对理解动物病毒生物学的有用性,因为"噬菌体和大多数动物病毒之间的主要区别在于,一种情况下的核酸成分是DNA,另一种情况下是RNA。"这种说法应该从我们对不同种类动物病毒中核酸存在的情况并不十分清楚的角度来看。在20世纪60年代早期,我们通过梯度离心纯化病毒颗粒,并用选择性放射性标记的核苷酸来检测它们所含的核酸类型[34]。

利沃夫在前噬菌体研究中使用的转导概念是由莱德伯格创立的(见第6章)。在这方面,值得一提的是莱德伯格的诺贝尔演讲——"遗传学概览"(*A view of genetics*)[35]。它对当时这个领域进行了一次大规模的综述。在一段关于基因和病毒的段落中,莱德伯格讨论了前噬菌体在细菌遗传学研究中的作用。转导被解释为一种噬菌体以某种方式携带与其基因组相关的细菌基因的现象。还有一小段关于病毒与基因的对比,结尾是"病毒是否有一种独特的结构元素,无论是化学的还是物理的,至今都未被发现? 还是通过支持酶的编码来指导自己的优先合成?"在关于生命创造的最后一段中,很明显,莱德伯格认为DNA是生命的基本信息储存分子。

动物病毒和对病毒本质的理解

从20世纪初开始,在动物和人类中发现了越来越多的能引起疾病的超滤媒介。正如里弗斯总结的那样[36],在20世纪20年代末,病毒被定义有三种特性:它们不能被截留细菌的过滤器截留,在光学显微镜下看不到,不能在可以让不同致病细菌生长的人工培养基上复制。关于这些微小传染因子可能的"有机体"性质,有许多猜测。与此同时,一些颗粒相对较大的病毒,如痘病毒,首次可以在暗视野照明下和紫外显微镜下观察到。

动物病毒只能通过感染自然宿主来研究。就人类病毒而言,通常使用猴子。由欧内斯特·古德帕斯丘(Ernest Goodpasture)最早描述、并由伯内特进一步开发的、将各种人类病毒培养在小啮齿动物以及后来的鸡胚胎中,是病毒研究的重要阶段。古德帕斯丘共有7次获生理学或医学奖提名(1949年有4次提名),其中两次伯内特也在提名之列,都是关于培养技术的。在初步评估中,这项技术被认为对该领域的发展很重要,但从未被认为是值得奖励的发现。

1958年,理查德·肖普(Richard Shope)、克里斯托弗·安德鲁斯(Christopher Andrewes)和威尔逊·史密斯(Wilson Smith)因发现引起流感的传染因子而获得提名。加德对该提名进行了彻底审查,提供了自19世纪后期以来,对这种疾病的病原体所有详细的调查资料。过了很长时间,人们才意识到理查德·法伊弗(Richard Pfeiffer)在1893年分离出的名为流感嗜血杆菌的革兰阴性菌不是该疾病的病因。这项开创性的工作是由肖普在猪流感研究中完成的。他确认了一种超滤媒介,但由于需要考虑可能有细菌等额外的因素,使得对动物疾病的病因学解释变得复杂。

众所周知,近期人类历史上发生过几次大流感。有记录的是19世纪40年代末、1889年,以及1918年至1919年间的高致命性"西班牙流感"。然而,直到1933年,导致疾病的病毒才被发现,这是由英国米尔希尔医学研究委员会完成的。这个研究组包括安德鲁斯和史密斯在内,由帕特里克·莱德劳(Patrick Laidlaw)领导。他早些时候已经表明,引起犬瘟热的病毒可能会感染雪貂,犬瘟热是人类麻疹病毒的近亲。因此,有人试图用临床流感患者的咽拭子感染同一种动物,这些咽拭子上的物质能从阻止细菌的过滤器上通过。这种物质在动物中引起两阶段的发热,它是一种真正的人流感病毒,是在一次意外中被分离出来的。一只患病的雪貂朝史密斯脸上打喷嚏。几天之内,他患上了典型的流感,并从他身上分离出病毒。这种病毒名称由他名字的首字母缩写而成,WS菌株代表后来被称为甲型流感病毒的原型。一年后又发现另一个独立群体——B型流感病毒。安德鲁斯与合作者对他们分离出的流感病毒进行了许多开创性研究,这也受益于1935年在鸡胚蛋中成功地培育了病毒。他们确定了病毒的大小、鉴定了其特异性免疫反应。

加德在总结中赞扬了流感病毒的发现,尽管如此,他并没有建议授奖。事实上,这个团队的领导者莱德劳在提案提出时已过世,这对最后的决定起到了重要作用。加德讨论了肖普获奖的可能性,因为肖普试图提出某种"伪装"机制来理解病毒的持久性,这也是他在研究兔乳头状瘤和纤维瘤时碰到的问题。然而,加德指出,我们对病毒持久性的理解,已经在噬菌体研究中取得了重大进展,因此利沃夫和莱德伯格更应该因为他们的重要贡献而被考虑为更有竞争力的候选人。

泰累尔通过在鸡胚培养物中传代黄热病病毒(见第4章)[16],开发了第一种实验性减毒病毒疫苗,而第一种灭活流感疫苗是在10年后的20世纪40年代中期开发的。斯坦利从研究植物病毒转向研究感染人类的病毒,那时他参与了流感病毒颗粒的增殖和鉴定工作。他的研究既没有重大的新发现,也没有获得晶体。动物病毒最早的遗传学研究是从检测鸡胚绒毛尿囊膜上的流感病毒痘开始的。此外,英国病毒学家莱斯利·霍伊尔(Leslie Hoyle)用鸡胚系统来表征流感病毒的生长曲线。重要的是,他还发现了动物病毒复制的日食阶段。正如霍伊尔总结的那样[37],直到20世纪40年代末,研究动物病毒的科学家们才开始放弃病毒是通过某种二元分裂复制的原始小型细菌的看法。

在整个20世纪40年代,用动物病毒做生化工作的机会仍然非常少,只有少数病毒可以在鸡蛋中大量生长。尽管如此,斯坦利成功结晶TMV,试图纯化医学上重要的脊髓灰质炎病毒,这让斯韦德贝里和蒂塞利乌斯深受鼓舞。20世纪40年代初,他们从瑞典基金会筹集资金,在乌普萨拉大学建立了一个病毒生物化学实验室。加德被任命领导这个实验室的工作,这是他写博士论文的地方。最初的目的是用脊髓灰质炎感染猴子的大脑作为起始材料,但是由于第二次世界大战爆发,得不到这种动物。相反,加德试图从接种脊髓灰质炎样病毒的数万只小鼠的大脑中纯化病毒颗粒。尽管这种病毒得到了相当大的富集,但真正的病毒颗粒永远无法通过电子显微镜被鉴定出来。一个过早的结论是,该病毒在核苷酸成分和分子形式上与TMV相似。直到1955年,脊髓灰质炎病毒可从组织培养物生长材料中纯化出足够的量,才得以结晶。这是在加州大学伯克利分校的病毒实验室里完成的。

通过电子显微镜展示TMV结构之后,在20世纪40年代,其他一些不同来源的大型病毒的形态也被展示出来。很明显,病毒可以表现出非常不同的结构。除杆状的TMV,还有球形的植物病毒、蝌蚪状T形噬菌体、大型椭球痘病毒、球形流感病毒等。卡斯佩松在他1946年对斯坦利的评价中,较为详细地总结了研究的发展过程。他提到有20多种病毒已经被纯化或半纯化,所有病毒都含有RNA或DNA的核苷酸。对病毒的各种化学处理(主要是采用TMV),可能导致病毒传染性失活,但是根据所使用的粗略标准,存活的病毒的复制总会导致产生与亲代病毒相似的病毒。然而,卡斯佩松总结的关于X射线或放射性辐射可以改变病毒的特性,加强了病毒和基因之间的类比。有趣的是,卡斯佩松讨论了核酸和蛋白质之间的相互作用,并得出它们一定密切相关的结论。他的想法与当时流行的想法一致,即核酸起到了某种包装功能,使颗粒保持在一起。最后,他提到了病毒颗粒的大小和外形式的变化,以及它们化学成分的变化。他说:"这很重要,因为许多作者得出了毫无根据的结论,认为病毒是巨大的分子。"斯坦利没有获得生理学或医学奖也就不足为奇了。

在20世纪50年代早期开发出有用的单层组织培养技术之前,对大多数动物病毒的研究还无有效的生化研究方法。这种培养也有助于利用雷纳托·杜尔贝科引进的噬斑技术对动物病毒进行定量。1954年授予恩德斯、韦勒和罗宾斯的奖项突出了组织培养技术[17](见第5章)。当然,至关重要的是,他们证明脊髓灰质炎病毒不仅可以在神经元细胞中复制,而且基本上可以在任何灵长类(包括人)细胞中复制。正是这一观察为研制预防这种疾病的疫苗铺平了道路。值得注意的是,加德在颁奖典礼上对获奖者的褒奖是:"这项成就给了病毒学家一种分离和研究病毒的实用方法,减少了他们的工作障碍,减轻了他们从他们的学科诞生之日起就有的负担,第一次让他们与其他微生物猎人处于平等的地位。"[38]20世纪50年代分离出不同病毒的数量证明了加德的远见卓识。

病毒概念的最终形成

在全面解释病毒性质之前,有四大障碍需要克服。它们如下。

(1)参与生命过程的分子没有独特的性质——它们只是不同种类的有机物质。

(2)病毒不是一种微型细菌——它们有自己的复制模式,细胞外被动运输和细胞内零碎的生产和组装过程,这在很大程度上取决于细胞代谢。

(3)病毒可以感染细菌、植物和动物,且病毒颗粒可以有多种不同的大小、形状和化学成分——然而它们的一般特性允许它们可以组合在一起。

(4)病毒包含基因,这些基因不是由蛋白质表达,而是由核酸表达——对病毒来说,它可以是 DNA 或 RNA。

除此之外,一些病毒的基因组或其拷贝可以成为细胞遗传物质的一部分。这种关联可以采取多种形式,并允许病毒持续存在,它可以解释各种干扰现象,也可以解释病毒如何影响细胞的遗传功能。

"活力论"的旧概念由来已久。宗教起源的不同文化概念强化了这一点,但在当今社会,它仍然萦绕在许多人的脑海中。这个想法是,参与生命过程的分子必须具有某些特殊的品质,甚至可能无法通过科技手段获得。斯坦利对 TMV 结晶过程的最初解释是存在失活和活性蛋白。沉降分析显示,被认为代表病毒的蛋白质颗粒很大。直到后来英国晶体学家证明,这个颗粒是由重复单元组成的,要完全理解它的三维结构,就必须等晶体技术的进一步发展[15]。尽管斯坦利的发现刺激了大量的研究,但他认为病毒是一种巨大蛋白质的说法阻碍了研究的发展。而由鲍登和皮里展示的RNA的存在，并没有促进关于病毒本质的新概念的形成。

最初，将病毒视为寄生在细胞中的某种微生物是合乎逻辑的。随着时间的推移，人们了解到病毒颗粒的结构太简单，以致无法控制自己的繁殖。病毒似乎具有与复制和突变相关的生命特质，但是为了控制能量依赖的新陈代谢，它们需要细胞[39]。这种复制方式是从20世纪40年代对噬菌体的研究和同年晚些时候对流感病毒的研究中了解到的。为了充分掌握细胞破坏（即裂解）周期的性质，必须弄清其他类型病毒-细胞相互作用的基础，如同源和异源干扰、潜伏期。后来，当发现在某些情况下，新病毒在更长时间内逐渐产生，而不是通过在破坏被感染细胞时同时释放，就必须对"裂解"一词进行进一步限定。

很自然，将在细菌、植物和动物等不同种类细胞中复制的超滤传染因子聚集在一起需要时间。此外，它们必须与立克次体区别开来，立克次体是细菌来源的细胞寄生虫。然而，随着更多的了解，人们最终意识到，在其生命周期的细胞外阶段，许多不同类型的病毒只是各种不同形式的基因包装。

就像在分子生物学一般领域中一样，要理解病毒本质并理解其复制，必须克服的主要障碍是，人们最终深刻地认识到，是核酸而不是蛋白质充当了遗传物质。这些进展将在第7章中更深入地讨论，但是可以注意到，杜博斯认为早在1943年[40]，伯内特在洛克菲勒研究所参观艾弗里的实验室时，就接受了DNA代表纯化的基因的观点。然而，从这位有远见的病毒学家的著作中并不能清楚看到他认为核酸也可能代表病毒中的基因。尽管如此，在1955年，伯内特在他的畅销书《病毒和人类》(*Viruses and Man*)[41]中指出："……基因可能是由核酸分子和蛋白质分子相互携带的模式，但是这种模式的本质不能用化学术语来定义。"此外，在同一本书中，他还提到了斯坦利的诺贝尔奖，"这项工作是现代生物化学最佳的传统典范，但令人怀疑的是，这项工作还没有让我们走得更远。"应该提到，为了维护斯坦利，伯内特可能对病毒的作用比对病毒本身更感兴趣[5]。在伯内特关于斯坦利的言论中，可以指出的是，1970年，曾经在1944—1964年担任诺贝尔化学奖委员会主席的阿恩·韦斯特格伦(Arne Westgren)令人惊讶地表示[42]，"对此问题的研究涉及活的和死的物质之间的界线。在这一领域取得的进展,尤其是由于斯坦利的工作,令人印象深刻,并引起了科学家的极大兴趣。"

自20世纪30年代中期以来,人们就知道病毒是核蛋白。随着越来越多的病毒被检测,核酸的存在被一致确认。然而,TMV颗粒的结晶激励了病毒的研究,这意味着人们对其蛋白质部分有了更深入的观念上的关注。问题变成了这种"活的"蛋白质如何复制,多种假设导致许多研究走进死胡同。这种对蛋白质的关注可能掩盖了对核酸的主要作用的认真思考。TMV工作中的概念性推论也可能会影响对噬菌体研究结果的解释。据说1952年赫尔希-蔡斯实验的结果对赫尔希本人来说也是一个惊喜。值得注意的是,他在诺贝尔演讲中没有提到这个关键性实验[43]。

1956年,艾尔弗雷德·吉勒和格哈特·施拉姆以及弗伦克尔-康拉特的展示表明TMV RNA具有传染性,可以和它的外壳蛋白一起重组成完整的颗粒[27,28],这可以说已经结束了这个案例。尽管他们的贡献对病毒学和生物学都非常重要,但却从未获得诺贝尔奖。在他们发现后的几年内,从脊髓灰质炎病毒和其他动物病毒中分离的RNA被证明具有传染性,1961年从噬菌体φX174中分离的DNA也被证明能够感染细胞。病毒研究人员本可能在相对较早的时候就开始推动综合性的转变,从对蛋白质的关注转变为对代表遗传物质的核酸的关注,但出于各种原因,这种转变从未出现过。

病毒学的反事实历史

在早期对病毒性质的研究中使用的两种主要病毒TMV和T型噬菌体的特殊特征自然影响了新知识发展的步伐。如果TMV是另一种不同性质的病毒,病毒概念的发展将会采取什么样的路线,这可能是一个有趣的"思考"实验。如果它有一个二十面体而不是螺旋对称,可能会更容易找到一个均匀的沉积粒子群,但是延伸的晶体学研究不允许定义其RNA的详细三维位置。如果TMV除了球形之外,还像其他一些植物病毒一样,将其基因组成不同的颗粒群,分析中就会出现额外的问题。

另一种可能性是TMV可能是包膜病毒,就像后来发现的植物弹状病毒和布尼亚病毒一样。那么实验室里就不会产生病毒晶体,关于失活与活性蛋白概念的讨论可能也没有那么普遍。虽然植物中还没有遇到这种传染因子,但是人们可以假设TMV是一种基因组非常大的病毒,比如疱疹病毒或者痘病毒,或者甚至为什么不像最近在变形虫中发现的拟态病毒[44]。后一种病毒有一个1.2 Mb大的基因组,指导着1 262个蛋白质编码基因的合成。这是最简单细胞生命形式——支原体——自主复制所需基因数量的两倍多。在病毒中发现了编码酶和翻译相关因子的基因。如果TMV是这种病毒,病毒和微生物之间的明显界线就更难画出来。

我们也可以走到天平的另一端,推测TMV是类病毒。这些主要是植物病原体,仅由一小段高度互补的环状单链RNA组成,不编码任何已知的蛋白质。如果TMV是这种传染性物质,一些化学家早在20世纪30年代或40年代就成功地纯化了TMV,讨论就不会集中在传染性蛋白质的惊人复制上,而是集中在传染性RNA上,这种分子在当时被认为只有支持功能。最后,如果TMV是朊病毒,讨论将会是相反的(见第8章)。那么斯坦利对传染性蛋白质的论证就会是正确的!

50年后的病毒学

在过去50年里,病毒学领域有了令人印象深刻的发展。在很大程度上,病毒学已成为一门分子生物学的科学。病毒使用的许多不同基因组策略已被阐明。一些简单病毒的基因组已经合成出来,并显示具有传染性。疫苗的开发以及预防或治疗病毒感染的其他手段取得了令人印象深刻的进展。但是,我们除了关注它们作为病原体的作用之外,在多大程度上扩展了对无处不在的病毒的看法?

像细菌一样,病毒是在引起植物和动物疾病的情况下被发现的。出于以人为中心的关注,我们自然而然地开始寻找并了解病毒的特征。这些病毒会在人类和我们赖以生存的家养动植物中引发疾病。这些发现强化了我们的认识,即病毒是引起疾病的原由,或者如梅达沃所表达的,病毒就是"一系列坏消息"。

对细菌的广泛研究表明,只有特殊种类的细菌才是疾病的原因,自然界中绝大多数细菌是"无害的"。迄今为止鉴定到的细菌代表了大约6 000种不同物种,可分为两大类,称为细菌和古细菌。原核生物和微小的真核生物(原生生物、真菌和藻类)构成了微生物的整个无形世界。它们代表了地球上比所有动植物加在一起更大的生物量。然而,世界上所有细菌中只有很小一部分得到了鉴定。我们只研究了细菌物种中的一小部分,推测不到百分之一的种类可以在实验室中培养。仅仅在过去几年里,才有可能对不可培养的细菌进行鉴定。结合新的核苷酸测序技术和先进的生物信息学,它们完整的基因组可通过宏基因组分析来鉴定。在不久的将来,我们会了解数十万种新的细菌。这提醒我们,我们身体中含有的细菌细胞数是构成人类有机体的10万亿细胞的10倍多。我们是一个行走的群体。这个菌群的多样性和功能,即微生物群,现在可以通过宏基因组分析来检验。

在对我们世界的生物多样性讨论中,微生物的广泛代表性通常被忽视。但是目前更被忽视的是病毒的存在,它们是所有进化实体中最普遍的存在。病毒的基因在自然界中成功存活,因此它们是整个进化工具箱中的重要组成部分。最重要的是,任何有细胞的地方都有病毒。可以预计,每种微生物、植物和动物身上至少有10—100种病毒。仅仅人这样一个物种,就可以被1 000多种病毒感染。然后,我们只计算了感染我们有核细胞的病毒,没有计算那些感染我们所有细菌伴侣的病毒。将来,不仅可以对我们所有的细菌进行微生物体分析,还可以对我们体内所有病毒的整体进行病毒生物群检查。

无处不在的病毒的表现后果是一棵"病毒树",或更确切地说,如果考虑到细菌的主导地位,生命网络就是被一大团病毒包围着!这是今天绝对不可能呈现的方式。因此,如果推测至少有约1亿种动物、植物和微生物,那么将会有多达10亿种或更多不同的病毒!现在已开始对与所有不同生命形式相关的病毒展开研究,而不仅仅是作为伤害或引起疾病的原因。这份清单还处于初始阶段,但许多有趣的数据现已开始呈现。例如,海洋中每毫升表层海水中有约1 000万个病毒颗粒。因此,我们有理由扩展对病毒作用的讨论,远不止病毒作为病原体的重要性。它们对自然界总体的生态平衡及更广泛的生命进化作用需要认真研究[45]，这可能比病毒作为病原体发挥的作用更重要。这是一个比这里回顾病毒概念出现的历史更具前瞻性的讨论主题。

尾声——病毒是活的还是死的物质？

多年来，这个问题已经得到了许多答案。已经就上述两种病毒形式进行了讨论：细胞外被动运输形式和病毒控制合成新颗粒的细胞内事件。然而，我认为这个问题提得不正确。为了回答这个问题，需要找到一个关于生命的弹性定义。在寻找外星生命的过程中，通常使用的定义是，生命是一个受达尔文进化论影响的（自我维持的）复制化学系统。有趣的是，前提是系统可能会出错。在讨论地球上的生命时，通常会提到各种细胞形式的生命。然而，不同的细胞生命形式表现出高度的多样性和对环境的广泛依赖性。早在1973年，著名生物学家狄奥多西·多勃赞斯基（Theodesius Dobzhansky）就说过："除了进化之外，生物学中没有任何东西是有意义的。"根据这一说法，在缺乏对细胞生命一致的一般性定义的情况下，另一个问题是："生物实体X，例如病毒，参与达尔文进化吗？"

根据定义，自然界中自发存在的任何形式的复制系统在给定条件下都有生存能力。笛卡尔（Descartes）的著名格言"我思考，所以我存在"（*Cogito ergo sum*）可以改写为"我存在，所以我是进化的一部分"（*Existo, ergo pars evolutions sum*）。如果我们问一个恰当的关键问题"病毒参与进化吗？"我们得到的答案是响亮的，"是"。病毒，以及前面提到的亚病毒生物实体，确实在进化中是活跃的。事实上，有相当多的证据表明，病毒甚至可能是进化形成新生命形式的原动力。这种观点强调了扩大对上述无处不在——而且可能通常无害——病毒的研究的必要性。然而，传统上，我们迄今为止主要关注对我们自己或我们的文化造成损害的病毒。下一章将讲述人类的一大祸害——黄热病，以及通过一项获得诺贝尔奖的发现战胜这种病毒引发的疾病的成功。

第 4 章

唯一的诺贝尔病毒疫苗奖：黄热病和马克斯·泰累尔

1951 年，洛克菲勒基金会的马克斯·泰累尔获得诺贝尔生理学或医学奖，"因为他发现了黄热病及其防治方法"。这是第一个，也是迄今为止唯一一个因开发病毒疫苗而获得的诺贝尔奖。泰累尔博士像一位退了休的科学家，他很少去旅游，也很少发表文章，他宁愿留在实验室。在20 世纪 30 年代他最终研制出了一种安全有效的黄热病疫苗。之前许多人失败的地方，他成功了。对他来说，在 1951 年 12 月 10 日颁奖典礼的一周内，在斯德哥尔摩的诺贝尔庆典上出现在聚光灯下是一个非同寻常的事件。

在人类文明的过去 500 年中，黄热病是危及生命的流行病。在 20 世纪上半叶，为了弄清疾病的性质，需要进行广泛的研究，相关人员做出了重大牺牲。一旦病毒来源被确认，它在自然界中的传播方式就可以被阐明，并且有可能寻找预防这种疾病的方法。这些研究的最终进展是马克斯·泰累尔开发出了 17D 减毒病毒株，这种病毒株可以作为活疫苗来拯救数百万人的生命。毫无疑问，正如诺贝尔遗嘱中明确指出的那样，这种疫苗的引入是"有益于人类的"，但是将泰累尔的贡献与之前和之后的病毒性疾病疫苗的其他进步相比，结果如何？它是建立在真正的发现上吗？

本章将讨论最近公布的诺贝尔档案如何揭示黄热病疫苗领域在 20 世纪 40 年代后期是如何被评估的，以及它如何导致马克斯·泰累尔获奖

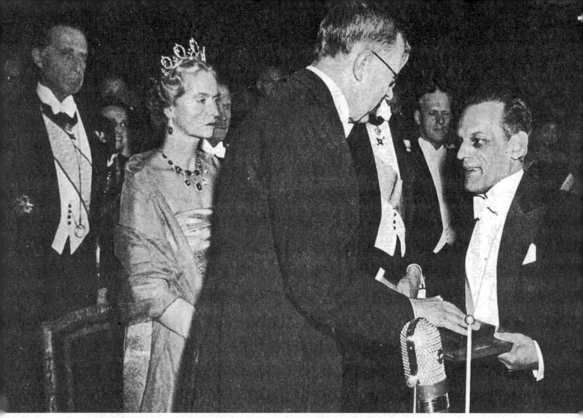

马克斯·泰累尔(1899—1972)(右一)从古斯塔夫六世·阿道夫(Gustaf VI Adolf)国王陛下手中接过1951年诺贝尔生理学或医学奖(卡罗林斯卡研究所)

的。正如反复提到的那样,诺贝尔档案馆对研究人员持续关闭50年[1]。有三种材料可供查阅:提交的提名,卡罗林斯卡研究所教授的审查,以及诺贝尔生理学或医学奖委员会向教师学院提出的建议。被认为有资格获奖的候选人被列出,再由委员会大多数成员推荐某一年的候选人。该委员会由三名或五名普通成员组成,但很久以前,委员会由于增加了至少同等数量的附属成员而有所扩大。20世纪50年代初,卡罗林斯卡研究所的唯一职责是培训医生。它的教师学院,即教职工,包括35—40名终身教授。委员会向教师学院提出的建议是一项决定,而不是一项讨论或协议。因此,除了非动机性的保留意见之外,无法确定个别成员的不同论点和意见。

这一章还说明了由不同科学家团体共同管理的不断发展的机制,通过这些机制,在特定的某一年中确定获奖者。这方面值得注意的是,黄热病疫苗被挑出来作为用于预防措施的一大类非常重要医药化合物的唯一代表,值得诺贝尔奖的认可。为理解这一点,本章后半部分简要回顾了不同疫苗的发展历史，并讨论了"发现"的概念，阿尔弗雷德·诺贝尔将此定义为生理学或医学奖的唯一评判标准。

疾病和流行病

"药典中的所有药物——医生们似乎决心用尽所有药物——都不足以阻止灾难，也不足以抹去9月头两周出现的可怕场景。恐怖和麻木的沮丧使人不知所措。精神上最贫穷的人放弃了自我保护的原始努力，有时放弃了最简单的人际关系。在医生的不断失败中，即使是最勇敢的人也失去了希望。这座城市屈服于日益严重的恐惧。"这是 J.鲍威尔（J. Powell）的书《把你的死人带出来——1793年费城大瘟疫》（*Bring out Your Dead: The Great Plague of Philadelphia in 1793*）中"恐慌"一章的介绍[2]。1793年在年轻的美利坚合众国临时首都发生的流行病使城市功能瘫痪，中断了商业和贸易，导致了社会功能的崩溃。这种流行病可能是由来自圣多明戈的法国难民带入的，从9月初一直到11月霜冻的第一个晚上，这个城市遭受了3个月的蹂躏。在约50 000名居民中有17 000人逃离了这座城市，大约5 000人死亡。这是自1762年以来的第一次流行病，但随后不久，即1797年、1798年和1799年，又相继发生了流行病。然而，1793年的流行病是最严重的，也是流行病分析得最好的一次。菲利普·弗雷诺（Philip Freneau）在当时写的一首诗中甚至称赞了这一点。

> 这里收集了大自然的毒素，
> 水土和空气被感染。
> 哦，真可惜
> 这样的城市
> 曾经在这样一个地方建立起来的。

10年后，这种疾病开始在西印度群岛的历史上扮演重要角色，也间接地在美国扮演了重要角色。1802年，在杜桑·卢维杜尔（Toussaint l'Ouverture）

领导下,法国殖民地海地的甘蔗种植园里奴隶们发生了一场叛乱。这场叛乱的原因是法国大革命后废除的奴隶制被拿破仑·波拿巴(Napoleon Bonaparte)重新引入。为了镇压叛乱,他派出了30 000名最好的士兵,但由于黄热病肆虐,远征变成了一场灾难。法国军队中的大部分士兵都死了——包括远征队的指挥官和波拿巴的姐夫查尔斯·勒克莱尔(Charles Leclerc)——尽管卢维杜尔被带到法国,但任务失败了。这一失败产生了重大的地缘政治后果。拿破仑放弃了重建法国新世界帝国的野心,相反,为了给他在欧洲的战争筹集资金,他决定向美国出售一片比原先计划大得多的土地。由托马斯·杰斐逊(Thomas Jefferson)派遣,詹姆斯·门罗(James Monroe)和罗伯特·利文斯顿(Robert Livingston)作为代表来法国谈判,讨论一项仅涉及新奥尔良及其周边地区的协议。年轻的美国最终以1 500万美元的总成本购买了214.7万平方千米(占当今美国领土的23%)。在协议签署后,拿破仑表示:"这一领土的加入永远肯定了美国的力量,我已经给了英格兰一个海上对手,她迟早会为自己的骄傲后悔。"

黄热病开始对美洲的发展产生另一个决定性影响的是修建巴拿马运河。法国人费迪南·德·莱塞普(Ferdinand de Lesseps)——苏伊士运河项目的成功组织者——在19世纪80年代发起这个项目,但是在约22 000名工人因黄热病和疟疾感染死亡后,他不得不放弃。1904年,美国接管了这个项目。早在4年前,美国陆军就成立了黄热病委员会,以应对古巴的黄热病问题。在那段时间里,美国卷入了与西班牙的战争,这场战争于1902年导致了古巴的局部独立。

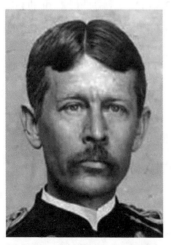

沃尔特·里德(1851—1902),证明黄热病是由病毒引起的(美国陆军医务部历史办公室)

在美国陆军外科医生沃尔特·里德的领导下,该委员会成功完成了勇敢的实验,证明"埃及伊蚊"是黄热病的传播媒介。这证实了约20年前古巴医生卡洛斯·芬莱(Carlos

Finlay）提出的一个理论。里德的合作者杰西·拉齐尔（Jesse Lazear）在设计和进行关键试验中发挥了重要作用。他在实验中被蚊子感染后，死于黄热病。其他一些受感染的志愿者也死于该病（只是在研究后期才编写了知情同意书）。里德本人于1902年意外死于阑尾炎，但他的贡献被认为是如此重要，以至于他死后（1903—1905年）4次被提名诺贝尔生理学或医学奖。由于诺贝尔奖被提名人必须在世，所以里德的贡献从未被评定。

基于里德和他的合作者积累的知识，美国巴拿马运河项目在美国陆军外科医生威廉·戈加斯（William Gorgas）的监督下，在极端的卫生条件下进行。他的一个合作者是来自英国的罗纳德·罗斯，罗斯在1902年因为在印度研究发现疟疾也是通过特殊的蚊子——按蚊（Anopheles），作为媒介传播给人类的，而获得第二届诺贝尔生理学或医学奖。人们采取了严厉措施而达到了显著的效果，黄热病和疟疾基本上从该地区消失，运河建设项目可能会告一段落。戈加斯在与这个项目相关的卫生方面的成功工作受到高度评价，以至于他在1909—1919年6次获得诺贝尔奖提名。然而，诺贝尔委员会从未对他的贡献进行调查，因为他的工作没有任何独立的发现。

巴拿马地峡黄热病的有效消除让人们普遍认为这种疾病是可以根除的。随着对这种疾病的了解越来越多，这一观点必须加以修改。洛克菲勒基金会成立于1913年，在增进对这种疾病的了解方面发挥了决定性作用[3]。1915年，与基金会有密切关系的国际卫生理事会成立了黄热病委员会，该理事会也是洛克菲勒基金会资助的。主要目标是消除埃及伊蚊在疾病流行地区的繁殖场所。厄瓜多尔成功地进行了干预，巴西后来也成功地进行了干预。这些努力后来扩大到包括另一个受影响的大陆——非洲。第一个西非委员会成立于1920年，由戈加斯领导，不幸的是，戈加斯在去非洲的途中在伦敦发生中风。在他去世前，乔治五世（George V）国王来到他的床边，授予他骑士身份。在R.诺布尔（R. Noble）将军的新领导下，委员会开始在西非开展工作，并于1925年建立了实验室总部。这个实验室里有许多重要的发现，但是正如我们将要看到的那样，它也是一个发生重大悲剧的地方。

20世纪30年代的实地研究表明，黄热病在原则上可以在两种不同条件下传播,这对正在形成的对黄热病流行病学的认识具有重要意义。黄热病病毒的天然宿主是猴子,在猴子之间通过各种丛林蚊子传播感染。这种病毒偶尔可通过一系列不同媒介从被感染的猴子身上传播给人类,并导致个别或小规模的病例群,这被称为丛林或森林黄热病。然而,如果这些偶尔出现的黄热病病例接触到城市地区中更大的人群,当埃及伊蚊的载体存在时,就会发生严重的传染病。在城市中黄热病病毒就可有效地在人与人之间传播。

这种病毒起源于非洲,并于17世纪传播到新大陆,首先从船上传播到尤卡坦半岛和加勒比海岛屿,这些岛屿携带着受感染的人和关键媒介。数百年来,在海员中这种疾病被称为"黄杰克",对航海事业是一种危险。黄热病这个名字来源于由于肝功能衰竭而在疾病晚期出现黄疸。这种感染导致全身大出血,血腥的"咖啡渣"呕吐物给这种疾病带来了一个西班牙语的名字——呕吐黑人。

黄热病自跨越大西洋传播以来,一直在非洲和美洲流行。有人担心它可能会蔓延到世界其他地区,在欧洲,例如在西班牙,严重的流行病确实已经出现。然而,在亚洲还没有发现流行病,这可能是因为病毒及其载体无法在漫长的海上航行中存活下来。

在20世纪50年代,由于泰累尔在20世纪30年代开发的疫苗的广泛使用,人们积累了经验,增强了信心,以至于安德鲁·沃伦(Andrew Warren)在一本总结洛克菲勒基金会1951年前所有成就的书中[4],以"征服黄热病的里程碑"来命名第一章。迄今为止更多的结果表明,使用"控制"一词比"征服"更合适。由于泰累尔疫苗病毒的安全性和有效性[5],这种控制非常有效,但是,即使在目前,在美洲和非洲的热带地区[6],有时还会爆发相当广泛的流行病。据估计,每年在未免疫的人群中,约有200 000个病例和30 000人死亡。在过去50年里,人们已经了解到许多关于不同宿主、不同载体和病毒株之间复杂的相互作用[7]。受影响的国家总是需要接种疫苗,因为这种病毒的丛林来源永远无法消灭。现在让我们回顾历史,考虑控制这种疾病的条件和疫苗的开发,使疫苗在这方面发挥至关重要的作用。

病毒和疫苗开发的可能性

沃尔特·里德和詹姆斯·卡罗尔利用合作者的勇气和陆军志愿者，在1902年证明了引起黄热病的病原体可以通过防细菌通过的过滤器[8]。这是第一个被证明是可超滤的人类传染因子（见第3章），但是科学界还没有确定它的病毒性质，这需要时间。

20世纪20年代，在洛克菲勒研究所工作的具献身精神和说服力的日本裔科学家野口英世（Hideyo Noguchi）对解决这个问题的方法产生了显著影响。他相信并设法说服了许多其他人，包括主任西蒙·弗莱克斯纳（Simon Flexner），导致这种疾病的原因是一种细菌钩端螺旋体（*Leptospira icteroides*），而不是病毒。野口和弗莱克斯纳经常出现在诺贝尔生理学或医学奖的提名档案中。野口在1913—1927年期间被提名不少于24次，最初是因为他对引起梅毒的螺旋体的研究，后来主要是因为他假设螺旋体是黄热病的病因。他似乎在世界各地有许多支持者[9]，尽管后来的事实表明，他的大部分实验发现都无法重现。弗莱克斯纳主要因其在流行性脑膜炎血清治疗方面的工作，以及对脊髓灰质炎病因的研究而获得提名。1914年，病理学教授卡尔·松德贝里（Carl Sundberg）对弗莱克斯纳和野口的工作进行了全面调查，并在1915年对他们进行了另一次全面调查。两次都被认为没有价值。10年后，野口获得多达8次提名，1925年诺贝尔委员会让法医学教授贡纳尔·赫德伦（Gunnar Hedrén）进行了一次彻底的新调查。幸运的是，赫德伦和委员会都没有被野口热衷的假设所诱惑。

斯托克斯和尼日利亚洛克菲勒基金会实验室的合作者在1927年设法证明了猴子可被来自黄热病患者的材料感染[10]，这是一个重要的突破。使用这种动物系统可以最终证实该药剂的病毒性质。这种病毒被命名为阿西比（Asibi）毒株，由提供血样的28岁西非黄热病幸存者的名字命名。这种病毒株在疫苗最终成功开发中发挥了核心作用。斯托克斯的合作者之一约翰尼斯·鲍尔（Johannes Bauer）将病毒带到纽约洛克菲勒基金会的实验室。

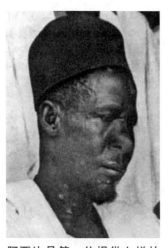

阿西比是第一位提供血样的黄热病幸存者（文献［4］中的照片）

当野口听到斯托克斯的实验表明这种病原体是病毒而不是螺旋体时，他决定加入洛克菲勒在西非的实验室。当1928年1月野口到达时，斯托克斯已在4个月前死于黄热病，直到野口自己也死于该病，才过了5个多月。实验室主任 W. 扬（W. Young）进行了尸检，以核实野口的死因。9天后，扬本人也死于黄热病。这些悲惨的牺牲在微生物猎人中为黄热病研究者树立了英雄的形象。在1934年百老汇的作品《黄色杰克》中，吉米·斯图尔特（Jimmy Stewart）扮演了一个勇敢而热情的研究员——豚鼠。直到现在，野口一直被认为是日本的英雄。自2004年以来，他的画像可以在1 000日元钞票上看到。

在20世纪20年代的大部分时间里，洛克菲勒基金会国际卫生理事会支持的所有黄热病实验研究，都是在它的西非实验室中进行的。然而，与此同时，纽约洛克菲勒医学研究所所长弗雷德里克·罗素（Fredrick Russell）也探索了建立一个实验性实验室的可能性。该研究所有着很大影响力的主任西蒙·弗莱克斯纳因为实验室感染的风险反对这一计划。因此，直到1928年，该研究所的校园里才建立了一个病毒实验室，这个实验室由威尔伯·索耶（Wilbur Sawyer）领导。它成为世界上最重要的病毒防治中心，这个实验室和研究所的联系在这些发展中可能很有价值。

用猴子进行实验的条件已经建立，病毒的一般基本特性可以被分析。事实证明这是一种相对较小且有些不稳定的病毒[11]。蛋白质的存在稳定了它的传染性。在今天的分类中，黄热病病毒和节肢动物载体携带的50多种其他病毒被归类在一起。这一组病毒被命名为"黄病毒"，来自拉丁文 *flavus*，意思是黄色，一个来源于它最重要成员的集合名。很明显，一旦了解到黄热病不能通过卫生措施根除，人们必须开发疫苗来控制这种疾病。20世纪20年代后期，唯一能产生病毒的系统是受感染的猴子。用这种动物生产疫苗和测定血清中的保护性抗体是不可能的，但是受感染的动物提供了研究人类感染可能发生的情况的有价值模型。某种病毒株在不同器官中复制的能力可通过实验来评估。

在疫苗开发方面有许多选择。从事这一研究领域的不同科学家采取了几种方法。首先，需要一个更实用的生产疫苗的病毒系统。人们可以使用另一种动物系统，或者使用当时可用的原始组织培养物吗？其次，必须找到一些减轻病毒毒力的方法。病毒在某种非自然条件下反复传代是当时的做法。一旦这种经验性的探索获得了一些可能有实用价值的病毒后代，下一个问题就是如何做到这一点。

从数量——病毒产生的总量和质量——病毒优先在哪个器官中繁殖的角度来看，如何估计病毒在人体内复制的潜在能力？后者通常被称为趋向性，对黄热病来说，可以分为两个本质上独立的属性。这种病毒可以是内脏型的，也就是说，它可以在许多内脏器官中复制，通常伴有出血，就像典型的人黄热病病例一样；这种病毒也可以是嗜神经的，即它能在大脑和周围神经系统中有效复制。一些病毒株显示了这两种特征。理想的活疫苗株应该没有这两种特征，而且在接种的个体中仍能很好地复制，以诱导持久的免疫。

对于活黄热病疫苗来说，除了注射病毒或通过割破皮肤来沉积病毒，别无选择，因为这是这种载体传播的正常步骤。然而，病毒的剂量是可以变化的，在研究早期阶段，人们试图通过稀释试验疫苗制剂、部分灭活其传染性（例如通过加热），或同时施用选定剂量的免疫血清，来降低试验疫苗制剂的复制强度。

泰累尔利用所有这些替代实验方法开发有效疫苗的方法，将在下面描述。首先让我们研究一下他的科学生涯。

实验科学家马克斯·泰累尔

当 1951 年马克斯·泰累尔获得诺贝尔生理学或医学奖的消息传来时，洛克菲勒基金会医学和公共卫生司副司长罗伯特·莫里森（Robert Morison）博士接到当时《纽约时报》科学编辑威廉·劳伦斯（William Laurence）的电话。劳伦斯哀叹道:"泰累尔的名字没有收录到《世界名人录》(*Who's Who*),也不在《美国科学人》(*American Men of Science*)中。我知道你们喜欢低调地进行工作,但这太荒谬了!"遗憾的是,我从未见过泰累尔博士本人,但我的导师、卡罗林斯卡研究所病毒学前任主席斯文·加德非常了解他。

加德获得洛克菲勒基金会奖学金,在美国进行为期一年(1939年)的研究,其中10个月要在泰累尔博士的实验室里度过。这是一次非常有成效的访问。加德的工作主要是使用泰累尔的病毒进行研究,泰累尔的病毒是一种类似脊髓灰质炎病毒的物质,能在小鼠大脑中复制。他与泰累尔合作发表了两篇论文[12, 13]。加德实际上也和约翰·福克斯(John Fox)一起利用干燥技术就黄热病病毒的稳定性这一重要问题开展了一些工作[14]。

1962年,我第一次参观了位于洛克菲勒研究所的基金会实验室,但是加德的介绍信是给洛克菲勒基金会的流行病学家乔迪·卡萨尔斯(Jordi Casals)的,不是给泰累尔的。我的访问包括在古典餐厅的一顿饭,房间里有当时就存在的圆桌。在这间餐厅吃饭配以冰茶——这是我第一次尝试这种饮料,这在科学史上非常有名,因为它代表了一种独特的促进创造力的环境[15]。在1939年1月介绍加德的信中,约翰尼斯·鲍尔写信给当时的研究所所长赫伯特·加塞(Herbert Gasser):"我希望加德博士能得到你的批准,在研究所工作,在他逗留期间,他将被授予使用午餐室和图书馆的特权。"没有提到实验室设施的使用。加塞后来被授予1944年诺贝尔生理学或医学奖(见第6章),这是洛克菲勒研究所获得的众多奖项之一。

加德和其他见过泰累尔的人,如1963年10月采访过他、撰写过有关美国诺贝尔奖获得者书籍的作者哈丽雅特·朱克曼博士[16, 17],都认为泰累尔是一个非常谦虚、温和、没有架子的人。他从未寻求公众关注,令人惊讶的是,他从未成为美国国家科学院的成员。然而,他终于被列入了《世界名人录》。他的文献目录相对较短,但显然他在实验室里做了正确的直觉选择,找到了解决非常重要的实际问题的方法。那么这个几乎匿名的人是谁,马克斯·泰累尔?

1899年,他出生在南非比勒陀利亚,父母都是瑞士人,他在那里度过了人生的最初20年。离开南非后，他再也没有回来，但他保留了自己的公民身份。他后来也获得了美国公民身份。他父亲是一位著名的兽医教授，在过滤剂方面做出过开创性工作，这无疑对他儿子未来的职业生涯起到了激励作用。在南非接受医学前培训后，他前往英国伦敦圣托马斯医院接受医学培训。1922年，他成为皇家内科医生学院的执照医生和皇家外科医生学院的成员。同年，还获得热带医学和卫生文凭。然后他去了美国，在1922年至1930年间，他先是在波士顿哈佛医学院热带医学系担任助理，后来又担任讲师。

该部门的负责人A.赛拉茨（A. Sellards）博士对黄热病特别感兴趣。继斯托克斯等人的成功之后，在法属西非达喀尔工作的他和他的合作者也在猴子身上分离到了病毒[18]。这种被称为法国菌株的分离物是第一种带进美国的实验性黄热病病毒。泰累尔在实验室里研究了各种热带感染性疾病，并在黄热病领域做出了他的首次贡献，当时他证明了类黄疸性钩端螺旋体（*Leptospira icteroides*）与导致韦尔氏病的出血性黄疸钩端螺旋体（*Leptospira icterohaemorrhagiae*）相同[19]。这个发现反驳了当时流行的观点，就是源于野口的结论，即这种介质与黄热病有关。此后不久，这个问题就解决了，正如已提到的那样，当鲍尔领导的洛克菲勒基金会小组通过猴子实验表明病原体是可超滤的。泰累尔还对来自西非和南美洲的黄热病病毒进行了一些初步的比较免疫学研究[20]。他的这些不同发现本可能用于博士论文中，但他从未正式接受过这个学位的考试。

泰累尔职业生涯中下一个重要贡献是找到一种替代昂贵且麻烦的猴子用于病毒研究的方法。他成功地在小鼠大脑中培养了法国株的病毒[21, 22]。这一发现为黄热病研究提供了一种全新方法。由于这一贡献，泰累尔在1930年申请洛克菲勒基金会国际卫生部（国际卫生理事会自1928年与洛克菲勒基金会合并以来的名称）的职位时，受到洛克菲勒基金会的热烈欢迎。与世界领先的黄热病研究实验室合作，是泰累尔职业生涯中的重要一步，这是发挥他谦逊创造力的合适地方。

在与朱克曼博士的访谈中[17]，他强调了实验室的融洽和非正式气氛。他显然更喜欢那种竞争激烈的环境。泰累尔在基金会度过他余下的职业生涯,于1964年退休。在最后13年里,他是病毒实验室主任。在他退休时,基金会的实验室搬到了康涅狄格州纽黑文的耶鲁大学,泰累尔在那里是作为一名名誉退休教授,在新的大学环境中深受学生喜爱。人们记得他是一个最吸引人、最平易近人的人,随时准备研究一个提议,并提供友好的批评,且总是对观察和讨论实验的进展和结果感兴趣。

在实验室外,他的兴趣是棒球和阅读。他喜欢早起后读些哲学和历史,例如阿诺德·汤因比(Arnold Toynbee)的12卷巨著《历史研究》(*A Study of History*)。从下面1933年7月25日他的主任备忘录中,可以明显看出他对员工的关心,该备忘录建议将 T.诺顿(T. Norton)先生的年薪从140美元提高到150美元,"诺顿先生是实验室第一位技术员。他于1928年加入了工作人员队伍。从那以后,由于实验室感染,他患上黄热病和裂谷病。这两次袭击都相当严重。在裂谷病康复期间,他得了阑尾炎,欠了外科医生和医院一大笔债。他已成为一名研究小鼠的专家,并为我接种疫苗。他非常可靠。"

泰累尔1939年从英国皇家热带医学和卫生学会获得查默斯奖章(Chalmers Medal);1945年从哈佛大学获得弗拉特里奖章(Flattery Medal);1949年获得拉斯克基金会颁发的拉斯克奖。他于1972年去世。

诺贝尔委员会的首次审议

要获得某一年的诺贝尔奖,获选人必须在同年1月31日前被提名。只有特别指定的个人或代表诺贝尔委员会邀请提交提名的组织的人,才有资格提出候选人[23]。1937年,柏林罗伯特·科赫传染病研究所的F.克莱内(F. Kleine)教授首次提名马克斯·泰累尔获诺贝尔生理学或医学奖,因为他研究小鼠黄热病病毒感染的工作。病理解剖学教授福尔克·亨申简要回顾了这一提名。但是泰累尔的这些发现并没有足够的原创性激发别人对他获奖资格的进一步讨论。

下一次提名是在1948年,此时17D黄热病疫苗的开发是该提案的核心。提议者是艾伯特·萨宾(Albert Sabin)博士,他当时已是病毒性疾病发病机制的权威，特别强调神经系统的感染。1935—1939年，他在洛克菲勒医学研究所工作，因此，在同一个校园里，他对泰累尔实验室的重大进展有直接的了解。萨宾本人开始研究黄热病病毒和昆虫载体携带的一些类似病毒之间的免疫关系[24]。因此，他很理解建立减毒病毒株作为疫苗中的挑战。后来，他成为小儿麻痹症活疫苗之父，这种疫苗在根除小儿麻痹症的努力中发挥了关键作用（见第5章）。

　　萨宾的提名非常详细，写了约6页纸，还有最重要论文的抽印本。卡罗林斯卡研究所的诺贝尔委员会似乎对这一提名印象深刻，并请同年成为该研究所病毒研究教授的斯文·加德进行初步调查。加德是小儿麻痹症研究的先驱，有资格做这样的评估。1939年他在泰累尔的实验室待了10个月，对泰累尔的工作了如指掌。虽然加德的调查应该说比较初步，但涉及面较广，写了8页。最后两段写道："我无法判断，这个系列实验中最重要的部分——系统的组织培养实验，在何种程度上是主动的和有计划性的，但确实是泰累尔的工作。但如果（进一步的）调查表明，在结果发表后不久就去世的雷·劳埃德（Wray Lloyd）博士的贡献在这方面的重要性相对不高的话，我对泰累尔在黄热病研究上的工作评价为：值得获奖。因此，我建议对该提案进行单独的（全面）调查。"委员会似乎对加德的非常彻底的初步审查很满意，以致他们只要求加德进一步调查劳埃德在关键实验中的相对作用。在调查资料的一份附属文件中，加德回应了这个问题。他坚定地得出结论，泰累尔是团队中的主要科学家，并以如下方式阐述了这一点："劳埃德和泰累尔之间有着密切的友谊，劳埃德死后不久，实验公开，泰累尔对他的朋友在他们共同工作中做出的贡献表示感谢。据说劳埃德精力充沛、近乎固执，长期实验的完成很大程度上要归功于他。然而，所有迹象都表明是泰累尔策划了这次实验。他对这些（有待解决的）问题的总体看法，在实验开始前就已很清楚了：通过在合适的条件下培养，获得致病性较低的改良病毒。他以前也研究过建立组织培养病毒株的条件。这里讨论的特定系列实验是泰累尔早期工作的自然推论。因此，我认为是泰累尔，而不是劳埃德，可能已经主动计划了这些实验的实施。我从当时在实验室工作的人们那里收到的信息，也支持这一观点。基于这些理由，我认为马克斯·泰累尔在黄热病方面的工作值得嘉奖。"

加德与泰累尔实验室有着适当的联系,从在他那里工作的时候开始,加德就在这个优先权问题上,寻求支持他这个观点的建议。

委员会同意加德的观点,认为泰累尔的贡献是有价值的。但是那一年的奖项却颁给了保罗·米勒(Paul Müller),因为他在DDT(滴滴涕)方面的工作(见第6章)。

泰累尔走向关键发现的道路

在最初的调查中,加德首先强调了泰累尔在1930年的重要发现[21,22],即黄热病病毒可通过小鼠脑内传代传播。在那之前,一直用猴子来培养病毒。反复传代导致小鼠潜伏期逐渐缩短,更重要的是,这也会导致病毒在猴子中的一般致病性不断降低。泰累尔随后开发了一种保护小鼠抗体的简便测试方法[25],这项技术可定量证明个体中抗体的存在。这是用于确定感染的流行病学发生情况和评估测试疫苗产品效果的重要成果。正如上所述,黄热病的病种和城市都被确定了。在泰累尔用小鼠对黄热病研究之后,小鼠被广泛用于研究影响人类和动物的病毒。

在20世纪30年代持续不断的密集工作过程中,泰累尔试图在组织培养中培养这种病毒。他与欧金·哈根(Eugen Haagen)一起,最终有可能证明小鼠适应的嗜神经病毒在鸡胚培养物中的生长[26,27]。现在已经准备好全面攻克建立稳定和安全的减毒病毒的问题,这样可以在不注射抗血清的情况下使用该病毒。考虑到前面提到的许多变量,就采取了一种强硬的措施。

这首次证明了通过传代在小鼠中获得的病毒的毒力衰减是不够的。嗜内脏性是黄热病有关症状的主要来源,嗜内脏性减弱,而嗜神经性增强了。研究人员也曾尝试使用最小剂量的病毒,但也失败了。泰累尔和惠特曼证明[28,29],自相矛盾的是,较低剂量的病毒导致猴子患脑炎的频率更高。

泰累尔和合作者在1935—1937年间进行了全面和关键的实验[30-32],以解决这个问题。具有各种特性的病毒株分别在不同类型的组织培养物中经过数百次传代，反复测试其嗜神经活性。取得的突破就是阿西比病毒株——有史以来第一个被分离出来的病毒——是在去除了中枢神经系统的碎鸡胚中反复传代时获得的。在第89代和第114代之间，突然出现了一种病毒变体，它既缺乏嗜内脏性作用，也缺乏嗜神经活性。幸运的是，这种病毒的性质是稳定的，在含有脑物质的鸡胚培养物中反复传代后，其神经毒性仍未恢复。

1936年，泰累尔首先在自己身上注射了所谓的17D菌株，然后注射到他的一些合作者身上。没有产生并发症，并且证明抗体已形成。然而，泰累尔在早期的小鼠实验中，已对实验室感染的黄热病有免疫力，他很幸运患有相对轻微的疾病。多年来，基金会员工中有32例实验室感染病例，其中6名受感染的合作者已死亡。1931年以后，索耶及其合作者开发的早期疫苗产品开始用于实验室人员的免疫接种，此后再没有任何病例发生。

1938年，在洛克菲勒基金会的赞助下，首次在巴西进行了新疫苗的现场试验，试验非常成功。早期的经验表明，接种尽可能使用接近原始病毒种子的批次，并确保疫苗病毒在户外运输过程中保持其传染性是很重要的。60多年来，已持续使用了超过4亿剂17D病毒疫苗，这表明它是一种非常安全有效的产品。世界卫生组织关于疫苗的指导方针长期保持不变[33]。今天，疫苗仍然以原始方法生产——在鸡胚中，并以冷冻匀浆形式储存。在未来某个时候，通过分子遗传技术可能会产生质粒DNA形式的感染性物质。这可能会提供一个更简单、更便宜的制备程序，也可能会让产品更标准化、更稳定。

人们预计，泰累尔一旦达到研发安全有效的黄热病疫苗的目标，就会有一种灵光一现的感觉。然而，情况可能并非如此。在对朱克曼博士的采访中[17]，他证实这项成就令人满意，因为它是成功的，但是人们仍然认为研究黄热病疫苗的工作是一项致命的苦差事。事实上，泰累尔似乎从老鼠脊髓灰质炎病毒的研究中获得了更大的收获[12,13]，部分是与斯文·加德合作完成的。

洛克菲勒基金会生产黄热病疫苗的头5年，人血清是稳定病毒的首选添加剂。将血清在56℃水浴中孵育1小时,以破坏潜在的微生物污染。巴西首批疫苗的早期结果表明,该产品可能受到了污染,因为接种疫苗后定期观察到了黄疸病例的发生[34]。第二次世界大战期间,当决定用黄热病疫苗免疫所有美国和英国军队时,这个问题在更大范围内出现了。做出这一决定的主要原因是认为这种病毒有可能被用于生物战。美国士兵总共使用了460万剂,英国士兵使用了180万剂。由此导致的黄疸病例超过了30万,在某些情况下,有超过10%的军人生病[35]。遗憾的是,由于洛克菲勒基金会的一些科学家,特别是索耶的犹豫不决,导致在必须撤回疫苗批次上出现了延误。他们拒绝承认问题的严重性。随着危机的加剧,泰累尔宣称索耶在"玩火",他甚至威胁要辞去基金会董事会里的职务。最终,停止使用人血清,由另一种蛋白质稳定剂取而代之。

许多年后,人们了解到黄疸的发生是因为有些血清是从携带肝炎病毒的献血者身上采集的。命运的极端讽刺是,感染最严重的捐赠者之一似乎是巴尔的摩红十字会献血项目的主任J.莫里森(J. Morrison)!慢性B型病毒性肝炎的病因直到20世纪60年代末才被阐明,如第2章所述,这是一项1976年授予巴鲁克·布卢姆伯格(Baruch Blumberg)诺贝尔生理学或医学奖的成就,他与卡尔顿·盖杜谢克分享了这个奖项(见第8章)。

1942年7月,一位忧心忡忡的母亲给小约翰·洛克菲勒(John Rockefeller Jr.)写了一封信,试图了解在疑似生物战争的战时环境中,士兵与疫苗相关的并发症。信中写道:"正如你可能知道的,在我们营地里有很多黄疸病人,有很多病例被证明是致命的。这种疾病经常在注射黄热病疫苗后发生。我被告知,你们研究所负责这种血清的科学家是德国人,许多人担心一切都不是应该发生的那样。"这封信的作者可能想到的是当时洛克菲勒基金会的一个部门的主任约翰尼斯·鲍尔。然而,他是一名归化的美国人,自20世纪20年代末以来一直在基金会工作,并做出了许多重要贡献,如前所述。相比之下,泰累尔在20世纪30年代早期,在接受朱克曼博士采访时提到他的临时合作者哈根是德国纳粹分子[17]。第二次世界大战后,哈根因在集中营囚犯身上做实验而在法国被判为战犯,并被判处20年苦役。两年后,他被释放,回到海德堡大学的实验室。

诺贝尔委员会继续审议

1949年泰累尔没有得到提名，因此那一年的档案文件中没有提到他，下一次获得提名是在1950年。来自西班牙格拉纳达的安东妮亚·纳瓦罗（Antonia Navarro）和前述的威尔伯·索耶博士一起提名他，索耶博士曾是泰累尔工作的实验室主任。提名的性质非常笼统，提到了研制一种疫苗来对抗这种可怕疾病的重要性，这种疾病困扰着许多人，也困扰着研究这种病毒的科学家，但没有对建立17D病毒株实验的特别进展发表评论。加德是扩大后的诺贝尔委员会的附属成员，他写了一份两页的补充分析，主要是确定了索耶在疫苗研发中的相对作用。在泰累尔开发出17D病毒株之前，索耶和实验室里的一些合作者试图用以前从小鼠身上分离的神经适应病毒株，以及单独注射的人康复血清来免疫人类。事实证明，这提供了一定的免疫力，但这一过程难以控制，且实际上没有用处。加德的结论是索耶不应该被包括在对黄热病疫苗研究的奖励中。据说索耶在1951年得知泰累尔获奖时感到震惊，因为他认为自己应该分享这个奖项。公告发布后不到一个月，他就去世了。

诺贝尔委员会在1950年给教师学院的最后总结中再次得出结论，泰累尔的工作是值得奖励的。委员会大多数成员建议将该奖授予菲利普·亨奇（Philip Hench）、爱德华·肯德尔（Edward Kendall）和塔德乌什·赖希施泰因（Tadeus Reichstein），因他们对肾上腺皮质激素的研究。值得注意的是，亨奇和赖希施泰因在同一年首次获得提名（见第6章）。然而，在13名委员中有4名成员，尼尔斯·安东尼（Nils Antoni）教授、希尔丁·伯格斯特兰教授（委员会主席）、加德和阿恩·沃尔格伦（Arne Wallgren）教授，建议将该奖的一半奖励给弗兰克·伯内特，因为他

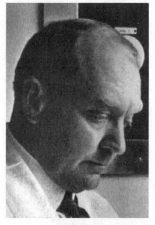

希尔丁·伯格斯特兰（1886—1967），1942—1952年任卡罗林斯卡研究所副所长［罗尔夫·拉夫特摄］

发现了使细胞不受某些病毒感染的方法,另一半奖励给马克斯·泰累尔,因为他发现了有效的预防黄热病的方法。伯内特是当时病毒学领域的杰出人物之一(见第3章),等到1960年才获得诺贝尔奖。教师学院支持委员会大多数人的意见,授予了亨奇、肯德尔和赖希施泰因1950年诺贝尔生理学或医学奖,而泰累尔不得不再等了一年。

1951年1月31日,泰累尔没有获得提名。当天,诺贝尔委员会主席、研究所副所长伯格斯特兰提交了一份涉及前一年评审的简短提名。这种最后一刻的提名方式在诺贝尔委员会的工作中并非没有过。如果委员会注意到一个特别热门的候选人没有被提名,它可以采取行动。然而,通常是委员会秘书做出这种提名,故被称为"秘书提名",这种提名方式将在第6章中进一步讨论。

自1924年成为病理学教授以来,伯格斯特兰在不同程度上参与了诺贝尔委员会的工作。早在1926年,他就与较他资深的同事、病理学教授福尔克·亨申就癌症研究专家约翰尼斯·菲比格(Johannes Fibiger)和山极(Yamagiwa)可能获得诺贝尔奖一事展开过讨论[36]。伯格斯特兰反对授予奖项,但遗憾的是,他输掉了这场争论,1927年,菲比格获得了被保留的1926年奖项,这是卡罗林斯卡研究所有史以来最大的失误之一(见第6章)。尽管伯格斯特兰多年来一直参与其中,但他从未在颁奖典礼上介绍过诺贝尔奖获得者。时间不多了,因为1952年他将退休,并离开他在研究所的所有声望很高的职位。该采取行动了。

伯格斯特兰不仅对泰累尔做了"月光"提名,而且,有点令人惊讶的是,他也是做出另一个评价的人。在长达4页的评论开头,他宣称对加德关于黄热病疫苗研发事件的描述没有任何补充。相反,他强调了疫苗可利用的重要性。他说,正是实际的效果让泰累尔在1951年获得比其他候选人更强的竞争优势。他还表示希望泰累尔的成功会鼓励其他试图开发针对严重感染人类的病毒疫苗的科学家。

那年扩大的委员会由11名成员组成,但出人意料的是斯文·加德不在其中。当然,作为卡罗林斯卡研究所诺贝尔委员会的正式成员,或者是兼职成员,尤其是在颁奖仪式上发表赞美性的演讲,加德是非常值得称赞的。加德当时在该研究所仅当了5年教授，可能被认为是资历较浅的。然而，前一年他已是一名兼职成员，他写了所有的关键评价，他是最了解疫苗学领域的人。所以他被排斥在外的事实很能说明问题。

在提交给全体教员的报告中，除了两名委员会成员外，所有成员都宣称泰累尔应该获得1951年的奖项。两位持不同意见的人是，外科教授约翰·赫尔斯特罗姆（John Hellström）和医学教授安德斯·克里斯滕松（Anders Kristensson），就像那些在1950年对委员会的建议持保留意见的人一样，预示着即将到来的事情。他们建议将此奖授予塞尔曼·瓦克斯曼（Selman Waksman），但直到第二年他才获得奖励，"因为他发现了链霉素，这是对抗结核病的第一种有效抗生素。"1951年，教师学院同意委员会的大多数意见，并授予泰累尔奖项。在加德缺席的情况下，委员会主席希尔丁·伯格斯特兰在颁奖典礼上致词，为他在卡罗林斯卡研究所极具影响力的职业生涯画上了句号。泰累尔获得诺贝尔奖的依据只有三项提名（1937年初的提名并不涉及17D菌株疫苗的研发），这可与瓦克斯曼相比，直到1951年瓦克斯曼已经在6年中累积了39次提名。泰累尔收到的3次提名中，只有1948年的一次被详细列出原委。因此，泰累尔应该感谢萨宾，萨宾提供了一个合格的提案。这两位科学家在20世纪30年代末一定见过很多次面，当时他们都在洛克菲勒医学研究所的校园里工作，拥有相同的餐厅特权。然而，他们似乎不太可能发展更亲密的友谊。很难想象两个人有如此截然不同的个性，而得到丰厚奖励的是两个人中较谦卑的那位。

病毒疫苗的历史

病毒疫苗的发展代表了过去100年来医学和兽医学上一些最重要的进步。事实上，第一批病毒疫苗是在确定了传染因子的性质之前，以及在对感染后免疫机制有深入了解之前就出现的。爱德华·詹纳在18世纪晚期引入牛痘病毒来预防天花（见第2章）。这是第一种利用牛体内天然存在的病毒变体活疫苗，通过对人无害的感染，诱导出重要的交叉免疫。大约100年后，路易·巴斯德研制出一种狂犬病疫苗。他不知道这是什么性质的媒介，反复地在兔子大脑中做实验,希望改变这种媒介的性质。这种直观的方法最后成功了,第一种狂犬病疫苗问世。之后,这种产品必须进行广泛的修正,以确保其安全性。

病毒疫苗的发展促进实验室生产减毒病毒或安全灭活病毒抗原制剂新技术的逐步引入。在早期阶段,研究人员不得不求助于病毒在不同种类实验动物中的传播。在20世纪20年代和30年代,第一批原始组织培养技术被引入(见第6章)。它们很难处理,经常被其他微生物污染。尽管如此,泰累尔还是成功开发出疫苗。在20世纪30年代和40年代,某些病毒产品的最佳来源是受感染的鸡胚蛋。通过这种方法产生的流感病毒抗原被用于生产灭活疫苗。

组织培养技术的重大突破发生在20世纪50年代早期,当时使用胰蛋白酶分离细胞的简单技术允许建立单层培养物(见第5章)。细胞可以大量生长,并可使用现在已经可用的抗生素(见第2、6章)来控制污染微生物。病毒学家现在可以扩增许多医学上重要的传染因子。比如开发了预防小儿麻痹症、麻疹和腮腺炎的疫苗。然而,有些病毒有特殊的需求,不能在常规的组织培养中生长。一个例子是引起乙型肝炎的病毒。在这种特殊情况下,利用从感染携带者血液中回收的循环抗原可以制备疫苗(见第2章)。后来,通过重组DNA方法,开发出能产生相应保护性抗原的技术。这种技术已广泛应用于生产安全的人用产品,包括几种活的和灭活的疫苗。一些仅含DNA的疫苗产品也已通过测试。

在过去100年里,病毒疫苗的引入产生了巨大影响。它是现代医疗成功的主要贡献者之一,有助于预防严重的、有时是致残的和致命的传染病。天花已被根除,脊髓灰质炎已接近根除。麻疹、腮腺炎、风疹和水痘等儿童疾病可以被预防。它们基本上已从工业化国家消失,可以预防它们的疫苗随着可用手段的出现,正逐步引入发展中国家。在全球根除麻疹是我们未来的现实目标。还有预防呼吸道感染(如流感)和肠道感染的疫苗,就是最近引进的轮状病毒疫苗。最后,疫苗也可以预防潜在的持续的DNA病毒感染。使用有效的乙肝疫苗在全球范围内产生了重大影响。最近引入的一种针对16型和18型乳头状瘤病毒的疫苗,能阻止妇女宫颈癌的发生。

　　考虑到这么长但仍然不完整的单子，有人可能会想知道为什么只有黄热病疫苗获得了诺贝尔奖。为什么灭活的索尔克疫苗和活的萨宾脊髓灰质炎疫苗没有获得诺贝尔奖（见第 5章）[37]，为什么病毒疫苗学领域的巨人莫里斯·希勒曼（Maurice Hilleman）个人参与了 40多种不同疫苗的上市[38-40]，却从未获得诺贝尔奖？应该补充的是，在撰写和出版本章内容时[41]，2008 年生理学或医学奖尚未颁发。该奖一半授予哈拉尔德·楚尔·豪森，"因为他发现了导致癌症的人乳头瘤病毒"，另一半授予弗朗

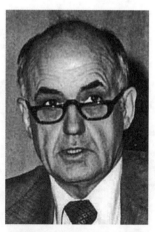

莫里斯·希勒曼（1919—2005），在默克公司长期任职期间，率先研发了约 40 种疫苗

索瓦丝·巴尔-西诺西和吕克·蒙塔尼耶，"因为他们发现了人体免疫缺陷病毒"。楚尔·豪森的工作为预防乳头状瘤病毒的疫苗奠定了基础，但他本人并没有参与疫苗工作。那么，诺贝尔委员会和诺贝尔大会（以前是教师学院）在审议过程中采用了什么标准，应该采用什么标准呢？

什么是发现？

　　阿尔弗雷德·诺贝尔在他最后一份遗嘱中指定了自然科学的三个奖项，从而做出了一些有趣而重要的界定。医学或者生理学奖，他规定这个奖项应该只颁发给"一项发现"。因此，根据定义，生理学或医学奖所颁发的所有奖项都反映了对一项发现的认同。但是如何定义"发现"这个概念，并将其与结果性和实用性更高的贡献区分开来呢？再来考虑一下病毒疫苗的巨大影响，为什么只有一种病毒疫苗被认可，它真正符合诺贝尔遗嘱中"造福人类"的另一个规范吗？

　　这个问题部分将在下一章讲述 1954 年诺贝尔生理学或医学奖授予约翰·恩德斯（John Enders）、托马斯·韦勒和弗雷德里克·罗宾斯（Frederick Robbins）时讨论。在开发一种有价值的实用技术来培育脊髓灰质炎病毒方

面的突破对疫苗生产有着重要的影响,但是这一发现有着更广泛的意义。其重要性是引入了一种培养对人类有重要意义的病毒的通用技术。在接下来的20年里,主要的人类病毒病原体被分离出来了。因此,我们可以推测索尔克、萨宾和其他人的重要贡献被认为是衍生物,不需要额外的发现。那么为什么泰累尔的贡献被认为是一个发现呢?

在加德1948年的初步调查中,有一些——我认为出奇得严厉——对这个问题的评论。它写道:"泰累尔的贡献不能说是开创性的。他没有用任何新的划时代的方法丰富病毒研究领域,也没有提出解决问题的最重要的新方法,但是他展示了一种非凡的能力,能够掌握观察的基本内容,包括他自己和其他人,并凭着安全的直觉在通往目标的道路上前进。泰累尔工作的实际重要性无需讨论。很大程度上要归功于他的是,热带地区最严重的灾难现在变得无害了。"

在颁奖典礼上,希尔丁·伯格斯特兰在他的赞美性演讲即将结束时,以更温和的形式回到了这个问题上[42]:"从实践的角度来看,马克斯·泰累尔的发现意义非常重大,因为有效地预防黄热病是热带地区发展的一个条件——在人口过剩的世界中,这是一个重要的问题。泰累尔博士的发现并不意味着任何根本上的新发现,因为通过使用一种病原体的变体来预防疾病的想法已经有150多年的历史了,尽管这种病原体无害,却能产生免疫力。"人们可能会问,"发现并不意味着任何全新的东西"这一表述在术语上是否矛盾。

"发现"这个词当然在《韦伯斯特新国际词典》中有许多不同表述,以下定义说明了这一点:① 发现或确定以前未知或未被识别的事物,如居里发现了镭。② 公布,启示,披露。③ 敞开或暴露于视野,展开。从科学的角度来看,定义①更可取,但也有更广泛解释的余地。尽管加德和伯格斯特兰发表了评论,但可以清楚地指出,泰累尔的科学成就符合一些重要标准,当应用于科学时,这些标准可以——也应该——应用于"发现"一词。

有助于一项发现成功的性质列表可以做得很长,并根据定义是主观的。它必须从识别一个重要问题开始,并相信这个问题是可以解决的。1960年诺贝尔生理学或医学奖获得者彼得·梅达沃对此表述得很好。他说:"如果政治是可能的艺术，科学就是可解决的艺术。"这个问题已经被明确定义，需要开发一种活疫苗，但应该采取哪种方法呢？现有技术有多少价值，开发新技术需要什么？就泰累尔而言，他既擅长使用现有技术，也擅长开拓新的方法。他的小鼠脑炎模型后来被广泛应用于病毒学，他对当时的原始组织培养技术的改进就是这方面的例子。他的想法是在有或者没有大脑材料的鸡胚培养剂中培养数百代病毒，这是非常巧妙的。

在关键的组织培养实验中，他展示了另外两种个人品质，这两种品质对于良好的科学表现至关重要。它们就是一种系统化方法和坚持行动的能力。他使用的实验系统非常复杂，因此实验结果不可预测。在这里，他又显然展示了另外两种素质，这两种素质也一起发挥了作用，那就是他能看到许多不同观察结果相对重要性的能力和他的直觉。这是加德在1948年对他的初步评估中提到的。

但是泰累尔要达到他的目标还需要一种成分，那就是运气。他很幸运，阿西比毒株在没有中枢神经系统的鸡胚中传代，突然在第89次和第114次连续传代之间改变了性质，失去了它的亲内脏特性和亲神经特性，但仍保留了足够的复制能力以诱导免疫反应。幸运的是，减毒病毒的特性被证明是稳定的。第2章中已提到的路易·巴斯德的名言"在观察的领域，机遇只青睐有准备的头脑"，很快就浮现在脑海中。这尤其适用于泰累尔，他作为一名科学家，成功地发现一种有效的黄热病活疫苗对人类有巨大的益处。

在过去的50年里，我们对病毒的了解有了巨大进步，现在有可能完全表征它们的基因，并推断出它们所指定的蛋白质。1985年，17D黄热病疫苗病毒遗传物质的整个核苷酸序列被确定了[43]。两年后，同一研究小组展示了亲本的有毒阿西比毒株的完整序列。研究人员发现了32个氨基酸的差异，主要是表面E糖蛋白。与17D菌株独特的衰减行为至关重要的变化仍有待解释。因此，目前还不能确定这种深入研究获得的分子知识是否会取代泰累尔幸运获得的经验知识。

由于泰累尔黄热病疫苗的独特安全性和功效记录，研究人员已对其研究，以查看其是否还可用作其他黄病毒甚至完全不同传染源的关键免疫原性成分的载体[44]。通过分子遗传学技术,已构建含有相关日本脑炎表面成分的嵌合疫苗候选病毒、登革热1—4型病毒和西尼罗病毒,早期结果令人鼓舞[45-47]。采用同样的方法,即使是疟原虫的环子孢子蛋白不同的独特的免疫原性结构,也可通过基因工程将其植入黄热病病毒的17D株中[48,49],这在实验动物中已显现出有效的防止寄生虫攻击的保护作用。

最后,了解泰累尔本人对自己贡献的看法,以及为此获诺贝尔奖的感想,会引起别人相当大的兴趣。事实上,从前面已提到的对朱克曼博士的采访中[17],可以获得这方面一些看法。在讨论良好科学氛围的时候,泰累尔强调预感(可能的同义词有怀疑、直觉、灵感、冲动)和运气的作用。作为一个充满矛盾的人,他用两种互相矛盾的方式进一步评价自己的成就。一方面,他说他没有做任何基本性的工作,也没有任何做出重要理论贡献的背景;另一方面,他明确表示,只有他一个人对实验采取了决定性的举措,从而导致了疫苗的开发。因此,在他看来,如果有人因疫苗而获得荣誉,那个人应该是他,而且只能是他,没有别人。因此,尽管他不是一个喜欢夸耀自己成就的人,但是他会以谦逊的方式表现自己的价值。

让马克斯·泰累尔自己来做出最后的评价或许更合适。在颁奖宴会上的演讲中,他使用了以下慷慨而亲切的措辞[50]:"我欣喜地感受到,大家向我表示敬意,也就是在向所有工作人员致敬,因为他们身处实验室、田野和丛林中等危险和艰难的条件下,为探索这种疾病做出了巨大贡献。我也感受到你们是在向那些为获得知识而献出生命的人致敬,这些知识有不可估量的价值,他们是真正的科学殉道者,为了他人的生存而牺牲。最后,我也感觉到你们也是在向洛克菲勒基金会致敬,正是在洛克菲勒基金会的赞助下,我们完成了大多数关于黄热病的研究工作——从一个伟大的基金会到另一个伟大的基金会——它们都有造福全人类的理

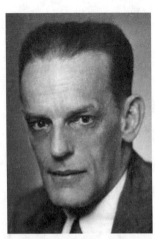

马克斯·泰累尔(《诺贝尔奖》1951年年鉴)

想。谢谢你们。"

迷 人 的 邂 逅

这一章的节略版出版时[41]，我正在纽约斯利皮霍洛洛克菲勒档案中心
访问达尔文·斯特普尔顿。他向我提到，他碰巧认识马克斯·泰累尔的独
生女伊丽莎白，她就住在附近，问我有兴趣见见她吗？当然，我说，稍后就在
一次午餐上非常愉快地见到她。其间，伊丽莎白·马丁（Elisabeth Martin）
向我讲述了她当时作为一个活泼的12岁女孩陪同父母去斯德哥尔摩参加
庆典活动的奇妙快乐时光。并与我分享了一本她母亲莉莲（Lillian）写的关
于他们访问过程的迷人日记，它一再暗示加德对他们来说是一位极好的主
人，并以"向对我们如此友好的斯文·加德告别"结尾。

尾声——斯文·加德回来了

关于1951年的颁奖典礼，虽然加德只能委屈地在幕后等待，但属于他
的时刻就要到来。他是确保将1954年的奖项授予约翰·恩德斯及其合作
者的主要推动者，因为他们在没有神经的培养基中培养了脊髓灰质炎病
毒[37]。加德提出了所有的关键性评价，说服全体教员不要跟随委员会的大
多数成员，并在颁奖典礼上给予了表扬。由于他对脊髓灰质炎研究领域非
常熟悉，使他能够对在有效脊髓灰质炎疫苗发展中最具影响力的行动者做
出公正的判断。这种疫苗消除了一种对工业化国家人民健康构成重大威胁
的疾病。这个成功的故事完美地结合了体现了诺贝尔遗嘱的关键要求——
"发现"和"造福人类"——这也是下一章的主题。

第 5 章
脊髓灰质炎和诺贝尔奖

1954年，在位于波士顿的哈佛医学院的约翰·恩德斯、托马斯·韦勒和弗雷德里克·罗宾斯获得了诺贝尔生理学或医学奖，"因为他们发现脊髓灰质炎病毒能够在各种组织的培养液中生长。"这一发现首次提供了生产灭活和活脊髓灰质炎疫苗的有效手段。这对促进研究多种医学上重要病毒的生长也非常重要。

脊髓灰质炎病毒是一种小型肠道RNA病毒，罕见情况下会传播到中枢神经系统并引起疾病。病毒如果在脊髓前角细胞中复制会导致瘫痪。20世纪50年代，灭活的和活的脊髓灰质炎疫苗都被开发出来以预防麻痹性疾病。要产生有效的免疫，必须开发1型、2型和3型三种脊髓灰质炎病毒疫苗。

虽然在使用了活疫苗后，脊髓灰质炎已被基本根除，但在世界某些地区仍然存在。就像1978年的天花一样，全球根除小儿麻痹症的目标仍然难以实现。达成目标的日期已一而再再而三地向后推移。尽管如此，大多数公共卫生官员仍然坚信，使用脊髓灰质炎灭活疫苗和活病毒疫苗相结合，有可能在这个星球上根除脊髓灰质炎。事实上，2型病毒已经被根除。世界卫生组织在一些非政府组织的协助下，目前正致力于消灭最后一批1型和3型脊髓灰质炎病毒。目前，这类野生病毒在4个国家仍然流行。它们可以从这些地区传播给生活在已宣布没有脊髓灰质炎的国家和地区的人。

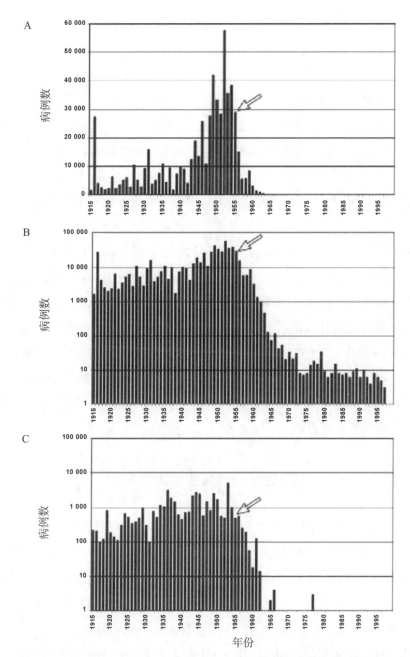

1915年至1999年间美国（A，B）和瑞典（C）脊髓灰质炎年感染人数的流行病学

　　在灭活疫苗被引入（箭头所示）后，脊髓灰质炎从美国和瑞典消失了。数据以算术（A）和对数（B，C）标度显示。请注意，瑞典仅使用灭活疫苗就根除了脊髓灰质炎，而美国和大多数其他国家一样，在1963年改用了活疫苗。直到1999年灭活疫苗开始再次使用之前，美国脊髓灰质炎病例的发生率是与活疫苗和国外输入的病例相关的。数据由玛加丽塔·伯蒂格尔、迈克尔·卡茨和脊髓灰质炎后健康国际组织提供。

两种疫苗使得全球脊髓灰质炎免疫运动变成可能：由乔纳斯·索尔克（Jonas Salk）、朱利叶斯·扬纳和他们的同事开发的灭活病毒制剂[1-3]，以及最初由希拉里·科普罗夫斯基、赫勒尔德·考克斯（Herald Cox）和他们的同事[4-6]，而后来由艾伯特·萨宾和他的同事开发的减毒活病毒制剂[7]。脊髓灰质炎疫苗最初在发达国家被引入，这些疫苗极大地改变了这些国家数百万儿童的生活。美国和瑞典脊髓灰质炎病例的下降说明了疫苗的异常有效性。

无论如何，根除小儿麻痹症必须被视为医学史上的一个里程碑。既然这样，那为什么脊髓灰质炎的灭活疫苗和活疫苗的成功开发没有获得诺贝尔奖？首先，可以说阿尔弗雷德·诺贝尔认为这种改善了许多人生活的工作最适合以他的名字命名的奖项。第二，人们可能会问，为什么诺贝尔奖在1954年秋天授予恩德斯、韦勒和罗宾斯，而当时索尔克疫苗的第一次临床试验刚刚完成。为什么诺贝尔委员会不等到1955年春天宣布的一项包括近65万名儿童的大规模免疫接种计划的结果后再行事呢？[8]为了回答这些问题，我和斯坦利·普鲁西纳（见第8章）利用卡罗林斯卡研究所的诺贝尔档案调查了1954年诺贝尔奖的颁发情况[9]。在展示检查结果之前，我们回顾一下脊髓灰质炎感染的一些显著特征。

20世纪小儿麻痹症流行病

19世纪之前，脊髓灰质炎病毒似乎很少在人类中引起中枢神经系统疾病，尽管古埃及有年轻人四肢萎缩的记录[10]。据推测，脊髓灰质炎病毒的无症状肠道感染在儿童中是普遍的，以致这些感染让他们获得了广泛的免疫力。这些年轻人没有中枢神经系统功能障碍，因为他们受到分娩后残留的母体抗体的保护。随着个人卫生的改善和公共卫生措施的实施，儿童产生的自身抗体随年龄增加了。由于1岁至2岁儿童中脊髓灰质炎病毒的母体抗体消失，易感儿童的人数不断增加。当这些年轻人还是婴儿的时候，他们还受到母亲抗脊髓灰质炎抗体的保护，他们没有通过直接的肠道感染获得对脊髓灰质炎病毒的免疫力[11]。渐渐地，年龄较大的儿童和年轻人的非免疫人群开始出现,当他们接触脊髓灰质炎病毒时,许多人便发展成麻痹性脊髓灰质炎。

斯堪的纳维亚地区的儿童中首次爆发了广为人知的小儿麻痹症。德国骨科医生海涅(Heine)在1840年首次完整地描述了这种疾病,瑞典儿科医生梅丁(Medin)报告了第一次流行病的发生[10]。爆发的病例随着时间推移而增加,并开始蔓延到其他地区。这种疾病最初被称为海涅-梅丁氏病,后来被称为小儿麻痹症或脊髓灰质炎,今天通常被称为脊髓灰质炎,其名称源于脊髓灰质中神经细胞的显著性损伤。希腊语"*polio*"是"灰色"的意思,"*myelitis*"是"物质或者骨髓"的意思,"*itis*"是拉丁语后缀,意为炎症。

在20世纪上半叶,脊髓灰质炎发病率上升,夏季在许多工业化国家发生流行变得司空见惯。年复一年,流行病夺去了儿童的生命,也使更多儿童致残。疾病造成人们焦虑、恐惧和政治动荡。在美国,应对反复出现的脊髓灰质炎流行病的努力是由富兰克林·罗斯福(Franklin Roosevelt)和他的助手巴西尔·奥康纳(Basil O'Connor)率先发起的,富兰克林·罗斯福本人在1921年因脊髓灰质炎致残。1932年罗斯福当选美国总统后,他就有能力获得并投入大量资源用于防治小儿麻痹症的全国性运动。罗斯福和奥康纳创立了全国小儿麻痹症基金会,并通过一年一度名为"一毛钱进行曲"(March of Dimes)活动筹集了巨额资金,用来照顾小儿麻痹症受害者和支持疫苗研究。今天,这个国家基金会支持着出生缺陷方面的研究。

生产疫苗的初步尝试

1908年,卡尔·兰德施泰纳证明了脊髓灰质炎的病毒来源,他用提取自人中枢神经系统组织的滤液,使猴子感染了脊髓灰质炎,而这些神经组织来自死于脊髓灰质炎的患者[12]。兰德施泰纳后来发现了人类的血型,并因此获得了1930年诺贝尔奖。脊髓灰质炎的滤液很难研究,因为实验室中没有一套简单的供病毒生长的设备,实验必须用从被感染猴子身上采集的组织来进行。

通过使用来自被脊髓灰质炎感染的动物大脑的灭活病毒,有可能证明

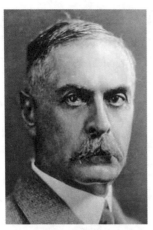

卡尔·兰德施泰纳（1868—1943），1930年诺贝尔生理学或医学奖获得者（《诺贝尔奖》1930年年鉴）

在猴子上可以诱导出有效的免疫力[10]。在猴子身上进行相当繁琐但重要的实验后，也有可能证明3种不同类型的脊髓灰质炎病毒具有明显不同的抗原性。这意味着不是一个，而是必须针对1型、2型和3型脊髓灰质炎病毒，开发3种不同的疫苗。此外，为大规模免疫接种准备足够疫苗的想法被认为是不可行的，原因有二：一是所需猴子的数量会让制备非常昂贵；二是非脊髓灰质炎病毒抗原的存在可能会对脑组织造成损害。

在20世纪30年代和40年代，开发脊髓灰质炎疫苗的几次尝试都导致了惨重的失败。这些失败使医学界意识到无效疫苗可能带来的灾难性后果。到20世纪30年代中期，据报道，兰辛2型脊髓灰质炎病毒株从人类传播到小鼠[13]。几年后，兰辛株从猴子身上传播到了棉鼠身上[14,15]。但是直到20世纪40年代后期，这些结果才得以被跟踪，当时希拉里·科普罗夫斯基和他的同事们，使用在棉鼠大脑中减毒的脊髓灰质炎病毒，生产了一种实验性活病毒疫苗，开创了脊髓灰质炎疫苗学的新时代。1950年，科普罗夫斯基用从被感染的动物大脑中获取的提取物为自己、他的技术团队成员，以及后来的一群儿童进行了口服疫苗接种[4]。当确定脊髓灰质炎病毒可以在非神经组织中生长时，疫苗的开发出现了一个重大突破[16-19]。这一发现使得1954年诺贝尔生理学或医学奖授予恩德斯、韦勒和罗宾斯。1956年，科普罗夫斯基从在啮齿类动物脑中增殖减毒脊髓灰质炎病毒株以制备疫苗，转向在培养的猴肾细胞中制备疫苗[20,21]。

诺贝尔委员会的早期审议

诺贝尔生理学或医学奖提名人的评价分为三个层次：① 相对弱的候选人的简短说明；② 强候选人的几页初步评论；③ 强候选人的详尽分析。通常，在进行详细分析前，先进行初步审查。除了这类文件之外，还有扩大的诺贝尔委员会的会议记录（当时名义上是三人委员会，附属成员每年选出）。该记录是一份决策文件，它列出了主要候选人的名单，对他们获奖资格的评论，并给出了对该年度获奖者的获奖建议。除了卡罗林斯卡研究所对诺贝尔奖最初几年的一些工作记录，档案中没有任何地方可以找到委员会成员对前面提到的特定提名人的意见。

恩德斯1952年首次获得来自 L. 格布哈特（L. Gebhardt）博士的诺贝尔奖提名，因为他发现脊髓灰质炎病毒可以在非神经组织的培养物中增殖。只有恩德斯被提名，他被认为是强有力的候选人，并得到了详尽的审查。斯文·加德在一份超过20页的打字文件中描述了这一发现的背景，以及过去5年中脊髓灰质炎病毒研究的巨大变化。恩德斯的发现的实际效果也在这篇综述中得到强调，其中大部分概述如下。恩德斯小组发现脊髓灰质炎病毒之前，曾多次尝试在组织培养物中培养脊髓灰质炎病毒。而这些试图实现这一目标的尝试，由40年前担任纽约洛克菲勒研究所第一位有权势的主任西蒙·弗莱克斯纳（第4章介绍过）报告过。基于对被感染猴子的观察，弗莱克斯纳和他的同事得出结论，脊髓灰质炎病毒复制只发生在神经组织或细胞中[22,23]。20年后，艾伯特·萨宾和彼得·奥利茨基（Peter Olitsky）利用弗莱克斯纳提供的嗜神经猴适应 MV 菌株，对脊髓灰质炎病毒在组织培养中的生长进行了再研究[24]。他们认为他们的数据证实了弗莱克斯纳早先的发现。

加德评论了脊髓灰质炎病毒不能在非神经组织培养物中生长的误解，他写道：

> 萨宾和奥利茨基的工作在15年左右的时间里被认为是脊髓灰质炎病毒体外复制的终结结论。这是根据他们的数据得出的结论，病毒不仅在体内，而且在体外都表现出明显的物种特异性和极端的神经倾向。

恩德斯、韦勒和罗宾斯的开创性工作推翻了人们普遍认为的脊髓灰质炎病毒复制仅限于神经系统组织的看法[16-19]。

恩德斯,病毒和培养细胞

恩德斯长期以来一直对在组织中培养病毒抱有兴趣。1940年,他让一名医科学生韦勒参与了一项辅导研究项目。他们和另一位研究人员阿尔托·费勒(Alto Feller)博士一起,成功地从保存在滚筒管培养系统中的鸡胚组织内,获得了大量复制的痘苗病毒[25]。韦勒在第二次世界大战时加入了军队,直到1946年才回到恩德斯实验室。韦勒回来大约一年后,他的医学院同学罗宾斯也加入了恩德斯的实验室。顺便提一下,罗宾斯是诺贝尔奖获得者约翰·诺思罗普(John Northrop)(在第3章介绍过)的侄子。恩德斯要求罗宾斯审查用于病毒增殖的现有组织培养技术,并指派他培养来源于患有婴儿腹泻的儿童的病毒["罗宾斯的回忆"(1964年4月2日),收藏在哥伦比亚大学口述历史中]。与此同时,恩德斯试图在组织培养中培养麻疹病毒,而韦勒培养水痘病毒。除了麻疹和水痘病毒,恩德斯和他的同事还研究了其他病毒在组织培养中生长的能力。1949年,韦勒和恩德斯发表了一篇关于在悬浮细胞培养基中成功培养腮腺炎和流感病毒并产生血凝素的文章[26]。到20世纪50年代初,他们在一系列开创性的研究中成功培育了6种人类病毒[27,28]。

尽管实验室的重点不是培育脊髓灰质炎病毒,但在1948年3月至6月期间,他们进行的一系列实验显示,这种病毒在组织培养基中生长旺盛。在分离水痘病毒的尝试中,韦勒使用了从流产的人类胚胎中获得的组织。在为另一组实验准备的一些未使用过的培养基上接种了适合大鼠的兰辛脊髓灰质炎病毒株,尽管没有观察到水痘病毒的生长,但脊髓灰质炎病毒的生长速度惊人。在大鼠的生物实验中,在培养基上看到了极大量的脊髓灰质炎病毒。将脊髓灰质炎病毒接种到剩余组织培养基中的原因,以及谁主动接种的并不清楚。在回顾中,韦勒说他发起了脊髓灰质炎病毒实验[29],但是根据罗宾斯的说法[30,31],这些研究的想法来自恩德斯。

斯文·加德及其角色

从 1952 年到 1954 年,关于因发现脊髓灰质炎病毒在培养细胞中生长的工作获得诺贝尔奖的讨论历时 3 年。作为脊髓灰质炎和脊髓灰质炎相关病毒领域的杰出研究员,斯文·加德完全有资格主持这类讨论。他是否如此固执己见,以致本应该把自己排除在参加如此重要的讨论之外的原因不得而知——当然,他具有关于脊髓灰质炎病毒的广博知识一定被许多人认为是一笔巨大的财富。加德是一名对微生物疾病着迷的医生。通过与卡尔·克林的接触,他似乎对小儿麻痹症产生了兴趣。脊髓灰质炎可能是一种由被污水污染的饮用水传播的疾病,克林早在 20 世纪早期就已提出[10]。这在当时被认为是一个非常有争议的说法。

1939 年,加德在洛克菲勒研究所工作,是马克斯·泰累尔实验室的客座科学家。诺贝尔委员会熟知病毒疫苗的重要性。如前一章所述,泰累尔获得了 1951 年诺贝尔生理学或医学奖。加德没有参与泰累尔的黄热病研究,而是合作研究了一种叫作泰累尔病毒的鼠脊髓灰质炎样病毒[32,33]。加德还参与了美国人类脊髓灰质炎病毒的流行病学研究。就在第二次世界大战爆发之前,加德设法回到了瑞典。回到家,他在乌普萨拉大学的特奥多尔·斯韦德贝里教授和阿恩·蒂塞利乌斯教授的指导下,继续研究他感兴趣的脊髓灰质炎和脊髓灰质炎样病毒,这在第 3 章中已有介绍。到 1943 年,加德完成了他的博士论文,题目是通过使用前面提到的当时可用的物理化学方法[34],从成千上万只小鼠的大脑中纯化鼠脊髓灰质炎样病毒。

20 世纪 50 年代中期,加德和他的合作者埃里克·吕克率先了解了福尔马林灭活脊髓灰质炎病毒的动力学。索尔克认为灭活是线性的[3,35],也就是说,剩余病毒的记录活性是甲醛处理时间的线性函数,但是加德和吕克的研究显示,灭活不是根据简单的一级反应进行的,病毒和甲醛之间的相互作用更加复杂[36-39]。这一发现表明,仅仅通过从线性失活曲线外推来估计甲醛处理时间的长度是不行的。在解释 1955 年美国发生的悲惨的"卡特事件"时,这些考虑似乎非常相关,那次事件中,接受早期一批灭活疫苗的儿

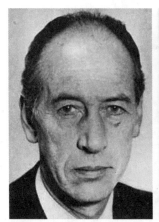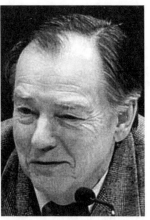

瑞典小儿麻痹症先驱斯文·加德（左）和埃里克·吕克（埃
里克·吕克提供）

童以及他们的家庭和社区联系人中发生了200多起脊髓灰质炎病例[40-44]。
在1957年伦敦的一次研讨会上，加德提出了一个符合现有实验数据的经验
公式[45]。加德和吕克发表了一份使用加德公式进行计算的详尽分析，并将
其应用于瑞典和德国的研究结果。加德、吕克和他们同事的工作促使瑞典
对生产灭活脊髓灰质炎疫苗的条件做了改进[46,47]。改进灭活疫苗的正面
经验使得瑞典从未使用过活疫苗。瑞典根除小儿麻痹症完全是通过灭活疫
苗实现的[48,49]。

1952年恩德斯的提名

如上所述，在1952年，恩德斯一个人获得了一项诺贝尔奖提名。在
1952年为诺贝尔委员会分析恩德斯的工作中，加德指出，脊髓灰质炎病毒的
严格神经取向的教条，在20世纪40年代后期开始受到质疑。在人类粪便中
发现高水平的脊髓灰质炎病毒后，研究人员开始质疑肠黏膜中的神经末梢
怎么会有这么多病毒[50]。更有可能的解释是，脊髓灰质炎病毒在非神经
组织中复制，恩德斯看来接受了这种解释。此外，恩德斯鼓励罗宾斯在获
得初步结果后，继续进行额外的关于组织培养中脊髓灰质炎病毒生长的实
验[16-19]。他们发表在《科学》上的论文[16]的最后一段提到了脊髓灰质炎

病毒神经倾向的教条。内容如下：

> 从上述实验看来，脊髓灰质炎病毒兰辛株可以在来自胳膊或腿的
> 组织中增殖，而这些组织不包含完整的神经元，兰辛株可能发生在周围
> 神经形成过程中，也可能发生在非神经来源的细胞中。

加德在他的评估中强调，恩德斯和合作者没有发明任何新的组织培养
技术。尽管如此，他们成功地在其他研究者失败的地方，传代了脊髓灰质炎
病毒。至少有两种解释可以说明结果的差异。首先，选择兰辛脊髓灰质炎
病毒株可能至关重要。萨宾和奥利茨基曾利用脊髓灰质炎病毒MV株在组
织培养中增殖该病毒[24]。MV菌株是一种高度嗜神经病毒，由弗莱克斯纳
在猴脑中连续传代20次后建立，在非神经细胞中其生长能力有可能会降
低[51,52]。恩德斯、韦勒和罗宾斯使用的兰辛株也是嗜神经的，但是在这种
情况下，兰辛株在棉鼠身上发生了传代[14,15]。猴子和棉鼠之间的重复传代
是否能正确解释这种病毒生长特性的差异，还不清楚。

其次，恩德斯让病毒在培养基中长时间生长。萨宾和奥利茨基按照当
时的惯例，每3天进行一次细胞传代培养，而恩德斯团队则保持培养数周，
通过不断更换培养基来更新营养。

1952年，加德得出结论，发现脊髓灰质炎病毒在非神经组织中生长的
成果，值得获诺贝尔奖，但是他"目前没有就是否应该只给恩德斯一个人颁
奖发表意见。"诺贝尔委员会赞同恩德斯的贡献应该获诺贝尔奖，但那一年
的诺贝尔奖授予了塞尔曼·瓦克斯曼（Selman Waksman），"因为他发现了
链霉素，这是对抗结核病的第一种抗生素。"值得注意的是，抗生素，如青霉
素和链霉素添加到组织培养基中，会通过抑制细菌污染而极大地促进了细
胞中病毒的复制。

1953年和1954年恩德斯和合作者的提名

1953年，恩德斯再次获得诺贝尔奖提名，这次是J.米恩斯（J. Means）博

士和约翰·丁格尔（John Dingle）博士提名的。那一年没有对恩德斯做进一步的分析，诺贝尔委员会在总结报告中也没有提到他。奇怪的是，加德在1953年不是委员会的兼职成员，但据说他在1953年10月参观了波士顿的恩德斯实验室（托马斯·韦勒，个人通讯，2005年）。他在这次访问中获得的印象是否影响了他对恩德斯、韦勒和罗宾斯各自相对贡献的看法，仍不得而知。加德和波士顿儿童医院恩德斯实验室之间的这种联系成为广泛流传、但未经证实的所谓恩德斯联络诺贝尔委员会，表示除非他的两个年轻合作者也被包括在内，否则他将拒绝接受诺贝尔奖这样故事的消息来源[53]。这次负责档案审查的合作者普鲁西纳记得听说过恩德斯试图在宾夕法尼亚大学医学院的一次演讲中影响诺贝尔委员会。恩德斯和诺贝尔委员会之间没有任何通信，更不用说写一封信来表明他愿意接受诺贝尔奖的条件。在这种情况下，应该补充说明的是，恩德斯在诺贝尔奖颁发之前单独接受了帕萨诺奖和拉斯克奖。

　　1954年，恩德斯获得9项诺贝尔奖提名，其中几项提名相对详尽。其中一些来自病毒学领域的杰出科学家：约翰·保罗（John Paul）、克里斯托弗·安德鲁斯和弗兰克·伯内特。自20世纪40年代末以来，伯内特已经因其在病毒学领域的贡献（见第3章）每年获得提名，1960年，他因免疫学领域的一项重要发现与彼得·梅达沃分享了诺贝尔奖。恩德斯的9项提名中只有2项提名包括韦勒和罗宾斯。这两项提名来源于该领域权威性较弱的研究人员：来自南斯拉夫卢布尔雅那的P.伦塞（P. Lence）和来自比利时鲁汶的G.布吕诺格（G. Bruynoghe）博士。布吕诺格的提议还列出了其他提名人选，包括G.赫斯特（G. Hirst）、D.霍斯特曼（D. Horstmann）和D.博迪恩（D. Bodian）。伦塞在他的提名中提到了"无毒脊髓灰质炎疫苗的生产"。他在信中首先引用了"恩德斯等人"成功使得脊髓灰质炎病毒在非神经组织中生长的贡献。伦塞说："通过这一发现，疫苗生产的主要障碍得以克服。"然后，他注意到考克斯[54,55]在鸡胚细胞中培养脊髓灰质炎病毒的后续信息，科普罗夫斯基等人[4]首次尝试生产疫苗，以及"扬纳等人"的工作。伦塞最后建议恩德斯、韦勒和罗宾斯获诺贝尔奖。20世纪50年代早期，加德的亲密合作者埃里克·吕克不知道布吕诺格和伦塞的名字，因此当时加德本人可能也不知道。他们可能是微生物学家,但不太可能是病毒学家。由于他们的提名被接受,他们一定是隶属于诺贝尔生理学或医学奖委员会邀请的学术机构[56]。如果他们的提名没有提交,1954年会发生什么则终不能确定。

诺贝尔档案显示,1954年,斯文·加德又写了一篇关于该领域发展的评论,但这一篇评论只有5页。在评论开头,他说:"在我看来,韦勒和罗宾斯都积极参与了实验的规划和实施。"他强调了该领域的快速发展,有可能为临床诊断和流行病监测提供实验室支持,并为生产疫苗来制备大量的病毒。他明确指出:

> 在对成千上万人进行的初步实验中,索尔克已经证明福尔马林灭活的病毒可以产生相当强大的血清学免疫。目前,现场试验正在大规模进行,以评估索尔克疫苗的保护效力。在美国总共有650 000名儿童、在加拿大有25 000名儿童、在芬兰有20 000名儿童接受了测试,其中约1/3的儿童接受了灭活对照制剂。这些试验的结果预计要到明年初才能获得。

加德异常热情地总结了他的评价:

> 毫不夸张地说,恩德斯小组的发现是病毒学史上最重要的发现……这一发现对病毒学学科产生了革命性的影响。

在他分析的最后一段,加德重申了这项发现的价值,并总结道:

> 自从我提交上一份评估报告以来,我坚信,该小组三位成员中,没有一个人比其他任何一个人对解决这个问题有更大的贡献。如果决定用诺贝尔奖来奖励这一发现,我认为这是非常合适的,我会提议这个奖应该联合授予恩德斯、韦勒和罗宾斯。

有趣的是,这些名字是按上述顺序给出的,因此被列入诺贝尔基金会名录,而不是按字母顺序列出的。

<h2 style="text-align:center">决　定</h2>

扩大后的诺贝尔委员会在1954年9月28日提交给教师学院的文件中的结论是:

> 诺贝尔委员会提议将1954年诺贝尔生理学或医学奖授予文森特·迪维尼奥(Vincent du Vigneaud),因为他发现了加压素和催产素的结构,这些激素的合成证实了这一点。加德教授和赫尔斯特罗姆教授认为,该奖项应该授予约翰·恩德斯(John Enders)、弗雷德里克·罗宾斯(Frederick Robbins)和托马斯·韦勒,因为他们发现脊髓灰质炎病毒在灵长类不同组织培养物中具有生长能力。

在委员会的最终提案中表达不同意见是一种相对罕见的现象。总的来说,委员会试图提出一致的建议。在随后由教师学院进行的辩论中,显然加德和赫尔斯特罗姆成功地改变了大多数人的观点,支持恩德斯、韦勒和罗宾斯,他们获得了1954年的奖项。这既不是孤立的情况,也不是开创先例的情况,历史上还有其他例子,卡罗林斯卡研究所教师学院没有支持诺贝尔委员会的建议。

挑选诺贝尔奖获得者的秘密通常得到很好的维护,但是在1954年,卡罗林斯卡研究

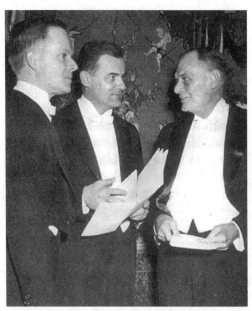

托马斯·韦勒(左)、弗雷德里克·罗宾斯(中)和约翰·恩德斯

所诺贝尔委员会的建议被泄露给了一家美国报纸[57,58]——《纽约时报》，它不是当时斯德哥尔摩的主要报纸，报道说："直到投票时，（卡罗林斯卡研究所）学院或多或少地在被选定的三人组（恩德斯、韦勒和罗宾斯）和另一名美国人迪维尼奥教授（53 岁）之间有着分歧。"当迪维尼奥得知自己落选败时，他一定非常失望。然而，第二年当他获得诺贝尔化学奖时，他得到了补偿。

1955年秋天，瑞典皇家科学院化学诺贝尔委员会和卡罗林斯卡研究所诺贝尔委员会推荐胡戈·特奥雷尔（Hugo Theorell）获诺贝尔化学奖。由于研究所先召开了会议，以确保他们自己的研究人员特奥雷尔获得生理学或医学奖。因此，瑞典皇家科学院的成员在后来的会议上不得不在化学奖名单上加上第二位候选人的名字，就是迪维尼奥。巧合的是，特奥雷尔是脊髓灰质炎的受害者，他不得不借助拐杖走路。

脊髓灰质炎研究和疫苗生产

在恩德斯和他的同事离开脊髓灰质炎病毒增殖和疫苗生产领域之前，他们证明脊髓灰质炎病毒的神经毒性可以通过组织培养中的重复传代而减弱[59]。恩德斯后来对麻疹病毒采用了同样方法，产生了一种菌株，这种菌株经进一步减毒，至今仍被用作疫苗[60]。

在组织培养物中将脊髓灰质炎病毒培养成高滴度的技术，为开发有效安全的疫苗奠定了基础。在恩德斯和同事的带领下，索尔克和他的合作者展示了猴肾可用于为大规模生产脊髓灰质炎病毒和制备福尔马林灭活疫苗提供有用基质[1,2,61]。在这项工作中，索尔克团队的成员朱利叶斯·扬纳提出了一项重要的技术改进，他像杜尔贝科（Dulbecco）和沃格特（Vogt）一样[62]，恢复了洛克菲勒研究所最初采用的用胰蛋白酶消化组织碎片的方法[63]。单层细胞培养物是使用胰蛋白酶技术建立的，并已成为未来大多数研究的标准[64,65]。通过记录细胞外观的变化——细胞病变效应（一个恩德斯和他同事引入的术语），在20世纪50年代和60年代早期，研究人员发现了许多医学上重要的病毒。

脊髓灰质炎病毒在组织培养中的生长，促进了适于做活疫苗的减毒株的分离，也促进了这些减毒病毒的大规模生产，使得大规模疫苗接种计划成为可能。组织培养生长的脊髓灰质炎减毒病毒的研究始于1953年左右，但直到1961年，疫苗才被推荐普遍使用。科普罗夫斯基[20,21]、考克斯[5]和萨宾[7,66]对竞争性活疫苗进行了平行研究。最终，萨宾开发的3种疫苗株成为首选活疫苗，因为它们被认为是发生疫苗相关的脊髓灰质炎病概率最低的。

在美国国家小儿麻痹症基金会赞助下，索尔克开发的灭活疫苗在1954年初步试验成功后，开始普遍使用，从而使得小儿麻痹症病例发生率大幅下降[8]。尽管取得了这一成功，但索尔克疫苗还是在1961年被萨宾活疫苗取代。后者更容易给药，且由于接种过疫苗的个体传播减毒病毒，可能具有更好的诱导群体免疫的能力。经过几十年的使用，萨宾活疫苗又最终在1999年被最初在美国使用的索尔克灭活疫苗所取代。因为减毒脊髓灰质炎病毒还原到野生型的概率很低，所以在脊髓灰质炎几乎被根除的国家里，不再推荐使用萨宾疫苗。

为什么不等待第一次疫苗试验呢？

虽然恩德斯、韦勒和罗宾斯的发现对脊髓灰质炎研究、病毒学和未来疫苗的开发至关重要，但还是有理由质疑，为什么卡罗林斯卡研究所教师学院在1954年秋季给恩德斯、韦勒和罗宾斯颁发了生理学或医学奖。为什么他们不等到那年春天开始的一次大型和两次小型脊髓灰质炎疫苗试验出结果再说呢？毕竟，对这些疫苗试验的关键性讨论是在所有儿童接种疫苗大约4个月后才进行的。

毫不奇怪，乔纳斯·索尔克在1955年首次获得诺贝尔生理学或医学奖提名。那时，加德在1954年对恩德斯和合作者的评估中提到的大规模实地试验的结果仍悬而未决[8]。托马斯·弗朗西斯（Thomas Francis）在1955年4月12日提供的严格分析显示，索尔克疫苗显然具有保护作用。接种疫苗的近200 000名儿童中，脊髓灰质炎的发病率降低了至少50%，疫苗接种后没有不良反应。作为对索尔克被 A. 卡尔森 (A. Carlson) 博士和 H. 腊斯克 (H. Rusk) 博士提名的回应, 斯文·加德在 1955 年 4 月 13 日提交的初步评估中, 写下了一个似乎相当模糊的表述:

> 在我看来, (脊髓灰质炎疫苗生产的) 问题从实际医学角度来看是如此重要, 以至于更全面的审查是合适的。然而, 目前很难得出决定性的立场。去年在美国、加拿大和芬兰进行的实地试验的结果, 在很大程度上影响了要采取的立场。这些试验的结果现在已被汇编, 但是完整的报告在未来一段时间内还不能形成。在这种情况下, 我仍然认为我应该提议对这项工作做详尽的分析。

然而, 委员会没有发起任何深入审查。次年, 针对莱斯利·奥斯本 (Leslie Osborn)、卡尔·诺布尔谢 (Karl Neubuerger) 和 A. 萨平纳 (A. Sarpyener) 三人提名索尔克, 加德准备了另一份由 8 页打字稿组成的初步分析报告。加德描述了 1910 年第一次动物免疫接种, 6 种不同脊髓灰质炎病毒灭活程序的研究, 20 世纪 30 年代科尔默和布罗迪的免疫接种失败, 以及弗莱克斯纳关于灭活脊髓灰质炎病毒没有免疫原性的观点。接下来, 加德对研究进行了评论, 该研究显示了三种不同脊髓灰质炎病毒株, 每种病毒株都需要单独疫苗。

在这种背景下, 加德分析了索尔克的贡献。他描述了索尔克对灭活研究的错误解释, 这些研究被用来作为制造小儿麻痹症疫苗的条件。加德认为索尔克僵硬的态度和不正确的建议是发生 "卡特事件" 的根源。他总结道:

> 根据我的观点, 索尔克最重要的贡献是, 他明确证明了使用福尔马林灭活脊髓灰质炎病毒疫苗, 可以获得血清学免疫和保护效果。这在原则上并不是什么新鲜事, 索尔克在其方法中并未引入任何原则上的新东西, 只是利用了他人的发现。在其他实验室不能重现他的一些实验结果, 现在看来相当可能, 他的一些工作假设事实上是不正确的。不

能排除1955年在美国发生的一些与大规模免疫接种有关的事故,直接源于这种不正确假设的实际应用。根据我的观点,索尔克没有表现出人们期望的在这种情况下应有的谨慎。基于这些结论,我认为索尔克关于小儿麻痹症疫苗的论文,不能被认为是有价值的。

1958年,科普罗夫斯基和萨宾因其在小儿麻痹症活疫苗方面的工作而被联合提名。这是他们第一次被提名诺贝尔生理学或医学奖。加德做了一个4页长的有见地的初步评估。他注意到两位科学家开发减毒病毒所使用的不同技术,他更喜欢萨宾使用的更系统的遗传学方法。显然,加德原则上并不反对使用活疫苗,因为他本人也参与了瑞典科普罗夫斯基和萨宾候选菌株的测试。报告结论部分总结了各方面的贡献:"……代表着防治小儿麻痹症中非常重要的步骤。然而,目前还不可能对它们的实际价值做出明确的陈述。"可能更有力地支持未来脊髓灰质炎疫苗发展的评估,仍然隐藏在目前无法获得的诺贝尔档案中。

20世纪60年代末,瑞典隆德大学细菌学教授鲁内·格鲁布(Rune Grubb)发起一项倡议,提名索尔克、萨宾和科普罗夫斯基获诺贝尔奖(埃里克·吕克,个人交流)。在长长的名单中,许多瑞典微生物学家在提名书上签名。在这项倡议中,加德被提名为第4名候选人。提名中提到索尔克和加德开发灭活疫苗,萨宾和科普罗夫斯基开发脊髓灰质炎病毒株和开发脊髓灰质炎活疫苗。经过广泛讨论,瑞典许多大学的病毒学、细菌学和免疫学教授签署了提名书,其他斯堪的纳维亚国家的教授可能也签署了提名。当加德看到提名时,他毫不犹豫地明确表示,他不会接受任何提名。他援引诺贝尔章程为其拒绝颁奖辩护,该章程规定,该奖项将授予具有首要性质的成就,而不是授予对已获奖人的成就所进行的应用。当然,通过使用灭活疫苗或活疫苗根除脊髓灰质炎的漫长道路,无疑是科学的显著进步,其中一些进步可能具有"初级性质"。但是,加德的决定是最终的,提名从未提交给诺贝尔委员会。对4名科学家的提名,从一开始就有缺陷,当时诺贝尔奖获得者的评选规则明确规定最多只能有三名获奖者。

回到为什么在1954年秋天晚些时候,教师学院选择支持诺贝尔委员会的少数意见，并授予恩德斯、韦勒和罗宾斯诺贝尔生理学或医学奖的问题上来：人们只能猜测他们的动机。作为瑞典当时在脊髓灰质炎病毒问题上最博学的人，加德能够权威性地发言。他对诺贝尔委员会的评价显示了他对恩德斯小组的发现的钦佩，当时他形容他们的工作是"病毒学史上最重要的"。这种夸张的口吻，可能在1954年12月10日加德在诺贝尔奖颁奖典礼上发表的演讲里，得到最好的理解[67]。毫无疑问，在他对恩德斯、韦勒和罗宾斯评论的最后部分，加德明白他们的发现对未来疫苗生产的重要性，但是对他来说，他们的工作有着更广泛的影响。显然，恩德斯、韦勒和罗宾斯为

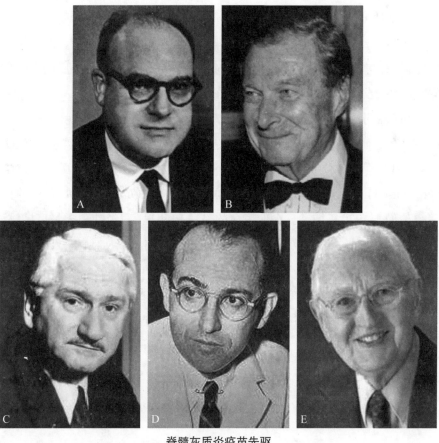

脊髓灰质炎疫苗先驱

（A）赫勒尔德·考克斯；（B）希拉里·科普罗夫斯基；（C）艾伯特·萨宾；（D）乔纳斯·索尔克；（E）朱利叶斯·扬纳。（印第安纳州立大学、塞缪尔·卡茨、希拉里·科普罗夫斯基和朱利叶斯·扬纳提供）

许多病毒学家在20世纪50年代和60年代初的成就奠定了基础。在此期间,大多数医学上重要的人类病毒,是通过在组织培养物中检测细胞病变效应鉴定的。

可以得出结论,加德对恩德斯团队工作的钦佩,促使他推动了1954年诺贝尔奖的颁发,他的说服性人格极大地影响了教师学院。加德对乔纳斯·索尔克1956年提名的尖刻分析表明,对索尔克和其他脊髓灰质炎疫苗先驱的提名未来注定都会失败。可以提及的是,索尔克在1958年获得了10项提名,次年获得了7项提名。当然,有理由假设,直到1972年加德退休之前,诺贝尔委员会从未认真考虑过对索尔克的提名。

由于他的贡献,索尔克成为公众最了解的科学家之一。他成为一名自封的哲学家,并梦想建立一个人文科学和自然科学相遇的环境。他筹集了大量资源,与建筑师路易斯·卡恩(Louis Kahn)一起,建造了一座美丽的建筑,如今它已成为一个地标,坐落在拉霍亚俯瞰太平洋。

该项目于1965年完成。索尔克的梦想可能还没有完全实现,但是以他名字命名的研究所,已经发展成为遗传学、分子生物学和神经科学的领先研究中心(见第7章)。1969年,索尔克遇见了法国画家弗朗索瓦丝·吉洛(Françoise Gilot),她也是畅销书《毕加索的生活》(*Life with Picasso*)的作者。他们于1970年结婚。在他生命的最后15年里,我经常和索尔克接触。在许多餐间,他喜欢思考哲学问题,他的思想方向可以从他的《人的展开》(*Man Unfolding*)、《最明智者的生存》(*The Survival of the Wisest*)和《现实解剖:直觉和理性的结合》(*Anatomy of Reality: Merging of Intuition and Reason*)等书中看到。索尔克知道自己的价值,并从社会对他的压倒性认可中得出结论,他是一个有着重要工作的人。尽管如此,在我们的讨论中总有一丝失望,因为他没有被他的科学同行完全认可。他从未成为美国国家科学院的院士。

尾声——独一无二的联系方式

有一条规定,如果获奖者还活着,就不允许对物理学和化学奖的档案材料进行学术调查。这项规则不适用于和生理学或医学奖有关的材料。因此，我和普鲁西纳可以调查1954年的奖项，尽管获奖者之一托马斯·韦勒还活着，他于2008年去世。2005年，我与他通信，他热心地给我回了信，信中附有他的自传《组织培养中的病原体生长》(*Growing Pathogens in Tissue Cultures*)、《热带医学、儿科学和病毒学学术五十年》(*Fifty Years in Academic Tropical Medicine, Pediatrics and Virology*)[29]，以及随函附上的一些其他材料。他要求我不要引用他的信，因为作为3位获奖者中最后一位健在者，他不想暴露他对优先问题的看法。然而，从他的书中可以明显看出他对这件事的看法。韦勒的职业生涯并没有随他1954年获得诺贝尔奖而结束。获奖后，他做出了许多开创性的贡献。他是第一个分离出医学上非常重要的水痘、风疹和巨细胞病毒的人。前两种病毒分别从他的儿子彼得（现在是哈佛医学院的医学教授）和罗伯特身上获得。韦勒和罗宾斯获得1954年诺贝尔生理学或医学奖的贡献，以及泰累尔1951年黄热病工作被提名的特殊条件，得到了及时和迅速的认可，这为撰写下一章描述在相应条件下获得的其他诺贝尔生理学或医学奖提供了动机。

第6章
不同寻常的诺贝尔生理学或医学奖

诺贝尔奖获得者的评选程序已经发展了100多年。阿尔弗雷德·诺贝尔的最终遗嘱对如何制定这一评选的正式程序仅给出了有限的指导。奖励机构和诺贝尔基金会的章程中规定了补充条件,该基金会成立于1900年,旨在促进奖金的管理。尽管如此,即使确定了这些条件,自第一个奖项被允许颁发之后,仍然需要很长时间才能形成统一的获奖者遴选程序。

起初,卡罗林斯卡研究所就遗嘱中关键内容的解释进行了广泛讨论,比如"……在过去的一年里,将会给人类带来最大的利益"和"……生理学或医学领域最重要的发现"。对于早期的奖项,引用是"……因为(或承认)他在……上的工作",但是从1919年生理学或医学奖(1920年颁发)开始,在大多数情况下,这个形式被改为"……因为他发现了……"。

大约在那个时候,诺贝尔委员会的管理发生了一些重要变化。最初,它由研究所的副校长(校长)担任主席,他也负责秘书职能。1918年雇用了一名兼职秘书。他是戈兰·利耶斯特兰德(Göran Liljestrand),后来成为药理学教授。他担任委员会秘书42年了(!),并且显然对委员会工作的发展产生了巨大影响[1,2]。有人说,在他长期任职期间,他制定了召开委员会会议前的规范程序,但这可能仅仅是一个故事而已。

另一位有影响力的人是生理学教授约翰·约翰松(Johan Johansson)。他对诺贝尔制定其最终的遗嘱产生了重大影响(见第1章)。约翰松于1918年成为诺贝尔委员会主席,并一直任职到1926年。在履行这一责任中,他强调在挑选获奖者时，主要的重点应该是科学独创性。关键词是发现。直到今天，委员会一直在讨论这个术语的含义以及它对遴选获奖者的影响。第4章讨论了这方面内容[3]。

自1943年（1944年）之后，奖项一直不曾中断，但是由于在此之前有9年没有颁发任何奖项，所以2009年生理学或医学奖是第100个。关于所有这些奖项和获奖者的一般信息可以在http://nobelprize.org网站上找到。遵循诺贝尔档案材料50年保密的规则，在撰写本报告时可以审查的

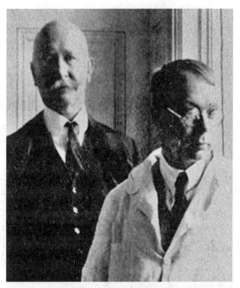

戈兰·利耶斯特兰德（1886—1968）（右），诺贝尔委员会药理学教授兼秘书（1918—1960）和约翰·约翰松（1862—1938），生理学教授兼委员会主席（1918—1926）［伦纳特·斯特恩提供］

最后一个奖项是1959年颁发的。因此我们有可能概述到目前为止颁发的所有100个奖项中的一半。利耶斯特兰德全面审查和回顾了大量关于不同生物医学领域的进步和早期获奖者，以及代表这些领域的经常被提名而非获奖者的文献[2]。

在之前对1954年和1951年诺贝尔生理学或医学奖的研究中，有两个意想不到的发现。1954年的奖项[4]（见第5章）提名主要被约翰·恩德斯主导，他已经被提名3年了。他的两位年轻同事托马斯·韦勒和弗雷德里克·罗宾斯于1954年首次获得提名，同年他们获得了该奖项。本章介绍了1901年至1959年间颁发的生理学或医学奖中的其他类似案例。除了1901年的奖项，由其定义必须在第一次提名的同一年给出，以及1954年的韦勒和罗宾斯的奖项之外，总共还有9名获奖者属于这同一类别（表6-1）。显然，这种情况并不像最初猜测的那样不寻常。图6-1显示了1911—1959年间所有64名获奖者首次提名和获奖之间的时间间隔。前10年的12名获奖者没有被包括进去，因为衡量早期奖项的间隔没有意义。提名和获奖之间

的时间间隔变化很大,平均为6年。应该强调的是,第一次提名的时间与发现的时间是不同的。在大多数情况下,在第一次提名之前会有一定的时间延迟,有时会是很长的时间。

表6-1　诺贝尔生理学或医学奖在提名第一年就颁发的情况(括号内的获奖者除外)

年份	姓　名	获 奖 原 因
1901	埃米尔·冯·贝林(Emil von Behring)	"因为他在血清疗法方面的工作,特别是在抗白喉方面的应用……"
1912	亚历克西斯·卡雷尔(Alexis Carrel)	"表彰他在血管缝合和血管器官移植方面的工作"
1922 (1923)	阿奇博尔德·希尔(Archibald Hill) 奥托·迈耶霍夫(Otto Meyerhof)	"因为他发现了肌肉会发热"(一半奖项) "因为他发现了氧气消耗和肌肉中乳酸代谢的固定关系"(一半奖项)
1923	弗雷德里克·班廷 约翰·麦克劳德(John MacLeod)	"因为发现了胰岛素"
1948	保罗·米勒	"因为他发现DDT作为一种接触性毒药对几种节肢动物具有高效性"
1950	(爱德华·肯德尔)(Edward Kendall) 塔德乌什·赖希施泰因 菲利普·亨奇(Philip Hench)	"因为他们发现了肾上腺皮质激素及其结构和生物学效应"
1954	(约翰·恩德斯) 托马斯·韦勒 弗雷德里克·罗宾斯(Frederic Robbins)	"因为他们发现脊髓灰质炎病毒在各种组织培养物中生长的能力"
1958	乔舒亚·莱德伯格	"因为他在基因重组和细菌遗传物质组织方面的发现"(一半奖项)

1951年马克斯·泰累尔[3]的奖(见第4章)是在没有任何外部提名情况下颁发的。在提名最后一天,1951年1月31日,委员会主席根据前两次即1948年和1950年提交的外部提名,提名了泰累尔。从表6-2可以看出,还有4个类似的案例:一位是奥古斯特·克罗(August Krogh),由主席提名;一位是

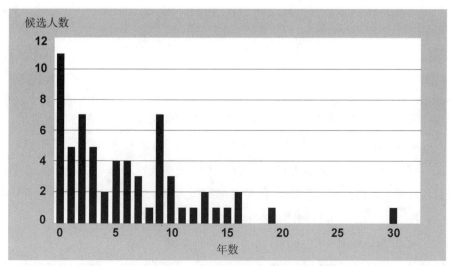

图6-1　第一次提名的年份和获得生理学或医学奖的年份之间的时间间隔（1911—1959年）

阿瑟·科恩伯格，由委员会成员提名；还有两个案例，包括委员会秘书提名的3名候选人。应该提到的是，这是一个例行程序：如果多年来没有外部提议，秘书可以提名前一年落选人中的最强候选人。

　　除了第4章、第5章和第7章分别讨论的三个案例之外，下文将按时间顺序介绍不同的——不太寻常的——诺贝尔生理学或医学奖。

表6-2　非外部提名、由诺贝尔委员会推荐授予的诺贝尔生理学或
医学奖奖项（括号内的获奖者除外）

年份	姓　　名	获 奖 原 因
1920	奥古斯特·克罗	"因为他发现了毛细血管运动调节机制"
1943（1944）	亨利克·达姆（Henrik Dam）爱德华·多伊西（Edward Doisy）	"因为他发现了维生素K"（一半奖项）"因为他发现了维生素K的化学性质"（一半奖项）
1945	（亚历山大·弗莱明）厄恩斯特·柴恩（霍华德·弗洛里）	"因为他发现了青霉素及其对各种传染病中的疗效"
1951	马克斯·泰累尔	"因为他在黄热病方面的发现和治疗方法"
1959	（塞韦罗·奥乔亚）阿瑟·科恩伯格	"因为他们发现了核糖核酸和脱氧核糖核酸生物合成的机理"

首届诺贝尔生理学或医学奖

从一开始,诺贝尔生理学或医学奖就有一个强有力的开端。显然,这个新设的奖吸引了很多人的注意。这是第一个国际奖项,有可观的金钱奖励,因为诺贝尔最初的想法是提供20年的奖学金。44名候选人共有77项提名(图6-2)。这些提名基本上包括了当时所有的一线候选人。生理学或医学奖领域前8年诺贝尔奖的所有获奖者都被提名了。委员会成员或研究所其他教授对被提名人进行彻底审查的传统,从首届就开始了。

卡米洛·高尔基(Camillo Golgi)、圣地亚哥·卡哈尔(Santiago Cajal)、伊凡·巴甫洛夫、尼尔斯·芬森(Niels Finsen)、埃米尔·冯·贝林、罗纳德·罗斯和其他人的工作受到了广泛调查,有时被不止一名评估者做了调查。一份关于巴甫洛夫的报告概述了委员会成员对他实验室的访问情况,

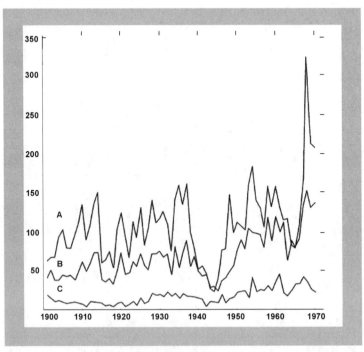

图6-2 关于生理学或医学奖提名人(A)、候选人(B)和特别报告(C)的数量(转载自参考文献[2]第152页)

他们在那里目睹了他实验的实际演示。一项针对疟疾问题的专题审查，比较了不同候选人的不同贡献。罗斯被认为是这一重要领域中最强的候选人，他获得了1902年生理学或医学奖，"因为他在疟疾方面的工作展示了疟疾是如何进入机体的……"。几年后，在1907年，查尔斯·拉弗兰（Charles Laveran）获得了这个领域的另一个奖项，"以表彰他在原生动物引发疾病中的作用方面所做的工作"。

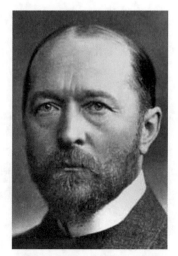

埃米尔·冯·贝林（1854—1917），1901年诺贝尔生理学或医学奖获得者（《诺贝尔奖》1901年年鉴）

埃米尔·冯·贝林已经收到了5份提名，他因发现一种特殊的抗血清可以预防白喉而受到高度赞扬。结论是，他在这一发现中具有优先权，其他人的工作只是证实性的。即冯·贝林于1895年发现后，特异性血清疗法得到了广泛应用。这导致两位联合评论者得出以下结论：

> 因此，我们认为，基于对其实际应用价值的根本发现和证明，我们承认它们值得获得诺贝尔奖，但是这些都是在很久以前就已做出的发现，以致我们现在不能提议颁奖。

很明显，评审人员考虑的是遗嘱中的表述"……在前一年"。委员会向教师学院提出的建议是，给芬森一个奖，再给罗斯一个奖。然而，学院持不同的观点，并选择授予冯·贝林1901年的奖项，"因为他在血清疗法方面的工作，特别是在抗白喉方面的应用……"。最终，裁判的犹豫并没有阻止学院的教授授予他奖项。然而针对几年前的发现，如何以及是否会被奖励的问题仍然是一个有待讨论的问题。关于冯·贝林的更全面的介绍和导致他血清疗法发现的工作，可以在乌尔夫·拉格奎斯特的《微生物学先驱与诺贝尔奖》（*Pioneers of Microbiology and the Nobel Prize*）一书中找到[5]。

在诺贝尔生理学或医学奖的头20年里，传染病和免疫领域的奖项占据了主导地位[2,6]。18名获奖者中有8名活跃在这些领域。1903年，科学巨人罗伯特·科赫在冯·贝林的实验室里完成了他的工作，被移交给了尼尔斯·芬森[7]。芬森"对治疗疾病的贡献，特别是用集中光辐射治疗寻常狼疮……"缺乏理论依据和科学基础，但在当时被认为具有实用价值。芬森从事独立的职业，从未写过医学论文。他在国际和国内的名气在1903年达到顶峰，但不到一年后就去世了。在提名压力越来越大的情况下，科赫最终获得了1905年的奖项，"因为他在结核病方面的研究和发现"。

冯·贝林在科赫实验室的同事之一是保罗·埃利希（Paul Ehrlich）。他为白喉血清制定出一种可靠且可重复的标准化方法。此后，他继续做出许多重要发现，并最终在法兰克福建立了自己的研究所。1908年，他与伊利亚·梅奇尼科夫（Ilya Mechnikov）分享了诺贝尔奖，"以表彰他们在免疫方面的工作。"埃利希不屈不挠的个性，有时也引起争议，导致了与冯·贝林和1903年瑞典诺贝尔化学奖获得者斯万特·阿雷纽斯（Svante Arrhenius）的冲突[8]。获得诺贝尔奖后，埃利希再次获得提名，这次因治疗梅毒的"灵丹妙药"砷凡纳明。然而，这种对化疗研究的开创性贡献没有被认可而再次获奖。

亚历克西斯·卡雷尔之谜

获得诺贝尔奖的快速进展

1912年，当时在纽约洛克菲勒研究所的亚历克西斯·卡雷尔第一次也是唯一一次被巴黎-索邦普通病理和治疗教授查尔斯·布沙尔（Charles Bouchard）提名生理学或医学奖。这一提名首先引用了包括将在次年因研究松弛症而获奖的查尔斯·里歇（Charles Richet）在内的另外三名法国科学家。卡雷尔被推荐获奖，"是因为他将从尸体和活人身上收集的样本保存在凝固的液体中，以使生命在某些独立的组织中以潜在和有效的形式延续。"卡雷尔的这部分工作并不是卡罗林斯卡研究所外科教授朱尔斯·阿克曼（Jules Åkerman）评估的主要重点。他长达26页的评价主要涉及卡雷尔在血管吻合术和器官移植方面的工作，并简要提及了卡雷尔最近在实验室条件下组织培养方面的工作。

阿克曼简要介绍了血管吻合的方法。然后，他一个接一个地展示了卡雷尔发表的大量文章。从里昂的工作开始，使用细针和尽可能先进的无菌条件进行三角缝合。此后，阿克曼讨论了卡雷尔如何利用他的技术移植整个器官或器官的一部分，如甲状腺、脾脏、肾脏、卵巢等。有人指出，在不会发生并发感染的前提下，在同一只动物体内移植是可能的，但是不同动物之间的移植并不成功，尽管卡雷尔有时也声称这一点。移植组织排斥的原因当时还不清楚。阿克曼长篇评论的主要部分依次描述了卡雷尔大约30篇论文的内容。但对于它们的重要性和相互之间的关系，只给出了很少的判断。报告中提到在低温下保存了一段时间的器官已经移植成功，并推测了这一技术可能对人类应有的用途。

报告中讨论的5篇论文描述了卡雷尔试图在实验室容器中培养体外细胞。在这些研究中，他使用了罗斯·哈里森（Ross Harrison）几年前介绍的技术。卡雷尔可以从狗、猫、母鸡和其他物种中培养出正常细胞，也可以从肿瘤中培养出细胞。这些细胞可以分裂并进行继代培养，通过光学显微镜可以观察到培养的细胞的发展。卡雷尔做了一些技术上的改进，并表明如果没有微生物污染，细胞可以存活数月。在1912年后的研究中，卡雷尔更多地参与了细胞培养研究，但在此之前，只获得了有限新闻价值的定性结果。

在阿克曼调查的最后几段中，他指出，令人惊讶的是委员会要求他评估卡雷尔在组织和器官移植方面的工作，而不是布沙尔提名他做的相关工作。然而，阿克曼表示，他希望主动简要提及组织培养工作。他指出，这项工作是对他人工作的接续，卡雷尔并没有任何优势。然而，卡雷尔对器官移植的贡献被称赞为具有极大的理论价值。它们将来可能对人类也有重要意义。阿克曼在结束语中说："根据我的观点，应该认真考虑向卡雷尔颁发诺贝尔奖的问题。"

1912年，除了卡雷尔之外，该委员会还对其他10位科学家的贡献进行

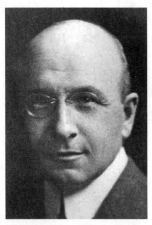

亚历克西斯·卡雷尔(1873—1944),1912年诺贝尔生理学或医学奖获得者(《诺贝尔奖》1912年年鉴)

了全面审查。委员会的一致结论是,1912年的奖项应该授予卡雷尔,"因为他在血管缝合、血管和器官移植以及培养方面的工作和生物体外的组织培养。"这也是学院的决定,但是他们删掉了提名原因的最后一部分,即布沙尔提名中提到的唯一一部分。

因此,阿克曼在诺贝尔颁奖典礼上的介绍性发言,这是该领域(外科)专家的第一次发言,只提到卡雷尔在外科领域的贡献[9],卡雷尔的诺贝尔演讲也是如此[10]。卡雷尔的奖项是一个真正实用的临床奖项,他的贡献产生了一些持久的影响[11]。卡雷尔是第一位获得诺贝尔生理学或医学奖的美国公民,也是迄今为止最年轻的获奖者,当时他只有39岁。

卡雷尔作为由极具影响力的科学家西蒙·弗莱克斯纳(见第4—5章)领导的著名洛克菲勒研究所的高级科学家,以及作为诺贝尔奖获得者,这些为他未来的发展提供了一个独特的平台。他的一生有许多丰富多彩和富有争议的轶事。这使得有关他的生平的书籍和演讲资料一直持续出现到21世纪。在一些书名中,他被称为"有远见的外科医生"[12]、"上帝的优生学者"[13]、"不朽者"[14]和其他虚构的描述[15]。显然,每个遇到卡雷尔的人或多或少都会受到他的影响。

细胞培养中永生

卡雷尔获奖后进行的主要工作是组织培养工作。这个领域是哈里森首创的,他发明了在青蛙凝结的淋巴液中培养从蝌蚪中分离出来的组织细胞,并对细胞生长进行了重点观察。哈里森在1913—1941年被提名19次。1917年,委员会推荐他获奖,但在那战乱的一年中没有颁奖。最终哈里森没有获奖,但是这个领域最终在1935年被认可了,当时汉斯·施佩曼(Hans Spemann)获得了一个奖项,"因为他发现了胚胎发育中的组织者效应。"

卡雷尔的组织培养工作侧重点有所不同。他辩称,他已经成功地建立了在体外永生的细胞[16]。特别令人惊叹的是,他的鸡胚心脏细胞培养物在实验室容器中持续跳动了100多天。根据卡雷尔的说法,虽然最终它们停止了跳动,但还永恒地生存着。然而,这种细胞可以在重复的连续培养中保持十多年的断言是有缺陷的。许多年后,人们发现正常的非癌细胞重复培养的能力是有限的。卡雷尔细胞培养的问题在于它们不适合定量的生物评估。它们本可以被测试用于研究试管中生物活性成分的产生或病毒的生长,但是卡雷尔没有朝这些方向进行研究。

然而,事实上,他和洛克菲勒研究所的另一位杰出人物野口英世博士(见第4章)一起进行了一项实验[17]。需要补充说明的是,后者可能持有一份不可复制的"发现"的记录。他多次被提名诺贝尔奖,委员会正确地评价了他的工作,但是从来没有给他颁奖。卡雷尔-野口实验旨在证明实验室容器中抗体的产生,但是不能断定在他们的测试系统中观察到的溶血是由于抗体还是其他原因造成的。这些测试没有被重复过,而在很久以后,由其他人证明了组织培养物中抗体的产生过程。直到1984年,乔治·科勒(Georges Köhler)和塞萨尔·米尔斯坦(Cesar Milstein)才因"发现了产生单克隆抗体的原理"而获奖。

卡雷尔与两次世界大战

第一次世界大战期间,卡雷尔在法国试图引进新的抗菌剂技术。之后,他回到洛克菲勒研究所,从事组织培养工作。渐渐地,他越来越多地涉足哲学和政治问题。受内战的影响,他采取了一种融合优生学和唯心主义的整体观点。他对白人种族的衰落发出了世界末日般的警告。20世纪30年代末,他出版了畅销书《未知的人》(Man the Unknown)[18],这使他成为保守右翼的知识分子偶像。这本书售出40多万册,并被翻译成14种语言。

卡雷尔的野心是在美国建立一个人类研究所。其间,他得到了世界著名飞行员查尔斯·林德伯格(Charles Lindbergh)的支持。在20世纪30年代末,他们建立了基于相互钦佩和具共同政治观点的友谊。1938年冬天,当林德伯格访问德国时,他会见了希特勒(Hitler)和戈林(Göring)。这次访问

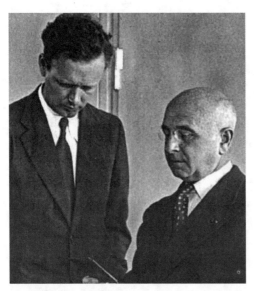

亚历克西斯·卡雷尔(右)和查尔斯·林德伯格
(引自参考文献[13])

在美国受到很多批评,但是卡雷尔在他的书中赞扬了希特勒和墨索里尼(Mussolini),并为之辩护。1939年,令卡雷尔非常失望的是,他被洛克菲勒研究所新任所长赫伯特·加塞强迫退休,赫伯特·加塞在1944年获得了诺贝尔生理学或医学奖。与一生都是卡雷尔的支持者的前任所长西蒙·弗莱克斯纳形成鲜明对比的是,加塞对卡雷尔的形而上学和非科学论证持批评态度。卡雷尔随后回到法国,与维希政府建立了密切的合作关系。他得到支持开始发展人类研究所,这是他一直梦想的事情。1944年,随着战争形势的改变,卡雷尔被迫停止了与该研究所的关系,同年11月去世。

卡雷尔从未被指控犯有任何战争罪,也没有证据表明他对优生学的热情产生任何实际后果。在某种程度上,人们必须从他们所处时代的历史角度来看待他们。一件值得一提的令人惊讶的事情是,1918年卡罗林斯研究所提议的第一个作为诺贝尔研究所的机构是遗传和种族生物学研究所。它被学院中的微弱多数否认了。卡雷尔在美国的声誉因他与维希政府的关系而严重受损,需要时间来恢复,然而却也只有部分得以恢复。1973年,在他100周年纪念日,法国的街道以他的名字命名,而几年前里昂大学也以他的名字命名了医学院。然而,这种情况持续不到几十年,卡雷尔再次被攻击为种族主义者,他的名字被命名医学院所抛弃。

卡雷尔的科学贡献是否促成他获得1912年诺贝尔奖?

他被提名的组织培养工作肯定不是。然而,委员会开始关注他作为外科医生的贡献,而不是作为一名做非定量研究的生物学家。他采用的一种改进后的血管外科技术,对未来的移植手术非常重要,由此对人类有益。但是随着诺贝尔生理学或医学奖的标准逐渐演变,评审变得特别强调发现,如果他被后来的委员会评估,就不会成为诺贝尔奖获得者。他的贡献最多可以说是一种改进,可以用来评审化学奖,但不能用于生理学或医学奖的评判。移植免疫学的基本概念最早是在20世纪50年代发展起来的,并于1960年因 "发现获得性免疫耐受" 而授予弗兰克·伯内特(见第3章)和彼得·梅达沃。对成功地将移植用于人类健康的技术的引进要晚得多,这点在1990年约瑟夫·默里(Joseph Murray)和托马斯·唐纳尔(Thomas Donnall)"因为他们在治疗人类疾病中发现了器官和细胞移植" 获奖而得到了认可。

总的来说,这些年来,委员会似乎对外科领域的贡献不太热情。这可能是因为很难确定这一领域的发现。1909年,埃米尔·科赫尔(Emil Kocher)因其在甲状腺方面的工作而获得的奖项提及了外科手术,但之后著名的外科医生从未成为该奖项的有力竞争者。一个例子是苏黎世的费迪南德·绍尔布鲁赫(Ferdinand Sauerbruch),他在1914—1951年间获得56项提名,其他人是阿尔弗雷德·布莱洛克(Alfred Blalock)和海伦·陶西格(Helen Taussig),他们也获得了许多项提名。他们是马里兰州巴尔的摩约翰斯·霍普金斯大学心脏外科的开拓者,尤其在治疗蓝色婴儿综合征方面。如果将奖项颁给后几位候选人,也许包括从未被提名的维维恩·托马斯(Vivien Thomas),将会改善女性诺贝尔奖获得者和完全没有非裔美国人的不理想的记录。与卡雷尔获得的后续奖项最接近的是1956年的奖项,该奖项授予安德烈·考南德(André Cournand)、沃纳·福斯曼(Werner Forssmann)和迪金森·理查兹(Dickinson Richards),因为 "他们在心脏导管插入术和循环系统病理变化方面的发现"。

跨越卡特加特海峡的友谊的重要性

1920年 "因为发现毛细血管运动调节机制" 而授予奥古斯特·克罗的诺贝尔生理学或医学奖,经过了彻底的审议[19]。它基于三项提名,两项在

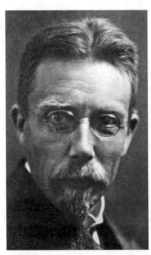

奥古斯特·克罗（1874—1949），1920年诺贝尔生理学或医学奖获得者（《诺贝尔奖》1920年年鉴）

1919年，一项在1920年。1919年的提名之一来自丹麦的同事和合作者、体操理论教授J.林德哈德（J. Lindhard），另一提名来自柏林动物生理学教授内森·尊兹（Nathan Zuntz）。他们的提名理由相当笼统，比如"出版了许多关于生物体中氧气供应的著作"，并没有关注克罗关于毛细血管功能的最新发现。对尊兹的提名还包括另外两名研究新陈代谢的生理学家，他们是剑桥的约瑟夫·巴克罗夫特（Joseph Barcroft）和波士顿的弗朗西斯·贝内迪克特（Francis Benedict）。

委员会主席约翰松对克罗和巴克罗夫特分别进行了全面的评估。他最初的两页报告主要讨论毛细血管研究，这个研究已经发表过3篇文章，1918年的是丹麦文，1919年的是英文，1919年也是他第一次获提名的年份。约翰松的结论是，这些研究结果还需要再得到确认，该贡献没有资格获奖。尽管持有这种"观望"态度，委员会还是希望对克罗的工作作进一步的分析，因此约翰松写了一份7页的完整报告。该报告比较了关于氧气分布的两个主要理论：由著名生理学家、克罗的导师、尼尔斯·玻尔的父亲——克里斯蒂安·玻尔（Christian Bohr）提出的分泌理论，以及克罗偏向的扩散理论。报告展示了克罗如何试图通过实验来证明他的理论的正确性，并再次指出，在这个理论被视为有效之前，必须解决某些问题。不过，这第二份报告对克罗的候选人资格有较积极的作用。事实上，委员会6名成员中有两人早在1919年就主张将该奖项授予克罗，但学院决定在那一年保留该奖项。1920年，克罗没有得到外部提名，提名的不是别人，正是约翰逊，就是参照了他前一年的报告提出的。

1920年，约翰松和委员会另一名成员，化学和药学教授约翰·舍奎斯特（John Sjöqvist）参观了克罗的实验室。他们这次访问的经历成为约翰松撰写的关于克罗候选人的第二份完整报告的核心内容。该报告没有对克罗的理论提供额外的支持,并得出结论:"然而,人们普遍认为克罗迟早会赢得关于这一理论的普遍认可,而且由于他在各方面都无可否认地是一个有竞争力的诺贝尔奖候选人,这在现阶段是很容易理解的,我倾向于推荐他。"

委员会在其建议中意见分歧很大。大多数人,包括委员会的主席和克罗唯一的评审者,都赞成给他保留1919年奖项,少数人则赞成颁奖给柏林的卡尔·纽伯格(Karl Neuberg)教授,因为他在发酵和糖裂解方面的工作。这一次,学院掌控了整个事件,选择授予朱尔斯·博尔代(Jules Bordet)1919年诺贝尔生理学或医学奖,克罗则获得了1920年诺贝尔奖。克罗获得两项外部提名,而博尔代自1902年以来获得了106项提名。他已受到反复评估,被认为值得获奖。

由于与诺贝尔委员会主席和秘书的个人关系,克罗获得诺贝尔奖被认为是不可避免的[20]。他是第二位获得诺贝尔生理学或医学奖的非医学科学家,第一位是1908年与埃利希分享诺贝尔生理学或医学奖的俄国科学家伊利亚·梅奇尼科夫。由于该奖项所依据的克罗的关键性论文是在1919年以英文发表的,可以说,这一次委员会成功地实现了诺贝尔遗嘱中规定的条件:"……对那些在前一年应该拥有……的人。"

克罗的诺贝尔声誉使他与科学界有了更广泛的接触。1922年,他应邀在美国进行了一次巡回演讲,并参观了一些著名的大学。那时的话题是新的神奇药物胰岛素,为了了解更多,并且因为克罗的妻子玛丽患有糖尿病,他联系了多伦多的苏格兰生理学家约翰·麦克劳德,并安排了一次拜访。这次访问产生了重要的影响,这一点将在以后变得更加显而易见。

收缩的吸引力

生理学分支领域的重大发展

1922年,诺贝尔委员会决定只对6名候选人进行全面审查。其中3人后来获得了诺贝尔生理学或医学奖:1926年因一项无法证实的发现而获得诺贝尔生理学或医学奖的约翰尼斯·菲比格[21,22];因研究甲状腺素而被提名的爱德华·肯德尔,但正如下面将要讨论的那样,最终由于他在肾上腺素方面的研究而获得了1950年的奖项;以及卡尔·兰德施泰纳,1930年因发现血型而获奖。然而,在1922年,委员会决定,没有一个被提名的候选人值得获奖,并建议将这笔钱分配给一个特别基金,该基金的用途将在1923年重新考量。学院同意了这一点。

1923年,委员会对1922年和1923年的提名候选人和推荐获奖者表明了更加积极的立场。对于1922年的奖项,最新肌肉生理学方面的发现引起了委员会的兴趣。3名候选人,古斯塔夫·埃姆登(Gustaf Embden)、阿奇博尔德·希尔和奥托·迈耶霍夫被提名,3人中,埃姆登获得了3项提名。其中一项是由布雷斯劳的K.赫尔特尔(K. Hürtle)建议的,他还推荐了迈耶霍夫。法兰克福的A.贝特(A. Bethe)教授提出了另一个包罗万象的建议,他在肌肉生理学的副标题下提名了以上3位科学家。同样来自布雷斯劳的E.施米茨(E. Schmitz)给予了埃姆登第3次提名,且只论及埃姆登。诺贝尔委员会决定进行两个全面调查,一个是约翰松教授对希尔和迈耶霍夫的调查,另一个是化学和药学教授约翰·舍奎斯特对埃姆登的调查。

约翰松对希尔和迈耶霍夫的全面回顾总结指出,在过去10年里,肌肉生理学领域有了"巨大"的发展,没有人可以否认这一点值得诺贝尔奖的认可。他还表示,当时没有其他生物过程能像肌肉收缩过程那样得到阐明。他评价的最后两段是:

> 如果被调查的3名研究人员共同努力,今年颁奖提议的制定将非常简单:肌肉过程背后的物理化学过程的发现应该联合颁奖给埃姆登教授、希尔教授和迈耶霍夫教授,他们共同成就了这一发现。然而,由于这3位研究人员独立工作,并且只共享一般的思路和部分的研究方法,情况变得更加复杂。事实上,很难想象如此广泛的涵盖范围,以及在资源方面要求如此高的工作会集中在一个地方。人们可能会提出这样的问题:3位研究人员中的每一位对共同努力做出的单独贡献其性质是否可以被视为代表了一项发现,而且他们每一位的发现又足够重要,因此值得被授予诺贝尔奖?

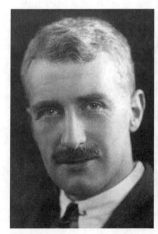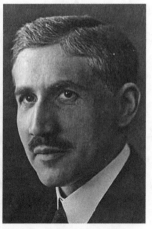

阿奇博尔德·希尔（1886—1977）（左）和奥托·迈耶霍夫
（1884—1951），1922 年诺贝尔生理学或医学奖获得者
（《诺贝尔奖》1922 年年鉴）

从上述调查中可以推断，希尔最重要的贡献是他发现了激活肌肉中的热量调节；迈耶霍夫发现了肌肉中氧气消耗和乳酸周转之间的固定关系，埃姆登发现了乳酸原。很明显地，这些发现中的每一项都具有法律规定的颁发奖项的重要性。像提议者贝特一样，这些贡献中的任何一项都不可能被放在另一项之前。

在舍奎斯特的独立评估中，埃姆登对肌肉生理学领域的全面贡献受到了尊重和赞赏。舍奎斯特总结道：

从这份报告中可以明显看出，我对埃姆登的工作高度评价。作为最后的判断，我想强调的是，我认为他发现并制备了乳酸素，对其生物学意义的研究以及肌肉收缩能力的重要性的发现，都值得获得诺贝尔生理学或医学奖。

然而，在委员会的审议中一定发生了一些重要的情况，因为委员会向学院提交的 1922 年诺贝尔奖的最终建议只提到希尔和迈耶霍夫，埃姆登被排除在外。最有可能的是，委员会认为希尔和迈耶霍夫的贡献更为根本。事实上,肌肉生理学的研究历史支持这一结论(本特·萨尔廷,个人交流)[23]。另一个可能很重要的因素是,迄今为止,还没有两人以上获得过诺贝尔生理学或医学奖。也许委员会仍然不愿意开始给3个人颁奖,委员会秘书利耶斯特兰德[2]指出,当时有法律限制,禁止给这么多候选人颁奖。第一次3人平分奖项是在1934年,当时乔治·霍伊特(George Hoyt)、乔治·迈诺特(George Minot)和威廉·墨菲(William Murphy)基于对维生素B_{12}的鉴定和表征,"因在贫血患者肝脏治疗方面的发现"获得奖励。

当学院于10月11日开会时,他们毫不犹豫地接受了希尔、迈耶霍夫的提名。两位获奖者都很高兴来到斯德哥尔摩,并在12月10日颁奖典礼后两天发表了他们的诺贝尔演讲。约翰松[24]的颁奖演讲强调了获奖者的国籍和第一次世界大战的后果,并指出联合授奖"……清楚地表达了阿尔弗雷德·诺贝尔的意愿所基于的一个理念,即最伟大的文化进步与人类分裂成互相竞争的民族和国家无关。"

埃姆登从未获得诺贝尔奖

在随后的9年中,即1924—1933年,埃姆登又被提名8次,并接受了4次全面调查。最后一次是1932年由医学化学教授埃纳尔·哈马斯滕进行的。结论是:

> 在过去两年中,通过证实有机磷化合物的代谢与乳酸的形成和收缩力矩之间有关联的最终证据,埃姆登发现有机磷酸化合物对肌肉收缩至关重要,这些变得更加清晰和重要。我在1929年和1930年调查中表达的观点是,这一发现是值得奖励的,因此这一观点得到了进一步的加强。

这个结论在委员会提交给学院的最终总结和建议中得到回应,但埃姆登没有被列入短名单。这是埃姆登最后的机会;他于1933年去世。埃姆登描述的从糖原到乳酸的细胞代谢途径仍然存在于历史书上,被称为埃姆登-迈耶霍夫途径。

委员会没有考虑埃姆登,而是优先考虑查尔斯·谢灵顿和埃德加·阿德里安（Edgar Adrian），这一选择成为学院的决定。颁奖原因是"因为他们发现了神经元的功能。"谢灵顿不得不等待了30年才获得奖项（图6-1）。在此期间，他累计获得来自13个国家的134项提名。他获奖时75岁，是1901年至1959年间两位最年长的获奖者之一（图1-4）。

胰岛素，它的非凡发现和备受争议的诺贝尔奖

进退两难的委员会

委员会1923年提交给学院的报告包含第二个提议，将1923年的奖项授予弗雷德里克·班廷和约翰·麦克劳德。在10月11日的会议上，这个提议没有像1922年奖项的推荐那样受到学院的欢迎。它被退回委员会重新审议。问题在哪里？

胰岛素的发现是人类医学史上评价最全面的事件之一。特别是迈克尔·布利斯[25]在编写《胰岛素的发现》这本书时所用的经过仔细研究的材料，提供了几乎没有什么可以再补充的信息。尽管如此，人们还是很想重温这些事件。这一发现是惊人的，完全可以理解的是，委员会想将其作为几个为数不多的满足该奖项所有标准的奖项之一，包括奖励给"在过去一年中，给人类带来最大利益的人"。诺贝尔最初的想法是确定一位有前途的年轻科学家，他在从事一项杰出的发现工作，然后通过获得诺贝尔奖，他将不必考虑未来20年的薪水。班廷和他的发现工作符合所有这些标准。当他获得生理学或医学奖时，他只有32岁，今天他仍然是获得该奖的最年轻的人（图1-4）。因此，如果不是实验室负责人约翰·麦克劳德也是获奖者之一，那么授予班廷的奖项就是完美的。让我简单回顾一下这是如何发生的。

针对胰岛素的发现有4项提名，其中两项仅提名班廷。一位是来自克利夫兰的杰出外科教授乔治·克赖尔（G. Crile），另一位来自哈佛大学的弗朗西斯·贝内迪克特教授。后一项建议非常有力，并一再强调，在这次发现中拥有优先权的是班廷，而不是其他人。还有一项是对班廷和麦克劳德的共同提名，由最近的诺贝尔奖获得者奥古斯特·克罗提出，他后来对委员会产生了相当大的影响。正是他认为麦克劳德对实验室的首要责任对于班廷

所做的工作是不可或缺的。此外,还有一项针对麦克劳德的单独提名,是由他的一位克利夫兰凯斯西储大学的好朋友提出的。

收到这些提名后,委员会决定让两名成员,即医学教授舍奎斯特和H.雅各贝乌斯(H. Jacobaeus),对这两名候选人进行全面调查。舍奎斯特为这一发现提供了一些背景,然后强调班廷是如何得到他的绝妙想法的,即关闭胰腺和肠之间的联系,让负责产生消化食物的酶的细胞退化。事实证明,正如他所希望的,腺体中朗格汉斯岛产生激素的细胞能够存活下来。正是从这种物质中,可以提取出粗胰岛素[沙比·谢弗(Sharpey Schafer)早在1916年就提出的假定激素的名称]出来,而不会被腺体的蛋白水解酶破坏。班廷把他的想法告诉了麦克劳德,根据舍奎斯特的说法,麦克劳德"表现出了浓厚的兴趣"。其他人表达了不同的观点。事实上,在进行关键实验的夏季的几个月里,麦克劳德回到了他苏格兰的家乡而没有去实验室。因此,在1922年1月至2月期间,他不是主导第一次成功治疗一名14岁患有严重糖尿病的男孩的关键论文的共同作者。在这一发现之后,麦克劳德改变了整个实验室的研究方向,开始研究胰岛素。在此之前,他为班廷提供了两名从事化学工作的年轻助手,查尔斯·贝斯特(Charles Best)和后来的詹姆士·科利普(James Collip),还提供了他们工作所需的实验室设施。

就在讨论胰岛素首次成功临床应用之前,舍奎斯特写道:

今年7月底在爱丁堡举行的第十一届国际生理学大会上,在麦克劳德的介绍性演讲之后,胰岛素问题成为讨论的主题。班廷宣布,他设法证明了胰岛素通常存在于健康个体、狗和兔子的血液中,但与此相反,不存在于切除胰腺的狗的血液中,这是一个极其重要的观察。

舍奎斯特调查的最后两段内容如下:

我个人认为,胰腺中胰岛素的发现、对其生理效应的研究,以及将其引入治疗,是属于可被授予诺贝尔生理学或医学奖的范畴的。

当谈到可能授予该奖项及其分配时,我站在提名者(克罗)一边,提名者认为应该联合授予班廷和麦克劳德。这个想法和倡议的荣誉属于班廷。从公开发表的文章和相关人士的断言可以判断,麦克劳德是科学调研的领导者,是在他所在部门进行了调研,毫无疑问,正是由于他的巨大贡献,这项发现才变得如此重要。值得一提的是,班廷把他的想法带给麦克劳德,这当然不是意外,因为他之前已经对碳水化合物代谢进行了重要的研究。

雅各贝乌斯有责任补充舍奎斯特对胰岛素生理作用的评估,评估其实际重要性。他描述了激素临床应用的爆炸性扩展,以及在糖尿病不同阶段的应用。为了让他自己和他在委员会的同事相信胰岛素的发现和使用的重要性,雅各贝乌斯要求一些顶尖的糖尿病学家提供证人证词。他们的回答涵盖了他10页评估的一半。根据收到的评论,他确信胰岛素对治疗糖尿病的文献记载的根本重要性。因此,他表示:"我毫不犹豫地认为,胰岛素的发现今年就可以获得诺贝尔奖。"然后,他讨论了谁应该获得该奖项,并指出毫无疑问,是班廷提出了最初的想法,是他首先进行了实验。因此,他"应该第一个获得奖励"。雅各贝乌斯接着说:

> 另一方面,较难决定麦克劳德的贡献,因为从文献中看不出这一点。多伦多生理实验室的负责人麦克劳德此前已对血糖进行了研究。班廷带着他的想法来到麦克劳德,并在他的领导下开发了胰岛素。我被告知,如果没有麦克劳德的指导,这个发现很可能不会被发现,至少不会像现在这样迅速。据说班廷甚至考虑了一个实验性的安排,但这一实验不会达到目标,麦克劳德纠正了这一点。因此,问题是,是应该单独授予班廷这个奖项,还是应该联合授予他和麦克劳德。根据我上面介绍的情况,我最倾向于给班廷和麦克劳德联合颁发诺贝尔奖。

除了这些完整的报告之外,委员会还收到了其秘书的一份特别报告,他曾出席爱丁堡大会的胰岛素部分会议。根据这些详尽的文件,委员会决定

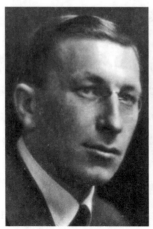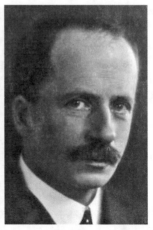

弗雷德里克·班廷(1891—1941)(左)和约翰·麦克劳德
(1876—1935),1923年诺贝尔生理学或医学奖获得者
(《诺贝尔奖》1924—1925年年鉴)

推荐班廷和麦克劳德联合奖项。如上所述,在10月11日的会议上,这并没有得到学院的好评。经过讨论后,这项建议被发回委员会重新审议。细菌学教授阿尔弗雷德·彼得松(Alfred Pettersson)在给委员会的一封信中提出了主要的反对意见。他在这封信中说:

在我参与诺贝尔奖评奖过程中,获奖理由从来没有基于陌生人的道听途说的证据,基于"这是毫无疑问的",基于被认为"非常可能"的事情。在我看来,学院必须只遵循可核实的事实。否则,学院日后可能会面临不愉快的被披露风险。

之后,他讨论了雅各贝乌斯评价的结尾段落中的矛盾之处。

委员会认真对待这一批评,并发表书面声明。它既提到了委员会派代表出席的爱丁堡会议上的事件,也提到了与克罗的接触,克罗的信息是有关不同人在多伦多实验室中的作用的最重要信息来源。声明的结论是:"……不可能对这一发现以及班廷和麦克劳德的相对贡献进行更彻底的调查,也没有必要。"学院选择班廷和麦克劳德的最终决定是在10月18日做出的。在括号中可以补充的是,由于宣布该奖项延迟,10月17日至22日发布的

1924年奖项的3个新提名已提交。所有这些都只是为了班廷。

获奖者对颁奖公告的反应

10月26日，当公告传达到班廷处，他勃然大怒。按他自己的话说："我冲出去，尽可能快地开车去实验室。我打算告诉麦克劳德我对他的看法。当我到达大楼时，菲茨杰拉德（康诺特实验室主任）在台阶上。他来接我，知道我很生气，就拉着我的胳膊。我告诉他我不会接受颁奖；我打算给斯德哥尔摩打电报，不仅我不会接受，而且他们和老顽固克罗可以下地狱。我挑战菲茨杰拉德，从整个研究的开始到结束，他能说出一个起源于麦克劳德大脑的想法——或者说出一个由他亲手做的实验吗？菲茨杰拉德没有机会说话……"

班廷最终平静下来，并被说服考虑作为第一个获得该奖项的加拿大人的荣誉和该奖项对相关科学分支的价值。作为获奖的一部分，他还宣称他将与他最亲密的合作者贝斯特分享这笔钱和荣誉，贝斯特当时只有24岁，是麦克劳德两年前指派给他的学生。

麦克劳德收到关于该奖项的消息是在几天后，11月2日，当乘坐一艘来自英国的船到蒙特利尔登陆时。当他听说班廷打算和贝斯特分享他的一半奖金后，他决定公平对待科学的努力，与科利普分享他的一半奖金。科利普的化学知识对于胰岛素的纯化并有效地用于人类是必不可少的。因此，作为奖励一部分的奖金最终由4个人分享，而诺贝尔章程规定最多只能有3个人可以分享一个奖项。

班廷和麦克劳德都没有来斯德哥尔摩参加12月10日的颁奖仪式。舍奎斯特发表了颁奖演讲[26]，在他们两位缺席的情况下，英国大臣从国王陛下手中接收了班廷和麦克劳德的奖项。在舍奎斯特的陈述中没有任何争议的暗示。它指出，"……弗雷德里克·班廷构思了一个对其未来发展非常重要的想法"，后来"他把这个想法告诉了多伦多的麦克劳德教授，之后，和几位同事，其中我想特别提到的是贝斯特和科利普，一起在麦克劳德的指导下，于1921年5月在麦克劳德的实验室开始研究工作。"

麦克劳德于1925年5月26日在斯德哥尔摩发表了他的诺贝尔演讲[27]。

它提供了非常全面的描述，包括发现之前和之后的事件。只有一段是关于这一发现本身的，内容是"……弗雷德里克·班廷建议用导管连接的胰腺来制备它们，在查尔斯·贝斯特的帮助下，以及我的指导下，他在1921年成功地证明了这种提取物可以降低未治疗犬的高血糖症和糖尿症。"此外，"……研究它们对糖尿病临床表现的作用的时机似乎已经成熟。这是班廷在W.坎贝尔（W. Campbell）的帮助下，在一个严重的病例中完成的，结果是高血糖和糖尿减少了。"

几个月后，9月15日，班廷在斯德哥尔摩发表了他的诺贝尔演讲[28]。他提出了他革命性想法的起源，然后接着说："1921年4月14日，我在多伦多大学生理实验室开始研究这个想法。麦克劳德教授为我指派了查尔斯·贝斯特博士为助理。"在20页长的综合演讲中，另一处提到麦克劳德的地方是在一段讨论了由于无菌脓肿形成，高蛋白含量使得连续使用变得不可取的事实之后。文中写道，"在调查阶段，1922年2月，麦克劳德教授放弃了他在缺氧方面的工作，他的整个实验室工作人员开始研究现在被称为胰岛素的生理特性。"此后，他介绍了科利普开发的生化纯化程序。

两位获奖者和两位非获奖者在获奖后的发展

诺贝尔奖为班廷提供了一个未来研究的独特平台。然而，他从未想出任何额外的主要原创想法或实验创新。1921年至1923年间，胰岛素的发现引发了前所未有的开创性研究热潮。班廷在20世纪30年代变得成熟了，但他从未与麦克劳德和解，麦克劳德在1928年离开多伦多回到阿伯丁时是一个失望的人。他从未谈论过多伦多的日子，于1935年去世，享年59岁。第二次世界大战期间，班廷被任命为加拿大战时医学研究工作的协调主席，他由此来到伦敦。在一次回访中，他于1941年2月19日在蒙特利尔与科利普共进晚餐，然后第二次启程前往甘德并继续前往伦敦。他乘坐的飞机，哈德逊轰炸机，在纽芬兰坠毁，结束了班廷不平凡的一生。

贝斯特和科利普继续做着高质量的生物医学研究。贝斯特继麦克劳德而成为生理学教授，科利普则有着富有成效的职业生涯，担任麦吉尔大学的生物化学系主任。由于他们的工作，两人都多次被提名诺贝尔生理学或

医学奖。在1950年至
1954年间，贝斯特被提
名了14次，并接受了4
次单独的全面调查。在
1950年的评估中，生理
学教授乌尔夫·冯·奥
伊勒（Ulf von Euler）得
出结论，贝斯特后来发
现胆碱的亲脂作用是值
得获奖的。冯·奥伊勒
的评估包括一个有趣的
附录，讨论了贝斯特在
发现胰岛素中的作用，
我将在下面再来讨论。

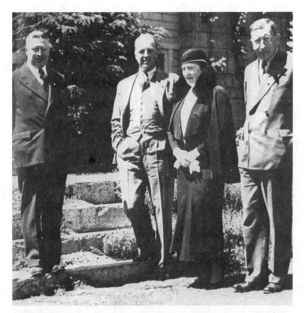

弗雷德里克·班廷（左）、查尔斯·贝斯特（左二）和詹姆士·科利普（引自参考文献［25］）

委员会同意冯·贝斯特的观点，认为贝斯特因其在胆碱方面的工作而被宣布为有价值的。这个结论在1951年、1952年和1954年的评估和委员会审议中反复出现，但贝斯特从来没有获得过奖项。科利普在1928年至1956年间被提名11次，并接受了4次全面调查，最后一次调查是在1951年由哈马斯滕进行的。他们都不认为科利普的贡献值得获奖。这些将在下文做进一步讨论。

　　有关科学家之间的激烈冲突从未完全传到新闻界。那时，《多伦多星报》有一名劳累过度、疲惫不堪的记者，他以写作谋生。他的名字叫欧内斯特·海明威（Ernest Hemingway），是1954年诺贝尔文学奖的获得者。如果他意识到科学家之间的冲突可能提供对人类情感的丰富见解，他可能会受到这些启发，但是他选择了用其他的环境来审视人类冒险的混乱。然而，之前的一位1930年的诺贝尔文学奖获得者辛克莱·刘易斯（Sinclair Lewis）在其1925年出版的著作《阿罗史密斯》（Arrowsmith）中确实考察了科学界的局面。书中的许多地点和人物被认为是基于纽约洛克菲勒研究所。主角马克斯·戈特利布（Max Gottlieb）是以雅克·勒布（Jacques Loeb）

为原型,雅克·勒布是世界著名的研究人工孤雌生殖的科学家,从1901年开始到1924年他去世,他被提名了79次,但从未获奖。在这部小说中,刘易斯虚构了噬菌体作为治疗剂的应用。顺便提一下,正是在1926年,这种病毒的发现者之一的德赫雷尔被委员会提名,但他从未获得奖项(见第3章)。

如果委员会推迟颁奖,它们会改变立场吗?

考虑到对学院的详细书面陈述,这是极不可能的。一个重要的信息来源是1920年诺贝尔奖获得者克罗,他是委员会主席和秘书的好朋友。关于克罗对胰岛素产生兴趣的故事值得重述。

1922年,他在妻子玛丽的陪同下,在美国巡回演讲时,他遇到了著名的糖尿病学家埃利奥特·乔斯林(Eliot Joslin)。乔斯林告诉他,胰岛素已经在多伦多被发现和纯化。这一信息对这个家庭特别重要,因为玛丽最近发现患有迟发性糖尿病。此外,克罗是丹麦顶尖的糖尿病研究专家汉斯·哈格多恩(Hans Hagedorn)博士的好朋友。克罗被安排参观多伦多实验室,11月下旬,在那里他受到了麦克劳德3天的热情接待。他可能从未见到过班廷。正是基于这些印象,他向诺贝尔委员会提出了坚定的建议,将诺贝尔奖授予班廷和麦克劳德。但是克罗还有别的重要的事要做。他成为了丹麦所谓"胰岛素征途"的创始人。克罗设法获得了斯堪的纳维亚半岛激素生产的专有权。班廷可能没有参与这些谈判。该举措导致1923年由哈格多恩领导的北欧胰岛素实验室的建立,克罗是三名委员会成员之一。

最后,在获得这项发现的时候,学术机构的系主任发挥了决定性的作用,并控制了所有的资源。年轻的科学家是不能申请独立的奖学金和研究基金的,对于没有博士学位的班廷来说,有必要找到一位导师和资助者。这是一个卡罗林斯卡研究所的教授们可以认同的"教授先生"情况。

后来一个委员会对胰岛素获奖的特殊评论

在布利斯深入研究的书中,结论是班廷和麦克劳德的联合颁奖可能是当时最合理的决定。然而,布利斯的书出版于1982年,这意味着他只能查看1931年之前的诺贝尔档案,而不能查看包含1950年档案的档案。尽管如此,这份材料还是非常相关的,因为后来的一个委员会对之前的委员会的决定发表了评论。1950年对贝斯特的3项提名之一就是著名的神经生理学家亨利·戴尔(Henry Dale)爵士,他本人在1936年获得诺贝尔生理学或医学奖。他在"其他科学成就"标题下的这部分内容值得详细引用:

> 查尔斯·贝斯特,当时一个还没有从医学系毕业的年轻人,在1922年和已故的弗雷德里克·班廷分享了胰岛素的发现。这项工作是在已故的约翰·麦克劳德的实验室里完成的,在那之前,贝斯特一直是他的学生。确实是麦克劳德说服了班廷,才让班廷下决心与像贝斯特这样对血糖、呼吸熵等生化数据的测定的最新知识有所了解和受过培训的人合作。在建立了团队之后,麦克劳德在夏天离开了加拿大,他预计,在他初秋从欧洲回来之前,以前经验如此之少的研究人员最多会对这个问题取得一些初步进展。事实上,在他回来时,他发现班廷和贝斯特已经证明了解决一个困扰许多经验丰富的研究人员的问题的可能性。自然,麦克劳德通过引进其他人的合作,率先将这一发现迅速发展

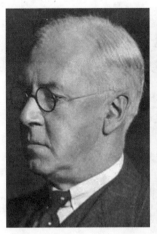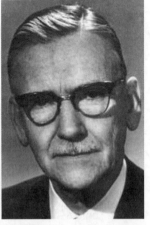

亨利·戴尔(1875—1968)(左)和乌尔夫·冯·奥伊勒(1905—1983),分别共享获得了1936年和1970年的诺贝尔奖。冯·奥伊勒是诺贝尔基金会董事会主席(1965—1975年)(《诺贝尔奖》1936年、1970年年鉴)

成实际的成果。在所有的情况下，班廷和麦克劳德的名字可能很自然在1923年被推荐给诺贝尔奖委员会，而没有提到贝斯特；如果确实发生了这种情况，委员会无疑会做出正确的决定，也是唯一可能的决定，在两个被提名者之间分享奖项。然而，从初步的疑问出发，我从1922年9月开始对相关人员有了一些初步了解，当时我访问多伦多（比克罗早两个月）从现场了解这一发现的过程，我毫不犹豫地提出这样的观点：如果当初提出的建议是正确的话，那么将贝斯特列为获奖者之一将更符合全面的科学公正。我当时了解到的一切都让我确信，贝斯特在这项极其重要的发现中，至少与班廷有同等的分量；此后发生的一切都加强了我的这种信念。据我判断，麦克劳德的职责是组织一个团队来加速发展；我认为，如果没有麦克劳德的努力，班廷和贝斯特仍然可以取得这项成果，只不过他们可能要花更长的时间。即使他们可能需要更长时间才能完成。从最早的时候起，对于有关发现胰岛素性质及其作用方式研究的任何进展，能对最初发现有任何贡献的人，只能是贝斯特，而不是班廷或麦克劳德，这两个人现在当然都已经去世了。在我看来，在更广泛的范围内，贝斯特很久以前就显示出他是一名比班廷或麦克劳德更高级别的研究人员。因此，我冒昧地向本届委员会建议，在他们考虑1923年的奖项时，对发现胰岛素的所有相关人员是否进行了全面公正的评判。他们应当考虑贝斯特值得获奖，这项发现虽然与之前有本质上的不同，但实际上是从发现胰岛素及其作用过程中的观察开始的。补充一点，据我所知，贝斯特本人保持着明显的尊严，远离个人的竞争和争论，不幸的是，这种竞争和争论出现在与胰岛素发现及其公众认可的相关其他人当中。

阅读这份综合提名时，需要考虑两件事。一是贝斯特和戴尔是非常亲密的朋友[29]。贝斯特在戴尔名下完成了自己的博士工作，戴尔甚至在那之后仍然是贝斯特工作的坚定支持者。另一件是，人们可以假设戴尔出于战术原因，过度强调了贝斯特在胰岛素发现中的作用，以提高自己因胆碱工作而获奖的机会。

如前所述,冯·奥伊勒在1950年对贝斯特1923年后的贡献全面评估的附录中,对戴尔关于胰岛素发现的评价进行了评论。在这种情况下,可以补充一点,冯·奥伊勒开始在诺贝尔奖机构发展中发挥了重要作用。1955—1960年间,他是卡罗林斯卡研究所诺贝尔委员会的普通成员,也是该委员会过去3年的主席。1963—1964年,是一名兼职成员,此后他成为委员会秘书。然后,他开始远离这项工作,大概是因为他很可能获得奖项。取而代之的是,他在1965—1975年间担任了诺贝尔基金会主席,而正是在此期间的1970年,他与伯纳德·卡茨(Bernard Katz)和朱利叶斯·阿克塞尔罗德(Julius Axelrod)一起获得生理学或医学奖,"因为他们发现了神经终端的体液转运体及其储存、释放和失活机制。"对他来说,那一年里,他既是活动的主持人,又是贵宾之一,这一定是一个特别的场景。

冯·奥伊勒在他的一页半附录中回顾了胰岛素发现的早期阶段。他再次指出,实验的最初想法来自班廷,但是贝斯特在糖尿病方面已经工作了一年,对从萎缩的腺组织中提取胰岛素的化学方法的发展做出了重要贡献。他强调,这4篇原始论文仅由班廷和贝斯特作为共同作者。1921年12月,在纽黑文举行的美国生理学会会议上,麦克劳德的名字才被首次添加进去。原因是他是唯一一位该学会的成员,这是发表报告的要求。冯·奥伊勒的结论是,这一发现是班廷和贝斯特做出的,麦克劳德对其概念化没有做出任何重要贡献。对麦克劳德而言,正如拉丁名言所言,世间荣耀就此消失。

贝斯特继续发展他与瑞典医学界的联系。根据布利斯[29]的说法,他出现了有时被称为诺贝尔奖臆想症的特性,这是一种寻求声望的科学家的常见综合征。1960年,他在庆祝卡罗林斯卡研究所成立150周年活动中成为该研究所的特邀嘉宾;1961年,他被选为瑞典皇家科学院医学系的外籍院士。他的当选是由对该研究所的诺贝尔工作有重大影响的一些瑞典成员推荐的,如冯·奥伊勒和利耶斯特兰德。

我确信——如果班廷的贡献在以后得到评估——委员会的结论会是,只有他一个人应该获得这个奖。我怀疑24岁的贝斯特是否会被包括在内。贝斯特确实在开发一种有用的实验用胰岛素制剂方面做出了重要贡献,但是这个项目之所以启动,是因为班廷的原创想法和他进行实验的强烈愿望和努力。班廷和不同合作者一起进行了这些实验，一直到病人的测试，并得到了令人惊喜的结果。年轻的贝斯特很重要，但是正如布利斯所描述的[25]，当这个年轻人被其他诱惑弄得分散注意力时，班廷有时不得不把他拉回正轨。贝斯特成长为一名非常成功的科学家，并做出了被认为值得奖励的发现的事实，则是另外一个问题。

二战期间获得的诺贝尔奖

一位有洞察力的秘书的重要性

在第二次世界大战期间，1943年诺贝尔生理学或医学奖于1944年授予亨利克·达姆（Henrik Dam）和爱德华·多伊西，因为他们对维生素K研究的贡献。这是一年中唯一一个在没有外部提名情况下，两位候选人都由委员会秘书提名的奖项。显然，国际局势动荡对此非常有影响。第二次世界大战期间，提名人数和候选人人数急剧下降（图6-2）。达姆曾在1941年获得一项提名，1942年获得两项提名，1943年获得两项提名；多伊西早在1941年就获得一项外部提名。隆德大学外科教授J.斯特伦贝克（J. Strömbeck）于1941年提名达姆，他提到了这一点：

> 继达姆的发现，许多科学家参与阐明维生素K的化学成分，并产生了其他与维生素K效果相似的化合物，具有很大的治疗价值。在这种情况下，可以提到的有爱德华·多伊西、L.菲泽（L. Fieser）和H.阿尔姆奎斯特（H. Almquist）。因此，我想提出一个问题，这些人中是否有一个或多个值得与达姆分享这个奖项。

委员会认为这是对这三名候选人的提名。显然，达姆是这一发现的核心人物，要回答的问题是，是否应该包括所有在1939年参与维生素K化学结构研究的化学家。所有4名候选人都接受了医学化学教授埃里克·约尔佩斯（Eric Jorpes）和儿科教授阿道夫·利希滕斯坦（Adolf Lichtenstein）的全面调查。约尔佩斯在一次堪称典范的全面评估中得出结论，达姆是一个强有力的、显而易见的奖项候选人。他还建议将多伊西包括在内,因为他已做出了最具开创性和原创性的有助于深入了解维生素化学性质的工作。阿尔姆奎斯特和菲泽则被认为不值得获奖。

利希滕斯坦的结论部分有所不同。他同意达姆是一个杰出的候选人,但建议阿尔姆奎斯特可能应该被包括在内。他"毫不犹豫"地表示,阿尔姆奎斯特应该被放在其他研究人员之前,与达姆竞争奖金。委员会的一致结论是达姆值得获奖,大多数人(三个保留意见)认为多伊西也是如此。阿尔姆奎斯特和菲泽则被认为不值得获奖。

在1942年和1943年,只有达姆被提名,在两位新评论家的推荐下,他被认为应该获奖。委员会随后一致建议将1943年诺贝尔生理学或医学奖授予达姆,但是学院决定当年不颁发任何奖项,这实际上对多伊西有利。1944年,没有关于维生素K的发现的外部提名。利耶斯特兰德随后在约尔佩斯1941年的推荐下提名了达姆和多伊西。哈马斯滕和另一名儿科教授阿尔维德·沃尔格伦(Arvid Wallgren)对达姆和多伊西进行了另外两次全面调查。

哈马斯滕同意前化学家评审员约尔佩斯的意见,并认可了授予达姆和多伊西的奖项。沃尔格伦不同意。他的结论是,多伊西的贡献与达姆的贡献不相等,只有达姆一个人应该获奖。委员会随后在1944年决定,1943年

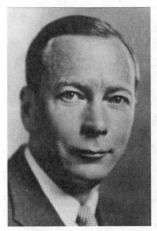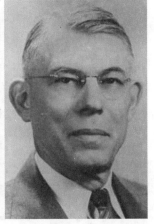

亨利克·达姆(1895—1976)(左)和爱德华·多伊西(1893—1986),1944年诺贝尔生理学或医学奖获得者(《诺贝尔奖》1940—1944年年鉴)

的奖项应该同时授予达姆和多伊西。学院同意了这一观点，并分别授予达姆和多伊西奖项，原因是"他发现了维生素K"和"他发现了维生素K的化学性质"。

当阿尔姆奎斯特得知达姆获得诺贝尔奖时，他给他发了一封贺信。达姆作为一个非常谦虚和不爱夸耀的人[30]，对此做出了回应，并指出，"你差一点点而错过了成为第一个报道维生素K存在的人，你一定有什么原因而感到苦涩。"阿尔姆奎斯特自然会感到"有些苦涩"，并认为应该是他和达姆分享这个奖项，而不是多伊西。

授予散居国外者的奖项

1944年12月10日，获得科学或文学奖奖项的8个人中有6个人（包括达姆）是美国公民或难民。1940年4月9日在丹麦被德国军队占领后不久，达姆就逃跑了。他大部分时间都待在纽约和罗切斯特，直到1946年6月才回到丹麦。达姆仍是一个低调的、相当保守的人。1946年，他被安排在他1941年就被任命的哥本哈根技术大学的一个主席职位上，继续做着高质量的工作，但在丹麦生物化学家和营养专家的小圈子之外，他仍然相对不为人知。

1944年斯德哥尔摩没有举行诺贝尔奖颁奖仪式，但是在美国-斯堪的纳维亚基金会的赞助下，纽约安排了一次庆祝活动，奖项由瑞典驻华盛顿的部长颁发。此外，获奖者通过瑞典电台受到了古斯塔夫·阿道夫（Gustaf Adolf）王储殿下和诺贝尔基金会主席斯韦德贝里的问候。同样，利希滕斯坦也为达姆和多伊西做了一次颁奖演讲。

他们发现维生素K的奖项是1928—1943年间授予的9个人的一系列关于维生素研究奖项中的最后一个[30]。维生素是波兰化学家卡齐米尔·芬克（Casimir Funk）在1912年提出的一个术语。最初人们认为，它们都是胺，因此含有氮，正如后来证明的那样，这是不正确的。维生素研究中的几项重要发现，比如维生素D，从未获得过这样的奖项。1928年，人们得出结论认为，这种维生素的发现是一大进步，但这一荣誉必须由如此多的科学家分享，以致只挑选几个人授奖被认为是不可能完成的任务。

一个差点没成功的候选人

　　青霉素的发现是获得诺贝尔生理学或医学奖最明显的发现之一。第 2 章描述了它的偶然发现。第二次世界大战期间青霉素应用于患者的显著效果，使得其效用迅速得到证明，这个成果迟早会被认可。1943 年，亚历山大·弗莱明和霍华德·弗洛里获得一项提名。1944 年，有一项对弗莱明的单独提名，另一项是与弗洛里、厄恩斯特·柴恩一起的提名。1945 年，有 18 项提名接踵而至；随后在截止日期 1 月 31 日之后，还有 10 项提名提交上来。所有 18 项提名都是关于弗莱明的单独提名，或者是弗莱明和弗洛里的联合提名。有柴恩在内的唯一提名是由委员会秘书提出的。

　　1943 年，利耶斯特兰德对弗莱明和弗洛里进行了初步调查。他称赞弗莱明的发现，并表示这可能是化疗领域的一大进步。然而，他认为需要积累更多的证实数据，并且不建议进行全面调查，这也是委员会的结论。1944 年，弗莱明和弗洛里再次被评估，并与柴恩一起，因为柴恩被来自科罗拉多州丹佛市的 E. 怀特黑德（E. Whitehead）教授列入一项提名。应该指出的是，1944 年诺贝尔生理学或医学奖的提名处于低谷（图 6-2）。委员会决定，应该由两名评审员——再次由利耶斯特兰德，以及医学教授南娜·斯瓦茨（Nanna Svartz）——进行全面评估。

　　弗莱明的经典原始发现被详细描述。继他在 1922 年首次发现溶菌酶是一种有效的抗菌酵素后，他在 1929 年观察到某种霉菌会干扰葡萄球菌的生长。为了用放大镜观察细菌菌落，人们不得不从细菌菌落培养皿上取下盖子，这使得培养物受到意外的在实验室环境中的真菌的污染。弗莱明没有扔掉盘子，而是好奇地展开了对独特霉菌分泌的抗菌物质的研究（见第 2 章）。事实证明，这是一种相对罕见的种类，以前被瑞典人 R. 韦斯特林（R. Westling）界定过，这种物质被命名为盘尼西林，弗莱明也因此命名其为盘尼西林。尽管弗莱明早在 1932 年就发表了这种抗菌效果，但直到第二次世界大战，青霉素才制备出有用的剂量，其化学性质被阐明，并最终被合成。利耶斯特兰德得出结论，是弗莱明做出了最初的发现，毫无疑问他值得获奖。他还得出结论,柴恩和弗洛里所做的工作最终导致了足够数量和质量的可用于治疗的青霉素的生产。这两个人都被认为应该获奖,斯瓦茨也认同这一结论。

这一点得到了委员会的部分认同,然而,委员会在1944年的获奖建议中对此有所分歧。4名成员投票赞成,其中一半人赞成弗莱明,另一半人赞成柴恩和弗洛里,但其余4名成员则相反,推荐了约瑟夫·厄兰格和赫伯特·加塞。学院决定将该奖项授予后面两位候选人,"因为他们发现了单根神经纤维的高度分化功能。"

1945年,委员会因弗莱明和弗洛里的提名大量涌现,引发了另外3次调查。其中包括柴恩,因为提到1944年的调查,利耶斯特兰德提名了所有3名候选人。这些评估是由皮肤病学和性病学教授斯文·赫勒斯特伦(Sven Hellerström),以及安德斯·克里斯滕松和利耶斯特兰德进行的。3个人都认可所有候选人,但是推荐弗莱明获得一半的奖励——因为他已经成就了最初的发现——另一半给柴恩和弗洛里。这个提议由委员会提交给学院。然而,学院最终决定不将奖项一分为二,而是平分给弗莱明、柴恩和弗洛里(按顺序列出),"因为青霉素的发现及其在各种疾病中的疗效。"利耶斯特兰德在颁奖典礼上发表了颁奖演讲[31](在他担任秘书的42年间发表的7篇演

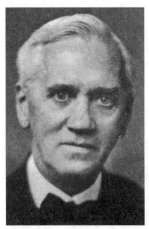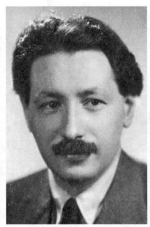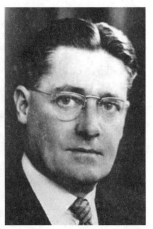

亚历山大·弗莱明(1881—1955)(左)、厄恩斯特·柴恩(1906—1979)(中)和霍华德·弗洛里(1898—1968),1945年诺贝尔生理学或医学奖获得者(《诺贝尔奖》1945年年鉴)

讲中的一篇），柴恩有理由特别感谢他。他是 1943（4）年和 1945 年第二次世界大战期间两个奖项的关键仲裁者。

从历史的角度来看，3 位获奖者平等分享 1945 年的奖金似乎是完全合理的。弗莱明做了最初的观察，这是毫无疑问的，但是很难理解为什么他在 1929—1941 年间没有更加积极地进行这一观察研究。20 世纪 30 年代初，一群天然产物化学家研究过青霉素，但由于化合物的不稳定性，他们放弃了。1939 年，牛津大学威廉·邓恩（William Dunn）爵士病理学院的科学家们决定开发抗菌化合物，几年后，他们成功地生产出可在患者中试用的有足够质量和数量的青霉素。这样弗莱明最初的观察才有可能获得重生。开展这项工作的倡议是由柴恩和该机构负责人弗洛里共同努力的结果。正是弗洛里的生物知识和柴恩作为生物化学家的能力相结合，使得人们能够确定抗菌化合物的化学性质，并成功地大规模生产纯化青霉素。

1942 年 8 月 5 日，弗莱明重新参与了青霉素治疗感染的可能性的研究。在与弗洛里的电话联系中，弗莱明询问他是否有可能获得第一批纯化的材料，用于治疗在圣玛丽医院的一名即将死于链球菌脑膜炎的私人朋友。弗洛里做出了积极回应，带着当时所有的青霉素亲自乘火车赶到伦敦。在向患者的椎管内注射该化合物后，患者奇迹般地康复了。这就是"弗莱明神话"的起源，这使得媒体长期以来忽视了弗洛里和柴恩的绝对不可或缺的贡献[32]。当时媒体对弗莱明的赞美导致伦敦和牛津两所大学之间的关系非常紧张。诺贝尔委员会在推荐获奖者时，能够超越这种冲突是值得称赞的。令人遗憾的是，在学术领域，在分配一项发现的优先次序和对所有相关科学工作者给予公正评价的情况下，不公正的现象并不少见。

滴滴涕，一种独特有效又声名狼藉的杀虫剂

滴滴涕与军队一起行进

在诺贝尔生理学或医学奖的最初几十年里，抗击传染病常常是人们关注的中心问题[2,5-6]。战时条件下，寻找有效手段来控制它们的必要性变得尤为明显。1928 年，查尔斯·尼科尔（Charles Nicolle）"因其在伤寒方面的

工作（而非发现）"获得了一项大奖。他展示了体虱在疾病传播中的重要性。人们充分认识到卫生的重要性，但是仍然需要找到能消除该传播载体的化学品。在临近第二次世界大战末期，人们发现滴滴涕（二氯二苯三氯乙烷，DDT）为控制病媒提供了独特的可能性。它对盟军的行动变得至关重要，事实上它挽救了数十万人的生命。1942年，100公斤盖吉的新型杀虫剂盖杀罗（含有DDT）从瑞士运往美国，其令人印象深刻的效果迅速在美国农业部奥兰多实验室和纽约洛克菲勒基金会卢兹实验室得到证实。后一个实验室对一群出于良心拒服兵役者进行了实地试验，通过贵格会机构，这批拒服兵役者被指派到新罕布什尔州的一个林业营地进行测试[33,34]。从那时起，可以说，"滴滴涕和军队一起行进。"

委员会和学院在1948年迅速行动

1947年10月，诺贝尔生理学或医学奖委员会按照其向世界各地的大学征求建议的常规轮换计划，邀请伊斯坦布尔医学院提名1948年的奖项。J.R.盖吉染料有限公司（J. R. Geigy Dye-Factory Co.）的保罗·米勒因发现DDT而获得7项提名。这些提名信在语言表述和文字多寡上虽然有所不同。但是，它们的基本意思是相同的，很明显，它们代表了一个单一的提议。

委员会挑选了公共卫生教授冈纳·费歇尔（Gunnar Fischer）来审查这些提议。在他的报告中，他首先指出，两年前，同一家公司的名誉博士保罗·鲁格尔（Paul Läuger）被提名发现DDT。这一提名已经由他本人和利耶斯特兰德进行了全面分析。两人都得出结论，DDT的发现值得获奖，但这是米勒而不是鲁格尔的发现，委员会必须等待正确的提名。鲁格尔是J.R.盖吉染料有限公司研究实验室的一个部门的负责人，该实验室在20世纪30年代开发了一些有趣的化合物来对抗昆虫对纺织品的伤害。米勒作为实验室一名成员，对DDT的开发有单独和独立的倡议。因此，与1923年关于胰岛素的发现的情况相反，直接奖励做出发现的科学家，而不认可实验室负责人是重要的。

在对二苯三氯乙烷衍生物的系统研究中，米勒于1939年合成了DDT。实际上，这个化合物已经在1873年由奥地利学生奥特马·蔡德勒（Othmar Zeidler）作为他的博士论文的一部分合成了。新奇之处在于它被发现是一种高效杀虫剂。按照米勒所用的标准,这似乎接近理想;它杀死了广泛的昆虫,低剂量有效,并且非常稳定。此外,它的制备简单,成本低廉。由于DDT的亲脂性,它可以很快被昆虫吸收,并作为接触毒物发挥其毒性作用。盖吉于1940年获得了该化合物的专利。

在他的评估中,费歇尔讨论了使用DDT进行的野外试验,以及各种昆虫对其的不同敏感性。蚊子、跳蚤和体虱对于DDT是高度敏感的,而臭虫和蟑螂对其则相当有抵抗力。普通苍蝇表现出不同的抵抗力,并且观察到了抗药性的出现,这在蚊子和体虱中没有发现。对人

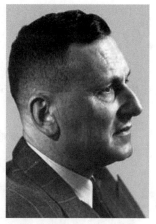

保罗·米勒(1899—1965),1948年诺贝尔生理学或医学奖获得者(《诺贝尔奖》1948年年鉴)

类的毒性似乎很低,当该化合物以推荐浓度使用时,没有观察到任何症状。严重暴露的影响需要进一步研究。一些例子说明了DDT对消灭体虱的强大作用,随之而来的是各种战争条件下斑疹伤寒流行病的严重后果,包括在集中营里。他还讨论了在世界许多地方使用DDT后对疟疾传播影响的大量研究。最后,费歇尔描述了DDT对其他一些媒介传播如黄热病等疾病的影响。

他总结了DDT的发现及其消除疾病的价值如下:

> 因此,DDT在预防大量节肢动物传播疾病(如斑疹伤寒和疟疾)的工作中显示出巨大价值,这类流行病通常造成最多疾病和死亡。DDT肯定已经拯救了数十万人的健康和生命,未来,新的DDT技术将开启不可预见的局面。

> 基于上面所说,我得出结论,保罗·米勒发现DDT作为一种有强烈效果的接触毒物的工作值得奖励。

1948年,委员会要求对12个研究领域进行全面调查,在收到的报告中,委员会特别指出DDT的发现。结论声明是:"诺贝尔委员会一致决定提议

将1948年生理学或医学奖授予保罗·米勒,因为'他发现DDT作为一种接触性毒物,对许多不同节肢动物有很强的作用'",这也成为学院的决定。

费歇尔[35]在颁奖典礼上的演讲中,概述了这一发现以及使用这种化合物的戏剧性效果。其最后一段内容如下:

> DDT的历史说明了走向重大发现的道路通常是非常曲折的。一名研究苍蝇和科罗拉多甲虫的研究员发现了一种化合物,它在对抗世界上最难对付的疾病中被证明是有效的。有人可能会说他很幸运,这当然是真的。如果运气不好,几乎不可能有重大发现。但这不仅仅是运气的问题。批判性的观察是在勤奋地工作、当然也经常是单调的工作过程中形成的,而那种能够看到、欣赏,并重视看似微不足道发现的重要性的能力,才成就了真正的科学家。

米勒的诺贝尔演讲[36]描述了一个工业化学家平凡的生活,并强调了系统、持续和富有想象力的方法的作用。他仍留在1925年开始他职业生涯的公司。在他于1965年去世之前,他见证了对DDT效用的一些重新评估。

DDT的未来传奇

第二次世界大战后,DDT的使用得到了扩大,特别是在控制疟疾方面。早期广泛的实地测试由撒丁岛洛克菲勒基金会监督;DDT在该岛饱和后,疟疾消失了。杀虫剂的广泛使用有助于在欧洲和北美根除疟疾。令人鼓舞的结果促使世界卫生组织(WHO)参与了进来,并于1955年启动了其全球疟疾根除项目。项目取得了令人鼓舞的成果,死亡率显著降低。但是问题很快开始出现,很明显DDT不是控制病媒传染疾病的简单、唯一的解决办法。人们开始认识到,在这场战役中已经进化出抗DDT能力的昆虫。此外,这种化学品的毒性也被低估了,其对环境的影响开始变得明显。

关于规范DDT使用的讨论开始了,《纽约时报》编辑威廉·肖恩(William Shawn)将这个问题提请受欢迎的自然主义作家蕾切尔·卡森(Rachel Carson)注意。她的参与导致1962年畅销书《寂静的春天》(Silent

Spring）[37]的出版——它是20世纪最有影响力的书之一，该书引发了现代环境运动。卡森从未看到它的完全影响，她于1964年死于癌症。

很快，DDT的潜在危害受到热烈讨论[38]。人们意识到，该化合物在生物体中停留了很长时间，因为它具有亲脂性，所以在食物链中积累起来。猛禽特别是食鱼者，受到了严重影响。也有论点认为DDT对人类的毒性被低估了，但是这一点没有得到很好的记录。DDT潜在（边际）致癌作用仍是一个争论的问题。世界卫生组织根除疟疾的目标于1969年被放弃。DDT的农业用途于1970年首先在挪威和瑞典被禁止，1972年在美国被禁止，但直到1984年才在英国被禁止。2001年批准并于2004年5月17日生效的《斯德哥尔摩公约》呼吁消除DDT和其他持久性有机污染物。

然而，解决生活问题的方法很少是黑白分明的。特别是DDT直到今天仍在使用，并且世卫组织继续承认它是防治疟疾的一个重要工具。现在使用它的不同之处在于，只通过选择性喷涂应用于建筑物内部和其他环境，所有这些都是为了减少对环境的影响。DDT还用于浸渍蚊帐，以防止蚊子携带疟疾寄生虫。归根结底，这是一个平衡利益和风险的问题，很明显，合理使用DDT可以挽救许多生命。人们希望有一种更有效、更无害的杀虫剂，但在新杀虫剂出现之前，获得1948年诺贝尔生理学或医学奖的DDT化合物将继续使用——尽管只是选择性地使用。

皮质类固醇，另一种医学奇迹药物

1950年，肯德尔、塔德乌什·赖希施泰因和菲利普·亨奇因前一年的发现而获得诺贝尔生理学或医学奖。人们发现，来自肾上腺皮质和垂体提取物的物质——促肾上腺皮质激素（ACTH），在类风湿性关节炎患者中有着惊人的疗效[39]。

肯德尔是委员会所熟知的，他于1922年首次因提纯甲状腺的激素——甲状腺素而被提名，并描述了其化学结构，这项提议在1938年之前重复了7次。他接受了4次全面调查，他的贡献被认为是值得奖励的。然而，他从未登上获奖名单的榜首。1941年，肯德尔又获得4项提名，但这次是关于肾上腺皮质激素的化学成分和生理作用的提名。生物化学教授胡戈·特奥雷尔,1955年诺贝尔生理学或医学奖得主,对他进行了评估。特奥雷尔全面回顾了肯德尔的类固醇研究,强调他的贡献应该与塔德乌什·赖希施泰因和奥斯卡·温特斯坦纳(Oskar Wintersteiner)的贡献相比较,后两位科学家没有获得该奖提名。他的结论是,赖希施泰因的化学研究与肯德尔的研究相当,但是肯德尔的研究更有助于理解这些化合物的生理功能。特奥雷尔有点迟疑地说,如果包括肯德尔早期对甲状腺素的研究,他应该获得一个奖项。委员会没有采纳这一建议。

就像1945年青霉素的案例那样,1949年发现皮质类固醇和ACTH对类风湿性关节炎有显著的临床疗效,引发了1950年对肯德尔提名的新浪潮。他被提名了14次,其中8次提名包括这一年第一次被提名的亨奇。此外,亨奇获得了3项单独提名。第三位候选人——化学家赖希施泰因,也是1950年由两位提名者首次提出的:布里斯托尔解剖学教授J.约菲(J. Yoffey)(与肯德尔一起提名)和委员会成员约尔佩斯(与再次提名的肯德尔,以及从事皮质类固醇提纯的另一位重要化学家温特斯坦纳一起提名)。约菲对他的提名有些犹豫,并表示"我觉得自己没有能力按业绩排列各类研究人员,甚至没有能力详细介绍他们的工作"。约尔佩斯的提名与其他人的提名有一些不同的关注点,即"肾上腺皮质激素性质的发现及其化学性质的澄清"。委员会决定让早在1930年左右就对肯德尔进行过评估的哈马斯滕写一份新的全面评论。哈马斯滕还提供了一份关于第一次被提名的赖希施泰因的4页报告。利耶斯特兰德和斯瓦茨对肯德尔和亨奇一起,进行了进一步的深入评估。

类固醇对类风湿性关节炎的显著临床疗效是与胰岛素和青霉素的发现和临床应用同等级别的发现。因此,很自然地,委员会本着阿尔弗雷德·诺贝尔的意愿,在1950年很快奖励了这一新发现(1949年4月至5月发表),尽管亨奇和赖希施泰因在那一年都是第一次被提名。亨奇虽然是一位诺贝尔奖的新候选人,但他在明尼苏达州罗切斯特市梅奥诊所(肯德尔工作的地方)是一位杰出临床医生,是类风湿性关节炎研究中的传奇人物。他进行了重要的早期临床观察,发现在某些情况下,特别是妊娠和黄疸同时发生时,

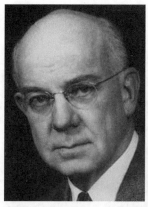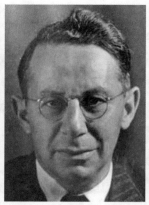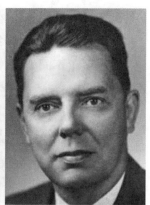

爱德华·肯德尔（1886—1972）（左）、塔德乌什·赖希施泰因（1897—1996）（中）和菲
利普·亨奇（1896—1965），1950年诺贝尔生理学或医学奖获得者（《诺贝尔奖》1950
年年鉴）

关节炎的症状可能会改善，有时会显著改善。他开始相信，体内可能会产生
具有对抗疾病能力的化合物。

　　肯德尔开创性的类固醇研究，特别是对最初被称为化合物E的研究，
最终导致他在1947年有足够的数量可以进行临床试验。默克公司的化学
家，特别是萨雷特（Sarett）博士，对实现这一目标至关重要。这三项评估
完全一致，宣布肯德尔和亨奇值得获奖，但是利耶斯特兰德犹豫不决，并
指出："现在决定可的松和ACTH是否具有实际重要性还为时过早。"此
外，"根据我的观点，梅奥诊所的贡献在治疗方面的重要性并不足以使它
值得获诺贝尔奖。"

　　看来，最终将赖希施泰因纳入奖项有点牵强。仅仅基于两个（弱？）提
名，他受到了哈马斯滕的简短评论，他的结论是："因此，我认为他在肯德尔
发现活性类固醇，特别是E物质的过程中发挥了很大的作用，他的贡献值得
获奖。然而，我认为肯德尔获奖项的资格比赖希施泰因强。"

　　毫不奇怪，委员会很难制定一份一致的提案提交给学院。13名成员中
有9名支持肯德尔、赖希施泰因和亨奇联合奖项，其他4名成员却希望将奖
项分别授予马克斯·泰累尔（1951年诺贝尔奖获得者）和弗兰克·伯内特
（1960年两位获奖者之一）。学院支持委员会大多数成员，颁发一个奖项，由
肯德尔、赖希施泰因和亨奇3名候选人平分，"表彰他们在肾上腺皮质激素、

结构和生物效应方面的发现。"因此,最近观察到的对类风湿性疾病的良好效果没有被提及。在颁奖典礼上的颁奖演讲中[40],利耶斯特兰德花了大部分时间强调了不同类固醇的化学知识的发展,并多次提到肯德尔和赖希施泰因,而只是简短地,在最后提到亨奇和他的合作者最近临床发现。

也许幸运的是,委员会和学院没有等待更多的临床结果。事实上,一项大型临床研究需要10多年才能证实可的松的效果优于阿司匹林。50多年后的今天,类固醇治疗类风湿已经经受住了时间的考验[39]。

随着1943年(1944年)给达姆和多伊西的颁奖,结束了人们对维生素发现重要性的认识,维生素是依赖于外源供应的关键因素,而1950年皮质类固醇激素工作获奖后情况却不是如此。由于特殊的环境(见第5章),文森特·迪维尼奥[41]于1955年获得了化学奖,"因为他在生物化学上重要硫化合物方面的工作,特别是首次合成多肽激素。"而直到1977年,生理学或医学奖的一半颁发给了罗歇·吉耶曼(Roger Guillemin)和安德鲁·沙利(Andrew Schally),"因为他们发现大脑可以产生肽激素",另一半颁发给了罗莎琳·亚洛(Rosalyn Yalow),"因为建立了肽激素放射免疫测定法。"

乔舒亚·莱德伯格,一位迅速被认可的科学家

鼓舞人心的提名

1958年诺贝尔生理学或医学奖的一半授予了乔治·比德尔和爱德华·塔特姆,"因为发现基因通过调节特定化学过程而起作用"(见第7章)。与那些自1948年就被提名的获奖者相比,获得另一半奖项的乔舒亚·莱德伯格在同年首次被提名。在他获得认可的时候,他只有33岁,是生理学或医学奖获得者中第二年轻的(图1-4)。

莱德伯格和其他4名科学家一起被哈佛大学医学院院长、细菌学教授乔治·贝里(George Berry)提名。这份长达5页的提名广泛回顾了遗传学领域的最新发展。它指出,作为一个新的起程,"在过去20年里,没有一个生物领域比微生物遗传学有更显著的发展。"微生物为基因研究提供了理

想的工具,许多杰出的科学家参与到了这一新领域中。1958年后,生理学或医学奖以及化学奖都颁发给了这个领域令人印象深刻的被称为分子生物学的发现,这将在下一章讨论。贝里列出了1958年可识别的5项进步,它们是:

(1)已故的奥斯瓦德·艾弗里将DNA鉴定为遗传信息的载体。

(2)使用微生物突变体来关联基因和产品功能,并构建比德尔和塔特姆展示的基因组图谱。

(3)发现了多种遗传物质在细菌之间的交换。最初,人们假设没有这种变化,细菌只是通过二元分裂繁殖。事实证明这是错误的,细菌成为研究基因物质突变和交换(重组)的理想系统。另一个有用的发现是噬菌体不仅可以将自己的基因组,还可以将宿主基因组片段从一个细胞传递到另一个细胞(转导)。

(4)这些突破带来的一个结果是,基因现在可以作为功能单位进行研究。事实证明,贝里做出了正确的假设,这种理解将为获得关于控制遗传的分子机制的新见解铺平道路。

(5)噬菌体可以感染细菌,并且由于它们的复制而杀死细菌。然而,在特殊条件下,病毒基因组可能会整合到细胞基因组中,并保持休眠状态,直到激活。这被称为溶原状态,病毒基因组被称为前噬菌体。这一现象的展示和潜在机制的澄清导致基因和病毒之间的差异在概念上有所减弱(见第3章)。

对莱德伯格辉煌科学贡献的回顾

委员会对莱德伯格的提名印象深刻,并决定让格奥尔格·克莱因(见第3章)做一个全面的评估,他前一年刚成为肿瘤生物学教授,并首次担任委员会成员。克莱因和莱德伯格于1925年同一年出生,克莱因写了一篇25页的评论(加上70多篇文章的参考列表),内容和形式都非常精彩。它可以作为对诺贝尔奖候选人评估的另一个范文。

莱德伯格是一位非常成功的年轻科学家,在1946—1947年,塔特姆担任了耶鲁大学的关键导师,他也在耶鲁大学获得了博士学位。他很快成为威斯康星大学麦迪逊分校的独立小组组长,开拓了许多发现。克莱因清晰地回顾了莱德伯格的贡献,并仔细地为不同的发现分配了优先级。然后,他得出结论,莱德伯格有资格获得诺贝尔奖,因为他发现了基因重组、转导和溶原现象。克莱因认为最自然的组合是将莱德伯格和安德烈·利沃夫结合在一起,安德烈·利沃夫也进行了关键性的观察,从而促进了对溶酶体的理解,斯文·加德对此进行了调查,并于1955年宣布利沃夫值得获奖[42](见第3章)。

克莱因向我讲述了他是如何在1958年,作为一名年轻教授和诺贝尔委员会的新附属成员,听取化学家和生理学家之间关于优先考虑获奖候选人的激烈争论。坐在他身边的年轻的苏内·贝格斯特隆(见第1章)小心翼翼地提议,"你为什么不为遗传学家辩护?"显然,克莱因的干预被采纳了,因为最终委员会向学院推荐,1958年的奖金一半应该给比德尔和塔特姆,另一半给莱德伯格,"因为他发现了基因重组和细菌遗传物质的组织。"只有一个不同的声音,即加德,他更喜欢莱德伯格和利沃夫的组合。学院同意委员会绝大多数成员的意见,利沃夫不得不等到1965年,他那年与弗朗索瓦·雅各布和雅克·莫诺分享了一个奖项。

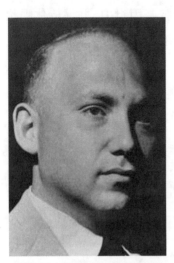

乔舒亚·莱德伯格(1925—2008),获得1958年诺贝尔生理学或医学奖的一半奖项(《诺贝尔奖》1958年年鉴)

在他颁奖典礼6个月后发表的精美的诺贝尔演讲[43]"遗传学观点"(*A view of genetics*)中,莱德伯格借此机会不仅回顾了他的研究进展,还发表了一些富有远见的声明。演讲包括DNA作为核心的基因携带结构、病毒与基因(见第3章)以及生命的创造几部分。从他的演讲中可以明显看出,DNA作为遗传物质的理论已经成熟(见第7章)。

在他获得诺贝尔奖的那一年,莱德伯格搬到了斯坦福大学,在那里他成为遗传学系的创始人和系主任。除了继续他的研究之外,他有许多职务,并且经常担任美国政府的顾问。他也参与了宇宙生物学领域的研究,并对微生物通过太空飞行往返地球的潜在意外相关风险感到担忧。他的另一个兴趣是人工智能。从 1978 年到 1990 年，他担任洛克菲勒大学校长。他于 2008 年逝世。

委员会工作的形成时期

本章讨论了从生理学或医学奖前 50 个奖项中选出的 10 个奖项。这 10 个奖项和 3 个单独讨论的奖项[3,4]（泰累尔、韦勒-罗宾斯、科恩伯格）涉及诺贝尔委员会已经采取特别措施的奖项。在大多数情况下，遴选程序加快了，以允许最新的发现或被认为特别迫切需要的发现被认可。与这些奖项相关的活动突出了诺贝尔委员会和卡罗林斯卡研究所的教员要考虑的一些核心问题。当涉及诺贝尔遗嘱中给出的颁奖要求细节时，有许多事情需要考虑，其中之一是诠释什么应该包含在"生理学或医学奖"中。

这两个术语必须从改善人类健康的角度来理解。生理学这一术语本身是一个非常广泛的概念，包括研究生物（任何种类）及其部分的功能，以及所涉及的物理、化学因素和过程的科学。总的来说，卡罗林斯卡研究所明智地对利耶斯特兰德强调的"生理学或医学"的解释采取了非常开明的观点[2]。它被简单地理解为所有理论和实践医学科学，包括在更现代化的术语生物医学或生命科学中。随着时间的推移，人们越来越认识到不同形式的生物比最初认为的更密切相关。最近对不同物种基因组结构的研究突出了这一事实。因此，对改善人类健康有价值的信息有时可以从相对简单的系统研究中获得。对癌症发展具有重要意义的基因，或者像朊病毒这样的特殊传染因子，可以在酵母细胞中进行研究（见第 8 章）。我们生活在一个细菌和病毒的世界，其中一些可能导致疾病，而另一些则发挥着各种有益的作用。因此，我们需要知道它们如何运作的，以及如何与我们的身体和免疫系统相互作用[42]（见第 3 章）。

奖励定义中的术语"生理学或医学"在某种程度上有所重叠，因为生理学的实验科学经常与临床评估新的干预措施相结合，以促进人类健康。"或"经常被换成"和"。还有另一个重叠，即化学奖和生理学或医学奖所涵盖领域之间的重叠。最初,由每个授奖机构来决定研究成果是属于有机化学领域的,还是生命科学领域的。因此,病毒学的第一个奖是约翰·诺思罗普(John Northrop)和温德尔·斯坦利在1946年获得的一半化学奖,而同一获奖领域的第二个奖于1982年授予阿龙·克卢格,表彰他在烟草花叶病毒研究方面的贡献。除此之外,病毒系统研究的所有奖项都在生理学或医学(见第3章)奖中颁发[42]。另一个例子是第5章中讨论的1955年在特奥雷尔和迪维尼奥之间选择授予化学奖,还是生理学或医学奖。

对分子生物学领域的成果,最初的奖项是在生理学或医学领域颁发的,但后来在生理学或医学领域和化学领域都颁发了,这将在下一章进一步讨论。几十年来,卡罗林斯卡研究所的诺贝尔生理学或医学奖委员会和瑞典皇家科学院的诺贝尔化学奖委员会举行联席会议,行使决定如何分配不同学科分支的候选人的职责。

还是在1959年,卡罗林斯卡研究所的委员会将提名分配给生理学或医学的6个分支之一。这种对候选人的细分方法早已被放弃,但皇家科学院的物理和化学委员会仍在使用。在选择候选人时,各分支学科之间没有轮换。在最后的竞争中,候选人的独特优势才是最重要的。因为往往会有多个非常合格的候选人,同一子领域连续两年被认可的可能性较小。

许多生理学或医学奖获得者没有受过医学培训,也不是医学机构的成员。这并不奇怪,因为生理学或医学的术语已经被广泛理解。本章讨论的几位获奖者都有非医学背景。除了属于这一类别的克罗,还有像希尔、达姆、多伊西、柴恩、弗洛里、米勒、肯德尔和赖希施泰因这样的化学家。这份名单还可以加上圣乔其·艾伯特(Szent-Györgyi Albert)、塞尔曼·瓦克斯曼和丹尼尔·博韦(Daniel Bovet),他们分别于1937年、1952年和1957年获奖。在遗传学和发育生物学领域,也向非医学科学家颁发奖项。以上讨论的1958年获奖者中,没有一人获得过医学博士学位,在此之前,托马斯·摩尔根、汉斯·施佩曼和赫尔曼·穆勒(Herman Muller)分别于1933年、1935年和1946年获奖,他们都缺乏医学培训。在1901—1959年间获得生理学或医学奖的76名科学家中,共有21名没有医学背景。

"给人类带来最大利益"的规范也是诺贝尔奖评选在早期阶段一个深

思的主题。奖项应该在多大程度上认可应用科学的研究？人们很快就接受了这样一种观点，即奖励可以、也应该给予非常基本的发现。当约翰松成为委员会主席时，他强调在遴选过程中，应主要考虑原创性和在科学背景下的重要性[1]。随着时间的推移，这种态度越来越坚定，大多数奖项都颁发给了基本的发现，这有时会让诺贝尔大会中有临床背景的成员感到失望。

"前一年"的提法引起了更广泛的讨论。在本章回顾的3个特殊案例中，克罗、班廷和麦克劳德以及肯德尔、赖希施泰因和亨奇，学院成功地奖励了他们在前一年公布的发现，但在其他案例中，情况并非如此。通常来说，推迟颁奖是明智的。委员会需要充分了解这一发现的规模和强度，并正确甄别参与新发现的科学家们声称的优先次序。可以理解的是，后一项任务并不容易完成，但随着时间的推移，这些委员会已经为公正、全面、高质量地评估制定了高效的程序。这一传统起源于早在1901年首次颁发奖项时就开始的对评选过程的设计。条例中的一条规定认可对一项发现的延迟承认，该条规定如下："遗嘱中关于年度奖励应授予前一年的工作的规定应理解为，奖励应针对遗嘱中提及的某领域背景的最新成就，以及仅当其重要性直到最近才变得显而易见时的过去的工作。"诚然，在某些情况下，比如1932年授予谢灵顿的奖项和1966年授予劳斯的奖项（见第3章），卡罗林斯卡研究所的委员会和教员确实延伸了"变得显而易见"的含义。

遗嘱中最重要和最巧妙的规范是，生理学或医学奖应授予一项发现。正如所指出的，这比物理学和化学领域获奖的范围更窄，它们也允许奖励发明和改进。"发现"一词的含义、内容和界限一直是卡罗林斯卡研究所诺贝尔委员会和学院讨论的主题。这些讨论今天仍在继续，并将持续到未来。什么构成了明确定义的发现？它如何随理性科学和偶然发现而演化？发现什么时候算完成？等等。问题很多，需要严格应对。第4章介绍了这些问题的某些方面[3]。一个委员会对将原始观察和后续发展相结合、从而获得有用的化合物或诊断测试这样的工作进行奖励，例如维生素B_{12}、维生素K、青霉素和皮质类固醇这类案例，这种情况并不罕见。然而，在最近的2008

年奖项中,授予弗朗索瓦丝·巴尔-西诺西和吕克·蒙塔尼耶的奖项,只是认可了人体免疫缺陷病毒(艾滋病毒)的原始分离,而不是这一知识的重要应用。

诺贝尔奖是独一无二的,因为它是在100多年前开始的;从一开始,它们就是国际性的,并且包含了大量的经济奖励。遴选过程显然已经演变,但从一开始就已经是高水平的了。许多优秀的书面提案都是来自被邀请的提名者,并已经过有效的筛选。只是在第一次和第二次世界大战期间,提名才受到影响。最有竞争力的候选人往往接受了非常合格的评审。这些评论最初主要是由委员会成员进行的,但是很快,学院的其他成员也参与进来。最终,国内和一定程度上的国际评论家也开始参与进来。

诺贝尔委员会被明确要求有3—5名成员组成。最初他们都有5名成员,但在卡罗林斯卡研究所,后来人数减少了。在第二次世界大战期间,委员会减少到3名成员,直到1961年才恢复到5名成员。秘书以有表决权或无表决权的成员身份出席委员会会议,这种情况在一段时期内也适用于卡罗林斯卡研究所的副所长。然而,生物医学研究领域很广,为了管理这个领域,运营委员会扩大了,临时纳入了教员,从而提供了对不同领域的必要概述。因此,早在20世纪30年代,运营委员会就包括了大约10个人。如前所述,自1970年以来,每年有10人被委派进行7个月(从3月到9月)的参与工作,他们被挑选出来代表与该年工作最相关的领域。这个由15名成员组成的扩大委员会,在9月下旬向由50名成员组成的诺贝尔大会提交报告。该大会于1977年接管了学院的职责(见第1章)。

对候选人评估的关键部分保持了过程的完整性和保密性。这已经得到发展并保持了令人惊讶的良好状态。对于受邀参加提名候选人的个人,他们已被强调必须对提名保密。所有参与评选的人员都非常清楚自己的责任,整个程序保持了基于公正、客观和无党派评价的悠久传统;根植于欧洲边缘两个人口稀少的小国家的文化传统(路德教派)。诺贝尔决定让瑞典和挪威来负责颁奖,而不是让他一生中大部分时间生活在那里的欧洲大国来负责颁奖,这可能是他充分洞察力的表现。一个秘密的、不可改变的选择过程已经演变,基本上不受任何外部影响。当然,对获奖者的选择有时会受到批评,但颁奖机构从未对此做出回应。

卡罗林斯卡研究所诺贝尔委员会的档案材料可以在 50 年保密期结束后发布,用于科学历史评估,这些材料很好地展示了委员会的细致工作和审议情况。会议的记录很简短,因为不允许记录提出的不同意见。很明显,人们经常会发现意见分歧,或者能感觉到不同学科的竞争,但是最终,一项一致的或者至少是占绝对多数的提议通常会被提交给学院。正如本章讨论的一些案例所示,学院并不总是遵循委员会的建议,有时复议请求被退回。评选的结果已被国际科学界普遍接受,并且很早该奖项就被视为国际科学奖项中的最高奖项。获奖的成果确实突出了现代生物医学研究的里程碑式意义。随着时间的推移,该奖项的声望不断提高,反过来也给参与评选的人带来额外的压力,使他们根本没有犯错的余地。如今发表的高质量科学成果的数量和涉及的科学家数量比 100 年前多了一个数量级,这无疑增加了选择任务的挑战难度。

不超过 3 名科学家可以分享一个奖项,这有时会给委员会带来困难。起初,大部分是单个获奖者被授予奖项。有几个奖项授予了两位获奖者,但是直到 1934 年,3 位获奖者才获得一个奖项(表 1-1)。在分享时,一个重要的经验法则是评估每一位被提名的候选人是否有资格单独拿一个奖项,这项原则并不总会得到遵守。有一些例子,比如维生素 K、青霉素和类固醇的发现,一位候选人会被认为比另一位候选人强得多,尽管最终该奖项还是被平等分享。

本章重点介绍了委员会采取特定举措的一些情况,即推动候选人或获得委员会成员提名,通常由主席或秘书提名。虽然在大多数情况下,这些特殊和不寻常的过程的结果是可以接受的,但在某些情况下,更多的犹豫似乎是谨慎的。从我自 1973 年以来作为普通成员或附属成员在委员会工作大约 20 年以来,我判断今天讨论的这类案件不太可能发生。一个有趣的问题是,莱德伯格在第一次获得提名的同一年里,就获得奖项是否会成为同类奖项中的最后一个案例。了解答案的唯一方法是耐心(和长寿)和了解卡罗林斯卡研究所诺贝尔生理学或医学奖的档案如何逐年揭示医学科学丰富、独特、实时评估的秘密。

尾声——有时需要时间

　　本章主题是描述委员会在迅速认可一项发现时的各种情况。詹姆斯·沃森和弗朗西斯·克里克（Francis Crick）在1953年发现DNA具有双螺旋结构，如果不算是20世纪生物学领域最重大发现的话，这一发现也应被强调为一项重大发现。它经常被拿来与查尔斯·达尔文（Charles Darwin）在1859年出版的《物种起源》（*Origin of Species*）相提并论。尽管如此，DNA结构的展示还需要很长时间才能获得诺贝尔奖的提名和认可。某些中心准则很难改变，这在评估基本生物现象时对蛋白质和核酸的相对重视上得到了很好的体现。下一章将讨论研究重点是如何在蛋白质和核酸这两大类生物分子之间来回转换的。

第7章
诺贝尔奖与核酸：五幕戏剧

到1959年，无论是在生理学或医学领域，还是在化学领域，都没有人因发现DNA双螺旋结构而获得诺贝尔奖提名。就像被邀请的提名者所强调的那样，人们可能已经预料到这一革命性的发现，为核酸作为自然界遗传信息载体的作用提供了坚实的支持。雅克·莫诺，1965年诺贝尔生理学或医学奖三位获奖者之一（见第3章），在他的著作《偶然性与必然性》(*Chance and Necessity*)[1]中列举了生物学进步的四大里程碑。它们是查尔斯·达尔文对进化原理的描述，格雷格尔·孟德尔（Gregor Mendel）对遗传规律的鉴定，奥斯瓦德·艾弗里对DNA作为遗传信息载体的早期鉴定，以及詹姆斯·沃森（James Watson）和弗朗西斯·克里克（Francis Crick）对双链DNA本质的陈述。然而，DNA的核心作用最终被科学界接受需要时间，导致接受的决定性发现已经在许多书中被以极好的方式所描述[2-8]。本章不打算重复这些主要事件。相反，在我们对基因功能的核心现象日益加深的理解中，这里将特别描述对核酸或蛋白质的重视的转变过程。直到1959年，诺贝尔档案材料才被用于审视该过程中的重大事件，下面以梗概形式介绍其中的事态发展进程。

第一个要分析的奖项是1910年授予阿尔布雷希特·科塞尔的生理学或医学奖，因为他"……在蛋白质，包括核酸物质方面的工作"。他的贡献可以被视为大约50年来的高潮，在此期间，核酸的重要性在关于遗传物质性质的讨论中起着至少相当于蛋白质的核心作用。此后，蛋白质开始占据主导地位,如第3章所述,在1946年温德尔·斯坦利展示一种传染性植物病毒蛋白质的讨论中,这种蛋白质获得了化学奖的认可。正如在同一章中陈述的那样,对病毒本质日益深入的了解是建立在阐明核酸核心作用的新数据上的。人们对植物病毒和噬菌体的研究进行了批判性的观察。正是在20世纪50年代,我们对遗传物质化学性质的理解发生了最根本的转变。这些重大事件可通过审查瑞典皇家科学院和卡罗林斯卡研究所在这10年中的诺贝尔档案来评估。这是本章的重点。

虽然已经讨论过了,但是我们将会重新考虑为什么没有授予艾弗里奖项[9]。在那期间内,核酸研究的奖项是亚历山大·托德1957年获得的化学奖,以及1958年和1959年颁发的生理学或医学奖。第3章简要谈到了1958年授予比德尔、塔特姆和莱德伯格的奖项,第6章更广泛地讨论了莱德伯格的情况。1959年塞韦罗·奥乔亚和阿瑟·科恩伯格获得生理学或医学奖,他们完成了我们对核酸结构和功能长达10年的基本认识过程。而1962年获奖的沃森、克里克和莫里斯·威尔金斯(Maurice Wilkins)发现了DNA的结构,则标志着这一发展阶段的终结。奖励动机是"因为他们发现了核酸的分子结构及其在生物物质信息传递中的意义。"后一项奖励动机的情况仍有待于今后对档案材料的评估。发现者自己对这些事件的描述众所周知。沃森备受争议的书《双螺旋》(The Double Helix)[10],原本打算起名为"诚实的吉姆",一夜之间就出名了。克里克对这一发现的描述,《疯狂的追求》(What Mad Pursuit)[11]一书本身就很有趣。据说克里克最初打算用一个更莎士比亚式的标题"驯服一颗螺丝钉"。威尔金斯在自传《双螺旋的第三个人》(The Third Man of the Double Helix)[12]中也给出了他自己的发现。

一旦DNA重新回到舞台上成为主角,理解自然的这种通用语言就变得重要了。没过多久,遗传密码就被破解,并在1968年获得诺贝尔生理学或医学奖。有趣的是,在阅读生命之书的过程中,人们把注意力又转移回蛋白质上。通过读取某一物种的遗传物质的完整核苷酸序列可以推断它所对应的蛋白质的数量以及它们的一般特征。然而,对核苷酸序列重要性的进一步认识表明,在最初对蛋白质结构推断的研究热情中,编码RNA这第二种核酸却不形成蛋白质序列的重要性被忽视了。1989年和2006年，诺贝尔奖表彰了具有独特功能的新型RNA这一重要发现。这些进展开辟了新的研究领域，使核酸，特别是RNA，重新回到舞台上。因此，直到今天，人们能在这个剧中看到五幕，突出了生命戏剧中的主要角色——核酸和蛋白质。核酸在第一幕、第三幕和最后一幕占据了主导地位，而蛋白质在第二幕和第四幕占据了中心位置。

细胞核的化学

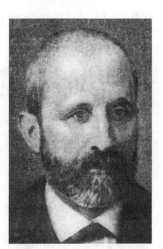

弗里德里希·米舍（Friedrich Miescher）（1844—1895）是一个害羞和谦逊的人[13,14]。1868年，当他在巴塞尔完成医学学习时，他选修了一门在他的职业生涯中意想不到的课程。因为听力受损，他决定不再进行临床医学学习，而是进行生物化学和生理学的研究。他去德国蒂宾根的费利克斯·霍庇-赛勒（Felix Hoppe-Seyler）实验室学习，该实验室以研究血红蛋白及其与氧结合而闻名，但这不是米舍想要做的，他想研究细胞核的化学。当时人们意识到细胞的剩余部分是由蛋白质组成的，但是细胞核是由什么组成的呢？细胞的这一部分与周围的细

弗里德里希·米舍是DNA的发现者（瑞士巴塞尔弗里德里希·米舍研究所提供）

胞质具有不同的染色特性。他首先试图在从伤口绷带脓液里回收的白细胞中纯化细胞核。经过努力，他设法收集到相当纯净的细胞，然后，尝试不同技术来去除细胞质。最终，他决定用温热的酒精处理悬浮的细胞以去除脂质，然后用粗酶制剂消化去除蛋白质。

他用碱性溶液来提取细胞核里的纯化物，并进行酸化处理，得到一种沉淀物，他称之为核质，这种物质富含磷。米舍研究了一段时间才公布他的数据，因为他的导师费利克斯·霍庇-赛勒首先想检查这些数据是否正确。停滞了几年后，在1871年发表相关论文时，他又回到了对核质的研究。他很

聪明地选择了用鲑鱼精子作为原料,鲑鱼精子含有主要由细胞核组成的细胞。他能够证明这些细胞的主要成分就是核质和一种他称之为鱼精蛋白的蛋白质。他把这两种成分分离后,获得的核质含有9.6%的磷,而不含硫,也不含可检测到的蛋白质。德国病理学家和细胞生物学家理查德·奥尔特曼(Richard Altmann)于1889年将这种核质命名为核酸,尽管当时米舍出于未知的原因已放弃对这种物质的研究,但是他率先发现了这种物质。1895年,米舍死于结核病时,人们对他发现的这种物质越来越感兴趣。不仅是化学家,细胞生物学家也对他的发现产生了强烈的兴趣。

正是德国生物学家和细胞遗传学创始人沃尔特·弗莱明(Walter Flemming),在1882年出版的《细胞物质、细胞核和细胞分裂》(Cell Substance, Nucleus and Cell Division)一书中指出,米舍的核质是使细胞核具有独特染色特征的原因。几年后,细胞分裂的现象,即有丝分裂被阐明;与此相关的是识别出来其新结构,被称为染色体(chromosome),来自希腊文chromo(可染色的)和some(小体)。染色体清晰可见,并在有丝分裂期间表演了一场精心编排的舞蹈。1885年,德国著名动物学家奥斯卡·赫特维希(Oscar Hertwig)写道,"核质不仅是受精的物质,也是传递遗传特征的物质。"看似荒谬的是,米舍本人拒绝了他发现的核质在遗传现象中起作用的提议。

阿尔布雷希特·科塞尔的登场

科塞尔(1853—1927)有很大一部分自信是米舍所缺乏的[14]。他在斯特拉斯堡开始了他的医学课程学习,在那里他有当时有机化学领域的领军人物费利克斯·霍庇-赛勒和埃米尔·费歇尔(Emil Fischer)作为他的激励老师。在家乡罗斯托克完成医学课程后,他回到了霍庇-赛勒的实验室。当霍庇-赛勒在1871年最后审查米舍发现核质的工作时,他还在继续在其他材料中寻找核质,他发现核质也存在于酵母中。虽然他这一观察受到当时一些有影响力的化学家的批评,但是科塞尔在他的第一次研究中证实了霍庇-赛勒的发现,这使他走上对核质化学特性进行广泛和终生研究的道路,为我们今天对核酸的理解奠定了基础。正是这种全面的贡献，成为他获得1910年诺贝尔生理学或医学奖的核心理由。他的目的是描述细胞的化学特性，尤其是其核部分。在这项工作中，他为我们理解核酸–蛋白质复合物的化学性质做出了奠基性的贡献。

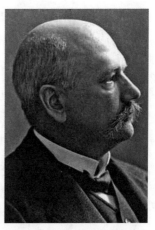

阿尔布雷希特·科塞尔，1910年诺贝尔生理学或医学奖获得者(《诺贝尔奖》1910年年鉴)

我们对核酸本质日益深入了解的重要进展过程可简要描述如下。它们的链状结构的骨架是由通过磷酸基团连接在一起的糖组成的。19世纪90年代初，科塞尔和瑞典生物化学家奥洛夫·哈马斯滕(Olof Hammarsten)分别证明了这一点，即存在两种核酸，一种在胸腺中发现，另一种首先在酵母中发现。后来有人证实，所有细胞都含有这两种核酸。这两种核酸之间的差异存在于糖的部分，科塞尔的一名学生菲伯斯·莱文(Phoebus Levene)后来证明了这种差异，位于胸腺的核酸——DNA，含有的糖是脱氧核糖，而在酵母的核酸——RNA，含有的糖是之前提到过的核糖。人们发现4个核苷酸碱基与磷–(脱氧)核糖骨架相连。其中有两种，即腺嘌呤和鸟嘌呤，是由费歇尔而不是科塞尔鉴定的。费歇尔将它们描述为他的碳水化合物开创性研究的一部分，为此他获得了第二个诺贝尔化学奖。他把它们统称为嘌呤。这两个嘌呤碱基在DNA和RNA中是相同的，另外两个碱基之一的胞嘧啶也是如此。但是第四个碱基显示出不同之处。科塞尔和合作者首先证明它是DNA中的胸腺嘧啶，即胸腺核酸；后来莱文再次证明RNA，即酵母核酸，含有尿嘧啶。后三种碱基的共同名称是嘧啶。自然界通用语言中使用的4个字母(DNA中的胸腺嘧啶对应于RNA中的尿嘧啶)通常缩写为A(腺嘌呤)、G(鸟嘌呤)、C(胞嘧啶)、T或U(胸腺嘧啶或尿嘧啶)。

科塞尔与合作者还对核酸相关的基本蛋白质，鱼精蛋白和组蛋白进行了重点研究。总的来说，他的职业生涯是非常成功的。他在霍庇–赛勒那里进行了卓有成效的逗留之后，又去柏林当教授。在普鲁士城待了12年后，他搬到马尔堡住了6年,此后,他定居海德堡,在大学里担任生理学教授。在他的一生中,继续进行高质量的科学研究。与从未被公认为先驱的米舍不同,科塞尔获得了许多荣誉。在他去世3年前,爱丁堡第十一届生理学大会向他致敬,那次会议首次展示了胰岛素的惊人发现(见第6章)。在同一场合,科塞尔并不公然"爱国",他非常高兴在爱丁堡这个在第一次世界大战期间曾是敌国的城市获得荣誉博士学位。科塞尔相信科学的普遍性。对他最重要的认可是1910年的诺贝尔生理学或医学奖。

从1902年开始,科塞尔6次获得生理学或医学奖提名。他的工作在1903年、1904年和1910年被审查。评审者是卡罗林斯卡研究所化学和药学教授卡尔·默纳(Karl Mörner)。从1898年到1917年他去世前,默纳是该研究所副所长。第1章中提到过他,他是诺贝尔委员会成立17年来的主席和秘书,因此是与该奖项的早期发展相关的事务中一个非常重要的人物。在来自蒂宾根的德国化学家古斯塔夫·许夫纳(Gustaf Hüfner)1904年的提名中,他突出了科塞尔对核酸及其相关蛋白质、鱼精蛋白和组蛋白的研究,强调只有通过科塞尔的基本贡献,米舍最初对核质识别的意义才得以被充分理解。默纳做了一次彻底的回顾,并得出结论,科塞尔值得获奖。1910

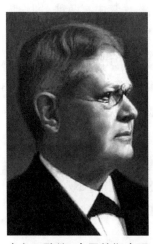

年,默纳对科塞尔的贡献又做了一次长时间的全面审查。综述大部分内容涉及科塞尔对核酸的研究,在某种程度上也涉及相关的碱性蛋白质。这份综述里提到这两者之间的联系(在现代读者看来有些困惑),使得科塞尔将它们称为蛋白质("蛋清")化合物,还重点介绍了中心嘧啶化合物胸腺嘧啶和胞嘧啶的鉴定,并单独描述了核酸相关蛋白的特征。用当时的术语来说,他受到奖励的原因是"……他在蛋白质包括核酸物质方面的工作"。

卡尔·默纳,卡罗林斯卡研究所副所长(1898—1917),诺贝尔委员会主席(1901—1917)(卡罗林斯卡研究所提供)

在颁奖典礼上的介绍中,默纳强调了为什么一位化学家被授予生理学或医学奖[15]。其原因是他参与了生理学方面的化学工作。科塞尔的工作拓展了我们对细胞功能的理解，这是深入了解器官和全身功能的先决条件。默纳夸口说，在未来，化学可能会让我们了解除了思考能力和生命相关的表达之外的所有基本机制。正如我们将要看到的，现代生物学家和生化学家也认为表达方式，即人类意识和记忆，是对未来研究的挑战。演讲中，默纳进一步指出"……这些核酸肯定通过它们在细胞中的存在，以及它们与在细胞中发现的蛋白质体的关系，发挥着巨大的生物学意义……"。然而，大约过了50年，DNA作为遗传物质的核心功能才被科学界完全接受。

核酸的黯然失色

科学界接受核素（nuclein）在受精和遗传特征传递中起作用的观点只有几十年的时间。这可以在当时德高望重的生物学家埃德蒙·威尔逊（Edmund Wilson）连续出版的教科书中找到根据。这本书的书名是《发育和遗传中的细胞》(The Cell in Development and Inheritance)[16]。在这本书的第一版（1896年）中提到"……染色质被视为遗传的物质基础。现在知道，染色质与一种叫作核素的物质如果不完全相同，也会是非常相似的……分析表明这是一种相当明确的核酸（一种富含磷的复杂有机酸）和白蛋白的化合物。因此，我们得出了一个显著的结论，即遗传可能受到一种从父母传给后代的特殊化合物的物理影响。"29年后，在这本书的第三版里，对核酸作用的解释发生了巨大变化。威尔逊此时说："这些事实提供了确凿的证据，证明染色体的个体性和遗传的连续性，并不建立在传统意义的染色质的持久性之上。"问题是不可能通过对静止的非分裂期细胞的染色来识别染色体。从而引出这样的结论："似乎表明蛋白质成分的逐渐积累和核素的放弃丢失，甚至完全丧失。"过了很长时间，DNA才再次出现在生命舞动基因的聚光灯下。

对蛋白质研究的进展显示了其丰富的多功能性，这是通过已鉴定的20种不同氨基酸的无数种组合实现的。蛋白质可以形成大分子，正如第3章所讨论的，斯坦利提出蛋白质代表植物病毒的完整实体。相比之下，核酸被认为是简单而单调的分子。科塞尔的一位后继者莱文对核酸结构的描述做出了重要贡献,但他也有一个误导性的假设,明显阻碍了人们对其生物学作用的理解。他的结论是,这4种碱基在生物材料中的比例相等,这源于两种误解。他没有充分理解到他所研究的核酸制剂是分子的混合物,甚至可能会在不同种类的核酸中表现出碱基的差异。此外,他没有想到核酸像蛋白质一样也可以形成大分子。然而,在20世纪30年代中期,研究数据开始显示核酸也可能非常大。

直到20世纪40年代末,莱文的4个碱基等效表达的典型原则才受到挑战,这项工作是欧文·查加夫(Erwin Chargraff)做的。20世纪30年代中期,他从维也纳搬到纽约哥伦比亚大学,成为一名生物化学家。在那里,他经历了令人印象深刻的职业生涯。在他的核酸研究中,他做了两项重要的观察。一个是4个核苷酸的相对发生率因所研究的材料而异,因此,莱文错了;另一个重要发现是鸟嘌呤和胞嘧啶、腺嘌呤和胸腺嘧啶碱基的比例总是相等的。20世纪40年代末,查加夫在斯德哥尔摩演讲他的研究成果,给许多年轻科学家留下了深刻印象,但是这些结果没能说服其他更资深的科学家相信DNA可能的重要性。正是他证明了这4个碱基似乎成对互补,才为沃森和克里克在1953年展示DNA的结构奠定了基础。而大约在这一重大发现发表的10年前,洛克菲勒研究所发表了由引起肺炎的细菌研究得出的极具争议的结果。

艾弗里的里程碑发现

1944年,艾弗里和合作者在备受推崇的《实验医学杂志》上发表了一篇论文[17]。它涉及一种物质的分离,这种物质可以在III型肺炎球菌菌株之间转移表面特性,这种细菌可以引起肺炎。这种细菌的不同菌株其表面被各种糖覆盖,这使得它们看起来粗糙或光滑,并赋予它们不同的免疫特性。在其他人的早期实验中,已经发现一个菌株的特性可以转移到另一个菌株,即使第一个供体细菌缺乏复制能力。这种现象被称为转换。艾弗里的目的是确定转化物质的化学性质。他和同事获得的结果令人惊讶,也具有争议。他们发表的论文的一部分内容是"……这表明,在这些方法的限制范围内,活性部分不含反应性多糖，它主要由高度聚合的黏性脱氧核糖核酸组成，即使不是全部的话。"本文讨论的后半部分介绍了转化物质的3种可能性质。它被比作基因，比作病毒，最后比作可能的"可传递诱变剂"。

关于科学界不愿意接受这篇文章的内容，已经有很多讨论[18-21]。莱文的四核苷酸假说当时仍然盛行，而且人们很可能认为制剂中还含有一些蛋白质。此外，制备

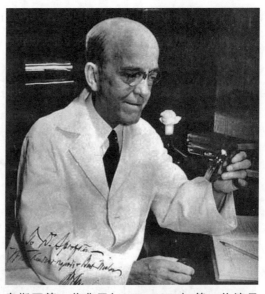

奥斯瓦德·艾弗里（1877—1955），第一位演示DNA代表遗传物质的科学家（洛克菲勒大学出版社授权）

用于控制材料特异性的DNA降解酶可能被其他的酶所污染。对艾弗里及其合作者的主张最不赞成的科学家之一是阿尔弗雷德·米尔斯基（Alfred Mirsky），他也是洛克菲勒研究所的一名极具影响力的科学家。顶尖科学家们的态度直到20世纪50年代初才开始发生变化。早在1947年艾弗里的研究就得到了证实，当时安德烈·博伊文（André Boivin）报道DNA可以在大肠杆菌内诱导特异性的突变，大肠杆菌是实验研究中最受欢迎的。在对肺炎球菌的进一步研究中，罗林·霍奇基斯（Rollin Hotchkiss）在1951年证明了通过使用DNA转移了对青霉素的抗性，同时，哈蒂·亚历山大（Hattie Alexander）和格拉斯·莱迪（Grace Leidy）也描述了另一种细菌——流感嗜血杆菌的DNA转化。

在20世纪50年代早期，艾弗里的转化实验的意义被广泛地讨论着。DNA作为遗传信息载体可能的重要意义受到1952年艾尔弗雷德·赫尔希（Alfred Hershey）和玛莎·蔡斯噬菌体实验结果的影响（见第3章）。1951年，赫尔希收到罗杰·赫里奥特（Roger Herriott）[5]的一封信，信中充满了有预见的推测："我一直在想——也许你也有——这种病毒可能会像一根小

小的皮下注射针,完全遵从转化的原理;病毒本身从未进入细胞,只有尾巴接触宿主,可能会通过酶切在外膜上穿出一个小孔,然后病毒的核酸就流入细胞。"

在之后的4年研究中,吉勒(Gierer)、施拉姆(Schramm)和弗伦克尔-康拉特证明了从烟草花叶病毒中分离的RNA本身具有传染性(见第3章)。该领域的这些发展,包括1953年DNA双螺旋结构的阐明[22],是如何影响瑞典皇家科学院和卡罗林斯卡研究所的诺贝尔委员会? 他们何时才最终接受核酸是遗传信息的普遍载体?

化学委员会日益增长的洞察力

在前50个诺贝尔化学奖中,有很大一部分是指向有机化合物和生物化学领域的发展[23]。对氧化和光合作用中重要分子——血红蛋白和叶绿素——的结构和合成,以及对多细胞生物中的信号——激素和维生素——的令人印象深刻的新见解获得了奖励。除了科塞尔的奖项之外,人们很少关注与储存和传递遗传信息有关的分子。1902年授予费歇尔的奖项包括对核酸中两种嘌呤的描述,但是如前所述,该奖项主要是奖励他为碳水化合物化学奠定了基础。直到20世纪40年代末,该委员会才开始认真考虑核酸成分的结构及其相互作用。可以说,1946年授予斯坦利奖项是因为他的关于传染性病毒蛋白的结晶研究(见第3章),这只是对一种基因信息表达形式的认可,但不是对遗传信息本身的认识,这种情况保持了很久[23]。正如第3章中已提到的那样,化学委员会的长任主席兼瑞典皇家科学院常务秘书韦斯特格伦,直到1970年还认为病毒是处于活的和死的物质之间的生物体。然而,公平起见,应该补充的是,在他发表这一声明之前,他提到了病毒颗粒:"……已经证明它含有核酸作为其重要成分。"在韦斯特格伦任职期间,诺贝尔委员会的成员几乎没有轮换。像斯韦德贝里、蒂塞利乌斯(见第3章)和乌普萨拉大学有机化学教授阿尔内·弗雷德加(Arne Fredga)这些人在那段时间里基本上都留在了委员会中。这是优势还是劣势? 他们是怎样接受关于核酸作用的革命性新观点的?

1949年，托德首次被澳大利亚的A.麦克贝思（A. Macbeth）提名，"因为他对生物重要产品的研究特别是核酸和核苷酸，以及来自蚜虫和其他昆虫的色素。"从1952年开始，他每年都被提名，通常是由几个提议者提名，直到1957年他获得了化学奖。在提名的第一年，弗雷德加已经做了一次彻底的评估。他称赞托德在核苷酸方面的工作，但指出还有许多事情要做。他向委员会提出的建议是继续关注他的研究发现，但暂不要做出授予奖励的决定。弗雷德加在1953年、1956年和1957年对托德进行了跟踪调查。每次他都注意到托德这项工作有进步，且越来

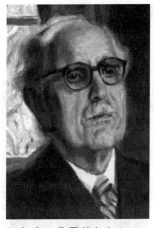

阿尔内·弗雷德加（1902—1992），诺贝尔化学委员会成员（1944—1976）（瑞典皇家科学院提供）

越有资格获奖。在1953年的评估中，弗雷德加引用了托德的话，他说："……从生物学的角度来看，核酸和蛋白质同样重要。"从化学角度来看，他令人印象深刻的成就被认为是1957年获奖的合适人选。弗雷德加写道："一个非常重要的阶段已经涵盖，核酸构建的原理现在似乎与多糖和蛋白质一样清晰。核酸可能提供了一个比其他天然产物更大的挑战。"

在托德获奖的档案中，只有几处提到了核酸在遗传信息传递中的可能作用。在1955年的提名中，有人简要提到："……一个人能充分感受到他的学院和他自己的辉煌成就吗？他们在外面激发了大量的工作，沃森和克里克绘制的DNA物理图片，都是基于托德发展的结构理论。"然而，弗雷德加的最终评估中有一段非常值得关注，内容如下：

众所周知，不同研究人员根据托德建立的原理，发展了非常有趣的脱氧核糖核酸构象理论。最壮观和富有前景的模型来自沃森和克里克，他们提出了双螺旋，即两条具有共同轴的链条。该模型解释了某些氮碱似乎存在等摩尔浓度（例如腺嘌呤/胸腺嘧啶以及鸟嘌呤/胞嘧啶），也解释了这种分子链如何复制。因为脱氧核糖核酸在染色体中有作用，所以在这种情况下，我们要处理自然科学的核心问题。托德在

1955年说,它"已经超越了猜测的状态",第二年,他说,毫无疑问,它描绘了一幅真实的图画的核心内容。

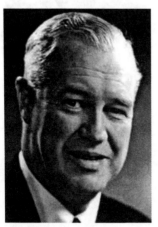

亚历山大·托德勋爵(1907—1997),1957年诺贝尔化学奖获得者(《诺贝尔奖》1957年年鉴)

托德获奖的原因是"因为他对核苷酸和核苷酸辅酶的研究"。核苷酸是一个术语,用于表示碱基与糖、脱氧核糖或核糖以及磷的复合物。托德在他的诺贝尔演讲中描述了这项工作与核酸有关的许多化学方面。至于它们的重要性,他说:"只要说沃森和克里克首先在这些基础上展示的DNA分子双螺旋结构有望开启分子生物学新时代就足够了。"他在讲座中强调,未来工作在于开发核酸测序及其合成方法。

显然,在1957年对DNA的理解已经成熟,它的重要性已完全得到了委员会的认可。事实上,还有其他证据表明情况确实如此。第一条证据是蒂塞利乌斯在1956年对弗伦克尔-康拉特和威廉斯的评价,这已在第3章中提到。他们已经证明从烟草花叶病毒中提取的RNA具有传染性,这被认为是这个分子负责携带遗传信息的有力证据。另一个事实与1957年的意外提名有关。在1956年12月15日的一封信中,约翰·诺思罗普(John Northrop)提名艾弗里、科林·麦克劳德(Colin MacLeod)和马克林·麦卡蒂(Maclyn McCarty)"表彰他们发现了肺炎球菌转化原理背后的化学本质"。最后一段内容如下:

因此,核酸是生命的物质,许多人寻找了这么久。我相信,这将被认为是所有化学和生物发现中最伟大的发现之一。

这封信有两点令人惊讶。第一个是它来自诺思罗普。正如第3章所述,他是斯坦利传染性蛋白质理论的主要倡导者之一,并认为蛋白质可以刺激更多的自身复制。第二件要注意的事情是,艾弗里于1955年2月20日去世,人们会认为诺思罗普应该知道这一点。有趣的是,委员会决定让蒂塞利乌斯审查这三位候选人,可能是因为麦克劳德和麦卡蒂是他们自己的候选人。报告用了两页多篇幅概述了艾弗里和其合作者所做实验的核心内容,以及实验发表后的科研进展。蒂塞利乌斯以如下文字完成了他的评估:

> 因此,艾弗里、麦克劳德和麦卡蒂的发现对于(我们)理解遗传基本过程的化学特性非常有意义。既然艾弗里已经不在人世,我似乎很难给另外两个人奖励。对一个不太熟悉(该领域研究)的人来说,很难判断在导致这一发现的工作中三位科学家的相对贡献,但是艾弗里似乎是这个组合的领导者,另外两位在后来的工作中几乎没有像其他一些研究人员[罗林·霍奇基斯, S. 柴门霍夫(S. Zamenhof)]那样,对这个领域做出巨大贡献。根据我掌握的信息,我目前不能支持这个提名。

那么诺贝尔生理学或医学奖委员会是如何看待艾弗里作为获奖候选人的,并何时意识到DNA是遗传信息的载体?

生理学或医学奖委员会的缓慢评价

与瑞典皇家科学院委员会的情况相反,卡罗林斯卡研究所的诺贝尔委员会成员自身就参与了核酸研究。人们可能会认为这将是他们的一个优势,但事实却正好相反。就像那些已经把手指放在装有核酸的果酱罐里、却不欣赏它们甜蜜的人,他们不愿意改变其看法,用以作为其饱尝过此中滋味的体现。错失机会的迹象和固有的偏见可能是一枚硬币的两面。这里有三个人需要特别提到。

他们是化学和药学教授埃纳尔·哈马斯滕、医学细胞和遗传学教授托比约恩·卡斯佩松和细菌学教授伯恩特·马尔姆格伦(1948—1973)。哈马斯滕是瑞典生物化学家奥洛夫·哈马斯滕的侄子,后者为证实核酸存在两种形态做出过贡献。埃纳尔·哈马斯滕在他的毕业论文中,阐述了他开发的从胸腺中缓和地纯化DNA的技术。他一生都在使用这种技术,知道其

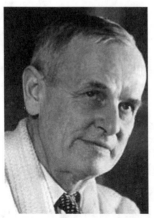

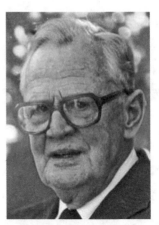

埃纳尔·哈马斯腾(1889—
1968),卡罗林斯卡研究所化
学和药学教授(1928—1957),
差不多一直是诺贝尔生理学
或医学奖委员会成员(乌尔
夫·拉格奎斯特提供)

托比约恩·卡斯佩松(1910—
1997),卡罗林斯卡研究所医
学细胞学教授(尼尔斯·林
格茨提供)

中所有的困难,例如怎样去除已污染的蛋白质。20世纪30年代中期,他和
年轻的卡斯佩松一起,进行了有趣的实验,后者专门研究医学物理技术的
应用,包括近期由斯韦德贝里开发的超速离心机。在这些实验中,他们发
现核酸的大小可能比以前认为的大得多,分子量接近100万,可以像蛋白质
一样形成大分子。

　　此后,哈马斯滕没有取得任何突破性的发现,但他的博士生们认为,
他是一位非常鼓舞人心的导师和老师。这一点被彼得·赖卡德(Peter
Reichard)记录了下来,他提供了诺贝尔档案[9]外的关于艾弗里未被授予诺
贝尔奖的一些个人细节;在乌尔夫·拉格奎斯特献给哈马斯滕的书《DNA
的先驱者和他们的遗产》[14]里也有相关的记录。在他们分别成为斯德哥尔
摩(乌普萨拉)和戈森堡的生物化学教授之前,他们都是哈马斯滕的研究小
组成员。从20世纪60年代中期开始,赖卡德对卡罗林斯卡研究所的诺贝尔
工作产生了20多年的重大影响。几十年前,哈马斯滕本人在研究所对这项
工作有非常深入和持久的参与。早在1929年,也就是他被任命为研究所教
授的第二年,他就成了委员会的普通成员。除了第二次世界大战期间的几
年,他在这个职位上一直做到1947年。在担任兼职委员几年后(1948—

1950），他又重新成为普通委员，并在1955—1957年间长期担任委员会主席这一特殊职务。他在1931年、1937年、1953年和1955年的颁奖典礼上发表了颁奖演说，可见其影响力之大。

卡斯佩松在卡罗林斯卡研究所的职业生涯一帆风顺。1944年，他成为医学细胞研究方面教授和该研究院诺贝尔细胞研究所新成立的分部的主任。与其说他是一名富有才智的哲学家，不如说他是一名实践研究者。他的特殊才能被用来与他所在部门的工程师一起制造光学机械。他在1936年发表的论文中已经概述了这个机械装置所能实现的技术功能。它的标题从德语翻译过来就是"关于原子核结构的化学性质"。这让人想起了米舍大约80年前为自己设定的目标。卡斯佩松研究了细胞中的核酸，他首先通过一种特殊的技术来染色DNA，然后使其吸收单色紫外光。蛋白质在280 nm的波长下有很强的吸收，而核酸在260 nm下有很强的吸收。20世纪40年代早期，根据他的发现，他提出了RNA在蛋白质合成中起着核心作用。他也对染色体的结构感兴趣，通过染色技术，他证明了在昆虫幼虫中发现的巨大染色体上DNA定位于不同条带。这暗示DNA可能参与了基因复制。然而，可悲的是，卡斯佩松没能采取最后的决定性步骤，认识到核酸是遗传物质。在他职业生涯很长的一段时间里，他一直坚信蛋白质是关键分子，而他仔细研究的核酸只有辅助功能。

卡斯佩松非常了解遗传学领域的所有重要发展，因此在20世纪40年代后期，他将噬菌体和细菌纳入他的研究领域。他激励了马尔姆格伦指导卡尔-戈兰·赫登（Carl-Göran Hedén）对在感染噬菌体的细菌中含有核酸的研究。由于技术的局限以及普遍存在的偏见，这些研究没有实现概念性突破。很久以后，在20世纪60年代末，卡斯佩松做出另一项重要贡献，他和他的团队，尤其与洛尔·泽赫（Lore Zech），一起公布了一项染色体分带技术，让医学遗传学发生了革命性的变化[25]。从1945年开始，他因许多成果多次获得提名，但实际上他从未获得过任何奖项。

由于明显的原因，他是诺贝尔奖的候选人，但这限制了他在研究院长期任职期间参与诺贝尔工作的机会。正如我们将会看到的，这也适用于其他强有力的瑞典候选人，例如胡戈·特奥雷尔。卡斯佩松对诺贝尔工作的影响是间接地通过与他一起工作或接受培训的同事来实现的。事实上,他在1964年和1965年担任该委员会的兼职成员。尽管他大部分时间不在委员会,但还是在1946年和1958年的颁奖典礼上做了颁奖演讲。1959年,霍尔格·许登(Holger Hydén)对卡斯佩松的科学贡献进行了彻底的回顾,同时也对让·布拉谢(Jean Brachet)和阿尔弗雷德·米尔斯基(这位科学家发起了对艾弗里的DNA工作的重大批评)的科学贡献进行了全面的回顾。

许登是一名细胞生物学家,他在卡罗林斯卡研究所发表了毕业论文后,成为戈森堡医学院的教授。他对神经生物学感兴趣,他的主要假设之一是RNA参与了记忆功能。从训练后获得特定行为的大鼠脑中提取的RNA被转移到未经训练的大鼠脑中。有人认为,后一组动物比对照动物更快地掌握了所选择的行为。这一发现后来被发现是错误的,但是多产并具有挑衅性的作家亚瑟·库斯勒(Arthur Koestler)在他的著作《创造的行为》(*The Act of Creation*)[26]中引用了这一发现,这是一本充分记载了科学和科学实践的书。库斯勒对科学文化有他个人的看法,这从他的另一本书《应召女郎》(*The Call Girls*)的书名中可以明显看出。他对超心理学也特别感兴趣,当他和他妻子一同自杀后,人们发现他曾立下遗嘱,在这个议题上设立了一笔资金,然而没有一所大学愿意接受这一捐赠,直到一所位于爱丁堡的大学,为证明超心理学没有实质内容最终接受了这一捐赠。回到许登对三名候选人的评价,人们可以注意到这是非常彻底的。他对卡斯佩松在1940年前后的贡献给予了表扬和重视。然而,委员会在考虑许登的建议后得出的结论是,这三名候选人当时不应该被考虑获奖。

卡斯佩松在20世纪70年代继续作为一名候选人受到评论。我不认为如果我提到当时仍有人讨论卡斯佩松的贡献,特别是革命性的分带技术是否值得获奖,是泄露了太多秘密,尤其是考虑到这两位核心人员已经去世超过10年。一个建议是将他和另一个瑞典人艾伯特·勒范(Albert Leva)合在一起考虑,勒范是隆德大学植物和癌细胞遗传学的先驱。20世纪50年代初我上高中的时候,人类仍然有48条染色体这一信息来源于20世纪30年代的一篇论文;在令人惊讶的很长一段时间里,这仍然是一个权威性的、无可争议的结论。科学家对染色体进行计数发现数目少时,最后得出的推测是：一定是因为丢失了一些染色体。流行的48条人类染色体的信条（24对），在1956年首次受到挑战，当时勒范实验室的一位来访科学家蒋有兴（J. Hin Tjio）证明，真正的数量总共只有23对46条。他们是第一批敢于相信染色体计数的细胞遗传学家。有趣的是，和其他非人灵长类动物一样，我们的近亲黑猩猩实际上有48条染色体，由此看来，人类第2对染色体是其他灵长类动物中两条染色体的融合。

勒范是一位非常合格的科学家，也是一个有魅力的人，他有演奏大提琴的天赋。我仍然记得他在20世纪60年代初参观过我的实验室，亲自指导我们如何通过挤压技术准备染色体。之后的实验室里有一股蜂蜡的味道，用来密封制剂。人们可能会问，了解获奖候选人对于甄选是有利还是不利。作为评选过程的客观性和公正性的一部分，我们绝对有必要区分主观印象和客观印象。我相信，总体来说，这方面还是做得很好的。如果有什么的话，我认为瑞典的诺贝尔奖候选人遇到的障碍甚至比非瑞典的候选人更大，尽管我这一看法只是基于1982年两位瑞典候选人苏内·贝格斯特隆和本特·萨穆埃尔松（Bengt Samuelsson）获奖经历。

卡斯佩松的同事马尔姆格伦成为获奖候选人艾弗里的主要评价者，马尔姆格伦从未成长为卡罗林斯卡研究所的杰出科学家，但他在1952年、1955年和1958年是诺贝尔委员会的兼职成员。在这些年期间除了调查艾弗里，他还审查了噬菌体科学家提议的奖项（见第3章）。卡罗林斯卡研究所的一位有影响力的科学家是特奥雷尔，他本可以参与关于艾弗里参选的讨论，然而，由于他本人是一名强有力的获奖竞争者，并最终在1955年获得生理学或医学奖，所以在此之前的关键年份，他无法参与评奖。后来，核酸迅速成为人们感兴趣的焦点，对此他起到了重要的作用。

艾弗里是委员会非常熟悉的科学家。1932年，他第一次获得提名，随后又被提名46次，大多数提名涉及他对了解肺炎球菌表面糖蛋白免疫学特性的贡献。他也和同样来自洛克菲勒研究所的迈克尔·海德尔伯格（Michael Heidelberger）经常被一起提名。顺便说一句，海德尔伯格在相当长一段时间里是档案中提名最多的科学家之一，但他都没有获奖。海德尔伯格在20世纪70年代还在我们的候选人名单上，我记得我注意到他是在

1937年他第一次被提名,也就是我出生的那一年! 他的寿命很长,当他100岁的时候,洛克菲勒大学安排了一次给予他特殊荣誉的研讨会。那次会上他向大家致歉,因为那时他只在兼职工作!

艾弗里和海德尔伯格在多糖抗过敏方面的重要工作已经被评估多次,但是从来没有人认为它值得获奖。1946年,对艾弗里的提名里首次引用了他在细菌转化方面的著作。哈马斯滕写了一篇3页的评论。他显然对提议的发现很感兴趣,并指出这些发现的层次比艾佛里早期的发现更高。他甚至说:"……使得这种活性可能与多聚脱氧核苷酸有关。"尽管如此,他还是提到了这样一个事实: 提出的DNA活性没有得到可靠的确定,因为后者分子有与其他分子结合的倾向。他建议委员会谨慎跟上这一领域的研究进展,但要推迟授奖的决定。下一次艾弗里因其DNA的工作获得提名的时间是在1952年。1944年诺贝尔奖获得者、洛克菲勒研究所所长赫伯特·加塞的提名非常全面透彻,他用一种历史的眼光回顾了艾弗里的DNA工作。马尔姆格伦做了一个19页的综合评估报告,对这一发现背景进行了详细描述,包括弗兰克·格里菲斯(Frank Griffith)对转化的原始观察,以及后续证实性的发现。除此之外,他还讨论了霍奇基斯的验证性实验,以及与其他细菌转化现象的演示。在评论的最后,他写道:

> 加塞提出的建议与最初的发现(关于转化现象?)无关,而是转化物质的化学特性问题。正如综述开头已经介绍过的那样,加塞提名艾弗里,是因为他发现脱氧核糖核酸具有生物特异性和能力,来确定微生物的生化活性和决定微生物的遗传特性。如果这是正确的,人们会发现核酸被赋予了以前没有记载过的特性: 生物特异性。尽管评论者个人倾向于认为提名者是对的,但不能忽视在提供这方面可靠证据上显著存在的困难。

回顾过去,广泛审查的结论令人失望。据说,进一步的研究可能会使艾弗里和他的合作者的非常有趣的观察结果被认为值得获奖,然而目前情况并非如此。卡斯佩松学派的气势占了上风,委员会没有采取任何行动。

从1953年到1955年，艾弗里的DNA发现继续被提名。1954年，一名提名者提议将一半奖项给比德尔和塔特姆，另一半给艾弗里。他强调："艾弗里的杰出发现将人们的注意力集中到了核酸在遗传性状转移中的作用上。"可以看到这些提名仍然登记在免疫学的分支学科标题下，而不是遗传学标题下。哈马斯滕又做了一次简短的回顾。他列举了自马尔姆格伦两年前调查以来该领域的发展，还特别讨论了霍奇基斯对转化现象的扩展研究。他进一步提到，另一种名为脑膜炎奈瑟菌的细菌也显示了这种转化现象。他用以下声明结束了他的评论："现在可以得出结论，已经有充分的调查证明，转化的能力是由DNA而不是蛋白质携带的。"然而，他仍然犹豫不决。

他提到了这一现象背后的机制那完全不为人知的事实，他还怀疑麦克劳德和麦卡蒂是否应该被包括在奖项中。哈马斯滕和他主持的委员会的结论是，艾弗里的提名不需要在那一年进一步讨论。这样，这个故事就结束了，因为艾弗里在1955年初去世了。然而，在他去世之前，他又获得了1955年诺奖的4项提名。一个来自艾弗里的长期合作者海德尔伯格。另一个特别有趣的提名来自查加夫，这位错失机会的科学家同时提名了艾弗里和哈马斯滕！哈马斯滕被提名，是因其在20世纪20年代的研究，以及他开创性地证明核酸在大分子中起到主导作用；而艾弗里是因其"对人类知识的真正划时代的贡献"和他开辟了一个新的科学领域——化学遗传学而被提名。讽刺的是，当这个提名被考虑时，艾弗里已经不在人世，而另一位候选人——艾弗里获奖的主要障碍——哈马斯滕最终被迫承认，在他漫长的职业生涯中，他误判了他最喜欢的物质——核酸的生物学意义。当然，他不能接受自己的提名在他主持的委员会中被讨论，直到两年后他退休。

当艾弗里发表他关于DNA转化的第一篇文章时，已经66岁了。如果他再活15年，这个害羞的人肯定会获得诺贝尔奖，问题是他是否会亲自来领奖。1946年，他获得了英国皇家学会颁发的著名的科普利奖，但他拒绝去领取，后来是学会主席亨利·戴尔（见第6章）带去给了他。几年后，艾弗里也在斯德哥尔摩被瑞典医学协会认可，该协会在1950年授予他为巴斯德金奖，该奖项每10年颁发一次。首枚奖章在1892年12月27日（也是他70岁生日）授予了巴斯德本人。授奖原因是表彰艾弗里在肺炎球菌肺炎和细菌表面特定多糖

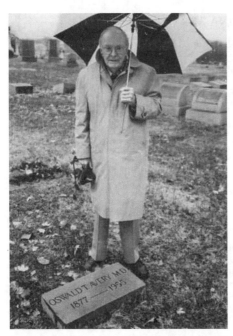

理查德·克劳斯在艾弗里的墓碑旁（理查德·克劳斯提供）

抗原研究方面的贡献，同时也表彰他"发现肺炎球菌类型的转化依赖于由脱氧核糖核酸代表的特定物质"。我们一直无法确定是谁提名他获得这一奖章的，但是选择艾弗里获得这一荣誉的评委都是微生物学家，并由我的前任斯文·加德领导，本书多处介绍过他（见第3—5章）。这样看来微生物学家可能比生物化学家更倾向于认同艾弗里的发现，但是他们在当时的诺贝尔委员会中的相对影响力显然太弱，无法产生决定性的影响。

艾弗里和DNA的传奇不仅被杜博斯[19]描述过，而且被他的合作者麦卡蒂[21,27]也描述过。艾弗里安息在田纳西州纳什维尔的一个墓地，他的墓碑非常朴实，符合他的个性。墓碑上的照片由理查德·克劳斯提供，后者是国立卫生研究院过敏症和传染病研究所前所长，也是一位细菌免疫学专家。

利耶斯特兰德死后出版的1970年诺贝尔生理学或医学奖[28]摘要，收录了他对艾弗里所做的如下总结：

> 因此，艾弗里在1944年发现DNA是遗传信息的载体，这代表了遗传学中最重要的成就之一，遗憾的是他没有获得诺贝尔奖。当持反对意见者的声音被压下去时，他已经去世了。

关注度持续升温

大约在1900年，孟德尔对遗传基本规律的观察被重新发现。人们接受了不同遗传特征的独立分离现象，很快就出现了对描述具有不同特征的元素的术语的需求。1909年，丹麦植物学家威廉·约翰森（Wilhelm Johannsen）发明了"gene"（基因）这个词，这个词来源于一个含义为出生、遗传的希腊语。人们还需要一个术语来概括生物体的全部遗传信息，10年后，"genome"（基因组）一词被提出。这是由两个独立的术语"基因"和"染色体"组成的一个混合词。诺贝尔生理学或医学奖突出了20世纪在理解基本遗传机制方面的重大进展（表7-1）。这始于托马斯·摩尔根的获奖，因为他绘制了基因图谱，并利用果蝇展示了它们之间的联系。病理学教授福尔克·亨申在颁奖典礼上的颁奖演说中，强调了达尔文到孟德尔再到20世纪初染色体携带遗传特性的鉴定之间的历史联系。摩尔根的发现巩固了后一种关系，并在获奖理由中强调了"因为他发现了染色体在遗传中的作用"。在摩尔根被授予奖项13年后，他的早期合作者赫尔曼·穆勒因发现X射线引起的突变而获奖。卡斯佩松在颁奖典礼上的颁奖演说中阐述了这些重要的发展，并表示基因现在已经"具体化"并继续下去，"……也许这是一个巨大的蛋白质分子，正如穆勒第一次提出的，可能类似于今晚早些时候已经探讨过的更简单的病毒[29]。"后一种说法是指授予斯坦利对烟草花叶病毒研究的奖项（第3章）。

表7-1　在基础遗传学领域的发现和诺贝尔生理学或医学奖

年份	获奖者	获奖理由
1933	托马斯·摩尔根	发现了染色体在遗传中所扮演的角色
1946	赫尔曼·穆勒	发现了通过X射线照射产生的突变
1958	乔治·比德尔 爱德华·塔特姆 乔舒亚·莱德伯格	他们发现基因可以通过调节特定的化学事件而起作用（一半奖项） 他发现了基因重组和细菌遗传物质的组织（一半奖项）
1983	芭芭拉·麦克林托克（Barbara McClintock）	发现了可移动基因元件

　　1958年和1959年的两项生理学或医学奖,标志着卡罗林斯卡研究所如今经验丰富的诺贝尔委员会,对遗传学和新领域分子生物学领域的关注度在提高。20世纪40年代,洛克菲勒基金会的哈里·韦弗(Harry Weaver)就已提出分子生物学这个术语。1958年,同样是卡斯佩松为获奖者[30]乔治·比德尔、爱德华·塔特姆和乔舒亚·莱德伯格发表颁奖演说。已经在第6章介绍过,第一次被提名的莱德伯格因其革命性的细菌基因研究而获得一半诺奖。比德尔和塔特姆两人获得另一半诺奖,因为他们第一个提出“一基因一酶(蛋白质)”概念。

　　比德尔是内布拉斯加州瓦胡一名农民的儿子,他是家中第一个坚持到接受高等教育的人[31]。他在康奈尔大学的罗林·埃默生(Rollins Emerson)实验室开始参与植物遗传学的研究,尤其是玉米方面的工作。他是在那个实验室里认识了芭芭拉·麦克林托克。委员会对她开创性贡献的认可花了很长时间,他们不得不做大量的功课来理解她的“跳跃基因”概念,直到1983年,这个顽强的女人才获得了奖项。比德尔和麦克林托克各自的研究工作几年后就分道扬镳了,比德尔从康奈尔大学转到加州帕萨迪纳加州理工学院,在那里他开始利用果蝇进行基因研究。然而,这个系统不允许他做他想要的研究。因此,他转而使用普通的面

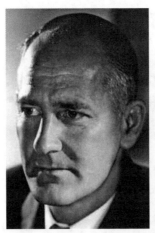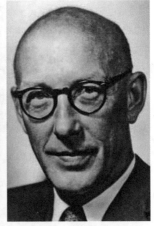

乔治·比德尔(1903—1989)和爱德华·塔特姆(1909—1975)1958年获得一半诺贝尔生理学或医学奖(《诺贝尔奖》1958年年鉴)

包霉菌——粗糙脉孢菌（*Neurospora crassa*）。用这种生物进行基因研究，获得了关于单个基因活性和不同酶活性之间关系的基本信息，这些发现是比德尔与塔特姆合作完成的。这时他们已经在加州斯坦福大学定居下来。自 1948 年以来，这两位候选人多次被提名生理学或医学奖。3 名审查人员对他们进行了 4 次全面调查。在 1955 年的最后一次审查中，哈马斯滕重申了先前调查的结论：比德尔和塔特姆赋予了基因概念的新含义，值得一奖。

　　也许你能猜到，卡斯佩松在他的获奖演说中没有提到核酸[30]，比德尔在他的诺贝尔演讲中也没有提到[32]。然而，从塔特姆[33]和莱德伯格的演讲（见第 6 章）中可以明显看出，核酸现在已经成熟。塔特姆谈到了"DNA 遗传变化"和"DNA、RNA 和酶之间的关系……"。1958 年以后，遗传的机制可以通过化学方法进行详细研究。这一年，沃森-克里克的 DNA 结构的正确性及其对遗传信息保护的影响的重要补充证据已经发表。在高端实验中，使用重同位素证明了 DNA 复制导致产物中两个亲本链中的一条被保留，另一条是新合成的。确实需要时间来明确证明 DNA 在遗传中的作用，而不像沃森在他的一本书[34]中提到的那样："针对 DNA 而不是蛋白质，是遗传信息携带分子的任何疑问突然消失了。"这本书紧接着在 1953 年双螺旋结构被公布后出版了。

　　1959 年，塞韦罗·奥乔亚和阿瑟·科恩伯格因研究核糖核酸和脱氧核糖核酸的生物合成而获奖。随后，遗传学研究侧重于生化事件，分子生物学领域有了长足的发展。这两位获奖者都得到了化学奖和生理学或医学奖提名。

　　奥乔亚于 1956 年首次获得化学奖提名。斯德哥尔摩大学有机化学和生物化学教授卡尔·米尔贝克（Karl Myrbäck）对他进行了评估。米尔贝克对奥乔亚的 RNA 合成研究有着非常积极的看法。然而他建议委员会在采取最终立场之前等待一下，这也是委员会的决定。在接下来的几年里，这一提名再次出现，米尔贝克在 1958 年和 1959 年都做了评估。在后一年，结论是奥乔亚的发现在现今值得获得化学奖。科恩伯格于 1959 年首次获得该奖项提名，提名来自斯德哥尔摩大学瑞典动物学和细胞研究教授约翰·朗斯特伦（John Runnström）。他在提名中总结道：

> 科恩伯格似乎已经将遗传物质的复制问题，带到了用化学方法进行分析的范围内，从而为准确科学地理解生物学中最核心的问题之一奠定了基础。

米尔贝克还回顾了科恩伯格的贡献。他对所呈现的结果印象深刻，在提名第一年，他就表示研究成果值得获诺贝尔化学奖。然而，1959年，这个奖授予了雅罗斯拉夫·海罗夫斯基（Jaroslav Heyrovsky），"因为他发现了极谱分析方法"。

奥乔亚于1954年首次获得生理学或医学奖提名。在接下来的几年里，提名的数量最终增加到37项。1954年和1956年，哈马斯滕对他进行了评估，他对这项工作发表了赞扬性评论，并建议委员会继续关注RNA合成领域。1958年，科恩伯格首次获得提名。该提议来自马萨诸塞州哈佛大学的贝尔德·黑斯廷斯（Baird Hastings），提名中也包括奥乔亚。1955年获奖后，特奥雷尔参与了委员会的大量工作。他接手对两位提名人进行评估。评价结论非常积极，但他仍然建议委员会在做出最后决定之前再等待一下。他担心科恩伯格使用的酶的纯度，担心奥乔亚的RNA复制系统需要所谓的引物。第二年，科恩伯格没有被提名。因此，特奥雷尔确保科恩伯格可以通过自己提名成为候选人。这类似第6章讨论的另一个案例，获奖者在没有任何外部提名的情况下获得奖项。在他1959年的评估中，特奥雷尔提到了新数据，以及在马萨诸塞州伍兹霍尔海洋生物站撰写的12页报告，他得出结论，这两位候选人现在非常值得获奖。他们分别从细菌中分离到一种参与核酸复制的酶，奥乔亚的案例来自棕色固氮菌，科恩伯格的案例来自大肠杆菌。特奥雷尔总结道："核酸的合成是由酶来指导的，只有当它们有一个预先形成的多核苷酸或核酸模式（引物）时，酶才能起作用。"

1959年，该委员会有三名普通成员——冯·奥伊勒、韦斯特曼、特奥雷尔——和三名兼职成员——伯恩哈德、弗里贝里、马尔姆格伦，都被列在诺

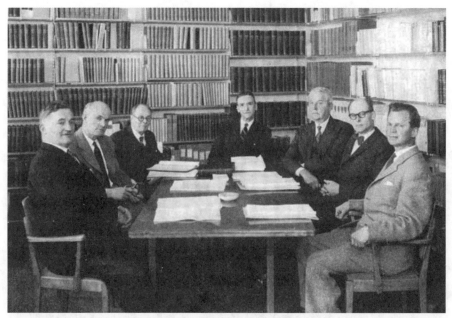

1959年，卡罗林斯卡研究所诺贝尔委员会

左起，分别是1955年诺贝尔生理学或医学奖获得者胡戈·特奥雷尔、研究院副院长乌尔夫·弗里贝里（Ulf Friberg）、秘书戈兰·利耶斯特兰德、主席兼1970年诺贝尔生理学或医学奖获得者乌尔夫·奥伊勒、副主席兼妇产科教授阿克塞尔·韦斯特曼（Axel Westman）、生理学教授卡尔·伯恩哈德（Carl Bernhard）和细菌学教授伯恩特·马尔默格伦。（卡罗林斯卡研究所提供）

贝尔奖年鉴名单上。然而，最后议定书由另外三名兼职成员签署，他们也参与了议定书的工作，即1958年担任化学教授、1982年诺贝尔奖获得者苏内·贝格斯特隆，1956年担任医学物理学教授的阿恩·恩斯特龙（Arne Engström）和1957年担任教授的克莱因。这三位科学家的加入显示了卡罗林斯卡研究所教师学院在20世纪50年代末的扩张，以及在诺贝尔评估工作中开始充实增加合格人员，这意味着研究所吹起了新风，反映出在1960年代委员会处于日益活跃的气氛中。

　　1959年委员会的结论是，该奖项应该授予奥乔亚和科恩伯格。只有一个不同的声音，那就是副主席兼妇产科教授阿克塞尔·韦斯特曼，他希望看到查尔斯·哈金斯（Charles Huggins）和乔治·帕帕尼古劳（George Papanicolaou）获奖。哈金斯最终因为在某些癌症的激素治疗方面的工作于1966年获奖，而后者是女性生殖道涂片细胞诊断癌症之父，他最终没有获

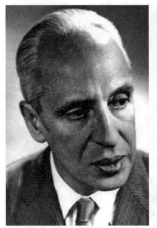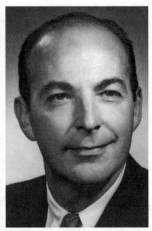

塞韦罗·奥乔亚(1905—1993)和阿瑟·科恩伯格(1918—2007),1959年诺贝尔生理学或医学奖获得者(《诺贝尔奖》1959年年鉴)

奖。教师学院同意委员会大多数人的意见,选择奥乔亚和科恩伯格获奖,以表彰"他们发现核糖核酸和脱氧核糖核酸生物合成的机制。"令人惊讶的是,科恩伯格在1958年获奖时仅有一项外部提名。显然,1959年委员会强烈倾向于在核酸研究领域授奖。

特奥雷尔在颁奖典礼上做了颁奖演讲[35]。他在演讲中提到早先授予科塞尔和托德的奖项。他指出,科恩伯格合成的DNA主要以遗传物质的形式存在于染色体中,但RNA还有其他功能,如辅助蛋白质的合成。关于后者,他提到了卡斯佩松的开创性贡献。他还指出:"这一系列连锁中构成的顺序绝不是偶然的,相反,对于每种分子和每种活生物体,都有详尽的计划。"

奥乔亚来自西班牙,但他在国外接受培训,并在国外从事科学工作。他是前诺贝尔奖获得者或未来诺贝尔奖获得者对一名有才华的年轻科学家发展有重要影响的又一个例子。在马德里大学获得医学学位后,他于1929年至1931年在柏林迈尔霍夫实验室工作(见第6章)。经过额外的主要在英国的科学培训,他于1940年移居美国。他在卡尔·科里和格蒂·科里位于密苏里州圣路易斯华盛顿大学医学院的实验室里,扩充了自己的酶学知识,后两位是1947年诺贝尔生理学或医学奖的获得者。1942年,他加入了纽约大学医学院,在那里他开展了最终使他获奖的工作。

科恩伯格的家庭最初来自东欧。费迪南德和伊莎贝拉并不知道,那群在1492年被驱逐出西班牙的非基督教徒,会因此在东欧种下种子。4个多世纪后,许多诺贝尔奖获得者将从那里诞生。在第一次世界大战后的反犹太主义氛围中,科恩伯格的祖先移居美国。他在纽约布鲁克林长大,在罗切斯特大学获得硕士学位。他早期的研究经历是1946年与奥乔亚和1947年与科里夫妇的合作。然后,作为圣路易斯华盛顿大学医学院微生物学系主任,他发展了自己的研究领域,这推动了DNA聚合酶的发现。获得诺贝尔奖后,他在斯坦福医学院建立了一个世界著名的实验室,该校是培养对核酸化学感兴趣的科学家的圣地。正如我们将要看到的,他也成为他自己孩子的科学家榜样。

奥乔亚的诺贝尔演讲[36]阐明了人们越来越重视RNA这一现象,RNA是一种在DNA和蛋白质之间起着关键作用的中间物质。让科恩伯格获奖的科学成就,看来只是在理解DNA及其复制方面令人瞩目的发展的开始。

从病毒结构到中心法则

分子遗传学领域,特别是在1959年以后,继续蓬勃发展。随着对遗传信息存储在DNA中的综合认识,人们迫切需要了解它是如何表达的。很明显DNA的合成与细胞分裂是同步的。在一个细胞分裂成两个细胞之前,一个细胞中的DNA量翻了一番。这个规则的唯一例外是种系细胞,即卵细胞和精子。它们只有正常DNA量的一半。受精融合后,DNA量又恢复正常。除了这些基本观察之外,人们还需要了解DNA和RNA在蛋白质合成中的相对作用,以及DNA使用什么样的通用语言。许多诺贝尔奖就是颁发给这个迅速发展的领域的:首先,主要是生理学或医学奖(表7-2),后来还有化学奖(表7-3)。由于这些奖项的档案还没有开放,另外已有许多关于分子遗传学[3,8]发展历史的优秀图书可供查阅,我在这章的剩余部分仅给出一些总结性的评论,我会突出介绍一些令人兴奋的领域给予有好奇心的年轻科学家们。

表7-2　核酸和诺贝尔生理学或医学奖

年份	获 奖 者	获 奖 理 由
1959	塞韦罗·奥乔亚 阿瑟·科恩伯格	因为他们发现了核糖核酸和脱氧核糖核酸生物合成的机制
1962	弗朗西斯·克里克 詹姆斯·沃森 莫里斯·威尔金斯	因为他们发现了核酸的分子结构及其对活物质中信息传递的意义
1968	罗伯特·霍利（Robert Holley） 哈尔·霍拉纳（Har Khorana） 马歇尔·尼伦格（Marshall Nirenberg）	因为他们解释了遗传密码及其在蛋白质合成中的作用
1975	戴维·巴尔的摩 雷纳托·杜尔贝科 霍华德·特明（Howard Temin）	因为他们发现了肿瘤病毒和细胞遗传物质之间的相互作用
1978	沃纳·亚伯 丹尼尔·那森斯 汉弥尔顿·史密斯（Hamilton Smith）	因为他们发现了限制酶及其在分子遗传学上的应用
1993	理查德·罗伯茨 菲利普·夏普	因为他们发现了分裂基因
2006	安德鲁·法尔 克雷格·梅洛	因为他们发现了RNA干扰，即双链RNA导致的基因沉默

表7-3　核酸和诺贝尔化学奖

年份	获 奖 者	获 奖 理 由
1980	保罗·伯格（Paul Berg） 沃特·吉尔伯特（Walter Gilbert） 弗雷德里克·桑格	因为他对核酸生物化学的基础研究，特别是对重组DNA研究的贡献（一半奖项） 因为他们对确定核酸碱基序列的贡献（一半奖项）
1982	阿龙·克卢格	因为他在晶体电子显微镜方面的发展，以及对生物学上重要的核酸-蛋白质复合物结构的阐明
1989	西德尼·奥尔特曼（Sidney Altman） 托马斯·切赫（Thomas Cech）	因为他们发现了RNA的催化特性
1993	凯利·穆利斯（Kary Mullis） 迈克尔·史密斯（Michael Smith）	因为他们为基于DNA的化学方法发展做出了贡献（两人各一半奖项）

（续表）

年份	获 奖 者	获 奖 理 由
2006	罗杰·科恩伯格（Roger Kornberg）	因为他对真核细胞转录的分子基础研究
2009	文卡特拉曼·拉马克里希南（Venkatraman Ramakrishnan）托马斯·施泰茨（Thomas Steitz）阿达·约纳特（Ada Yonath）	因为他们对核糖体结构和功能的研究

　　沃森在1953年发现DNA的结构后，离开剑桥去加州理工学院工作，但他在1955—1956年间又回到了剑桥卡文迪什实验室。此时，他和克里克开始关注病毒粒子的构建原理。他们推断蛋白质外壳保护了核酸颗粒——"传染性基因组"的运输形式——它们必须由重复单元构成，形成某种对称结构。他们提出，蛋白质构件能自我聚集成这样一种规则结构。他们这种有远见的思维实验假设后来被证明是正确的。

　　1959年，悉尼·布雷内（Sydney Brenner）（我们不久后会再认识他）和罗伯特·霍恩（Robert Horne）发明了一种用电子显微镜检查粒子的新技术，充分揭开了这种粒子的对称性。他们不像以往那样，用电子致密的染色剂标记蛋白质使其可见，而是将颗粒悬浮在一种不会附着在蛋白质上的染色剂中，这种"阴性"染色方法可以帮助识别比以前更精细的细节。病毒粒子或构成它们成分的美丽对称性第一次显现出来。一种具二十面体形状的腺病毒颗粒，通过其20个角延伸的突起将粒子锚定在细胞表面，开始感染细胞，导致人类呼吸道、肠道等产生疾病。

　　对不同种类病毒粒子的对称多

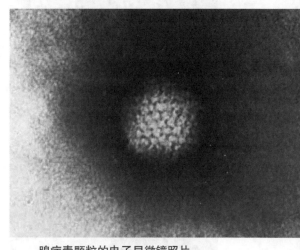

腺病毒颗粒的电子显微镜照片

从正二十面体顶点伸出的"天线"被用来将病毒锚定在细胞表面，从而引发感染。（私人照片）

样性的阐述,导致在1962年开始引入一个实用的病毒分类系统。这个系统考虑了颗粒的三个基本特性;RNA或DNA的核酸含量,蛋白质包裹层的对称性和复杂性,有没有额外的膜状结构。这样,引起人类和其他物种疾病的多种病毒家族就可以区分开来,然而,它们不是真正意义上的林奈家族,因为病毒的进化起源至今仍有待解释。事实上,病毒可能会有不同的来源。

1962年,电子显微镜技术的进一步发展,让人们第一次看到了难以捉摸的DNA分子。有一种噬菌体——T-偶噬菌体,它受到渗透冲击,导致其头部所含DNA的释放。为了让DNA可视化,它被金属喷雾从某一个角度遮蔽了。因为我们只看到卷曲分子有两个自由端,因此预测它代表了一个单一的长结构。当看到这张照片时,很难相信病毒颗粒头部有足够的空间来容纳长DNA。然而,由于金属阴影,分子看起来比实际情况厚得多。一个显而易见的问题是DNA是如何被包装到颗粒头部,并从颗粒头部释放出来的。后来的研究在噬菌体尾部发现了一个令人印象深刻的微型分子马达,这个马达有效地将长串状分子一部分一部分地输送到预先形成的空头中。当噬菌体锚定在细菌表面感染它时,就会发生相反的过程。DNA通过尾部转运并注入细胞质,这解释了赫尔希-蔡斯(Hershey-Chase)实验中早期令人惊讶的发现(见第3章)。

总的来说,巨大的DNA链在细胞结构中的运输和包装也是一个重大挑战。我们身体中10万亿细胞每个细胞都含有大约两米长的DNA,整个DNA的总长度会让我们从地球到月球来回多次。或者说,如果我们体内细胞星系的细胞核有网球那么大,那么46条染色体的DNA总长度将达40千米(约24英里)。

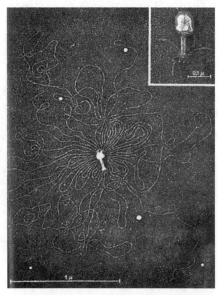

从T-偶噬菌体中释放出的DNA(引自 Kleinsmidt A K. *Biochimica et Biophysica Acta*, 1962, 61, 861)

克里克和沃森在病毒结构的世

界里漫游之后，集中精力于研究核酸和蛋白质之间信息流动的核心问题。克里克是20世纪60年代早期起主导作用的理论分子生物学家，他在这个领域的工作已经被详细描述[8,38]。他提出了许多关于基本机制的开创性假设，包括贯穿整个20世纪50年代后期，他对遗传密码极有热情的猜测，他选择这个主题作为他的诺贝尔演讲[39]。事实上，令人惊讶的是，克里克和沃森都没有在他们诺贝尔演讲中谈到导致DNA双螺旋被发现的内容，似乎只有隐形人的威尔金斯讲述了晶体学和DNA。应该提及的是，威尔金斯当年拒绝了成为著名的1953年发表在《自然》杂志上的论文的第三作者[22]，据说他后来感到后悔[34]。沃森在他的演讲中论述了对于RNA功能研究的进展[40]。

1962年，人们对RNA不同功能有了新的理解，克里克阐述了他著名的中心法则。这个法则认为信息流动是从DNA到RNA到蛋白质。这两个基本步骤被称为转录和翻译，一种特殊形式的RNA被称为信使RNA[41]，将DNA的线性信息传送到细胞质中蛋白质合成机器。这后一个概念是由克里克智囊团队中最重要的科学家之一——悉尼·布雷内总结了许多科学家的工作提出的。布雷内在南非长大，但他是另一个成功科学家和诺贝尔奖得主的例子，他有源自东欧犹太人的背景。布雷内是一个喜欢在生动的对话中，用双关语和丰富多彩表达方式的人。他有时会借用E.福斯特（E. Forster）的话，把自己在酒店的房间称为"一间有犹太人的房间"。

尽管布雷内直到2002年才获得奖项，但早在20世纪50年代和60年代，他就做出了许多值得获奖的贡献。他被克里克带到剑桥，约20年都共用一个办公室，直到20世纪70年代末克里克搬到拉霍亚（La Jolla）的索尔克研究所（Salk Institute）。他们俩的头脑组合促成了许多新的发展。沃森和克里克1953年在《自然》上发表的关于DNA结构的文章不仅成为收藏家的收

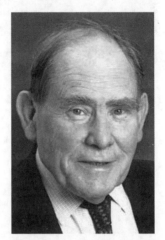

悉尼·布雷内，与罗伯特·霍维茨（Robert Horvitz）和约翰·萨尔斯顿分享2002年度诺贝尔生理学或医学奖（《诺贝尔奖》2002年年鉴）

(Reprinted from Nature, Vol. 192, No. 4809, pp. 1227–1232,
December 30, 1961)

GENERAL NATURE OF THE GENETIC CODE FOR PROTEINS

By Dr. F. H. C. CRICK, F.R.S., LESLIE BARNETT,
Dr. S. BRENNER and Dr. R. J. WATTS-TOBIN

Medical Research Council Unit for Molecular Biology,
Cavendish Laboratory, Cambridge

THERE is now a mass of indirect evidence which suggests that the amino-acid sequence along the polypeptide chain of a protein is determined by the sequence of the bases along some particular part of the nucleic acid of the genetic material. Since there are twenty common amino-acids found throughout Nature, but only four common bases, it has often been surmised that the sequence of the four bases is in some way a code for the sequence of the amino-acids. In this article we report genetic experiments which, together with the work of others, suggest that the genetic code is of the following general type:

(a) A group of three bases (or, less likely, a multiple of three bases) codes one amino-acid.

(b) The code is not of the overlapping type (see Fig. 1).

(c) The sequence of the bases is read from a fixed starting point. This determines how the long sequences of bases are to be correctly read off as triplets. There are no special 'commas' to show how to select the right triplets. If the starting point is displaced by one base, then the reading into triplets is displaced, and thus becomes incorrect.

(d) The code is probably 'degenerate'; that is, in general, one particular amino-acid can be coded by one of several triplets of bases.

The Reading of the Code

The evidence that the genetic code is not overlapping (see Fig. 1) does not come from our work, but from that of Wittmann[1] and of Tsugita and Fraenkel-Conrat[2] on the mutants of tobacco mosaic virus produced by nitrous acid. In an overlapping triplet code, an alteration to one base will in general change three adjacent amino-acids in the polypeptide chain. Their work on the alterations produced in the protein of the virus show that usually only one amino-acid at a time is changed as a result of treating the ribonucleic acid (RNA) of the virus with nitrous acid. In the rarer cases where two amino-acids are

有克里克和布雷内签名的论文抽印本（私人照片）

藏品，后续出版物也是如此。1961年发表的一篇讨论遗传密码的论文抽印本上面有克里克和布雷内的签名，这是拉霍亚斯克里普斯（Scripps）研究所所长理查德·勒纳（Richard Lerner）送给我的。从2000年开始，这两位有远见的科学家又团聚了几年。有一段时间，克里克、布雷内和另一位在1950年代和1960年代非常有影响力的分子生物学家莱斯利·奥格尔（Leslie Orgel），以及雷纳托·杜尔贝科都在索尔克研究所同一走廊里的办公室工作。人们可以假设，在喝咖啡休息时间里的谈话，可能不仅仅是关于圣迭哥教士队最后一场比赛的结果。杜尔贝科与戴维·巴尔的摩、霍华德·特明分享了1975年诺贝尔生理学或医学奖，因为他们发现将RNA转录成DNA的酶（逆转录酶），以及RNA病毒在引起肿瘤中的作用。他们的观察结果是对中心法则的补充，人们认识到信息也可以从RNA"逆向"流向DNA。然而，这个法则排除了基因信息从蛋白质流向核酸的可能。

　　克里克一直认为，对基本现象的研究应该在尽可能简单的系统中进行。因此，如果一个人能够在酵母细胞中研究人类癌症基因，他就应该这么做。本着这种精神，布雷内采用了一种相对简单的多细胞系统实验途径。这就是土壤中的线虫——秀丽隐杆线虫（*Caenorhabditis elegans*），它为研究诸如中枢神经系统的发育提供了很好的机会。用此动物做实验的工作在2002年获得了诺贝尔生理学或医学奖，即布雷内和罗伯特·霍维茨、约翰·萨尔斯顿（John Sulston）发现的器官发育的基因调控和程序性细胞死亡的关系。胚胎发育过程中，神经系统的形成过程可以映射到单个细胞，就是说神经系统可以描绘成是一个由约1 000个通过分裂控制和程序性细胞死亡（凋亡）得到的细胞组成的总网络，凋亡是一个富有诗意的希腊词，意思是像秋天的落叶死亡。

有机晶体结构被阐明，生命密码被破译

　　X射线结晶学被认为是表征蛋白质和核酸三维结构不可缺少的手段。根据诺贝尔化学委员会主席韦斯特格伦的说法，1962年有了有趣的发展[23]。他在1970年写道：

1962年初夏,医学和化学诺贝尔委员会举行了一次联席会议,讨论对共同获奖者的可能奖励方案。结果是,在那年年底,5名应用X射线衍射方法研究具极其复杂结构的重要物质的科学家获得了奖励。克里克、沃森和威尔金斯因其对核酸的研究分享了生理学或医学奖,而英国人约翰·肯德鲁(John C. Kendrew)和奥地利人马克斯·佩鲁茨(Max F. Perutz)因其对球状蛋白质结构的研究而平分了化学奖。

克卢格进一步完善了衍射技术,可以详细描述烟草花叶病毒棒状颗粒的RNA与蛋白质之间的关系,他因此获得了1982年化学奖。这项技术更精彩的进步,让人们对涉及大量蛋白质和RNA分子的非常复杂的相互作用有了惊人的详细描述。2006年,阿瑟·科恩伯格的儿子罗杰因阐明有核细胞转录装置的分子基础,而成为诺贝尔化学奖唯一获得者。3年后,关于第二种基本机制的发现,即翻译机制——核糖体获得了奖项(表7-3)。化学奖再次授予文卡特拉曼·拉玛克里希南、托马斯·施泰茨和阿达·约纳特,"因为他们对核糖体的结构和功能的研究。"

这当然是一个特别的事件,一对科恩伯格父子获得诺贝尔奖,不过这并不是前所未有的。事实上,有6个家庭——汤姆森、居里、布喇格(Bragg)、玻尔、冯·奥伊勒和西格巴恩(Siegbahn)——父母和子女都获得了奖项。在布喇格的例子中,父子同时获得物理学奖,表彰他们"在X射线晶体结构分析方面的贡献",他们获奖时,儿子劳伦斯(Lawrence)只有25岁,他后来成为克里克在那里接受培训的剑桥卡文迪什实验室的负责人。另一个值得一提的例子是1935年获得诺贝尔化学奖的伊雷娜·约里奥-居里(Iréne Joliot-Curie)。她父亲和母亲都是诺贝尔奖获得者,后者在1903年和1911年分别获得物理学奖和化学奖。

格奥尔格·克莱因(见第3章)早在1959年对研究核酸的病毒学家的评论中就指出:"遗传现在已经成为一个代码构建问题。"如前所述,密码的本质问题吸引了许多处于该领域最前沿的科学家,包括克里克。1968年生理学或医学奖表彰了明确揭示遗传密码的工作,授予罗伯特·霍利、哈尔·霍拉纳和马歇尔·尼伦伯格。尼伦伯格开发了一种细胞外蛋白质合成系

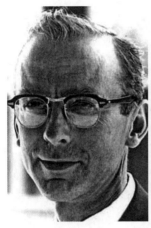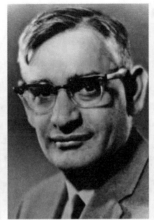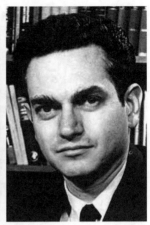

1968年诺贝尔生理学或医学奖获得者

左起：罗伯特·霍利（1922—1993）、哈尔·霍拉纳、马歇尔·尼伦伯格（1927—2010）。（《诺贝尔奖》1968年年鉴）

统。他最初意想不到的发现是，作为对照，当他给这个系统提供了一条只含尿嘧啶的RNA链时，发现了一种奇怪的有惰性和不溶性的物质，最终证明这是一条只含苯丙氨酸的长蛋白质链。这使第一个密码得以识别，即UUU编码苯丙氨酸。霍拉纳开发了合成包含不同预定碱基序列的RNA分子的方法，它们可以用于蛋白质合成系统。霍利的贡献不同，他找到并鉴定了一种特定的衔接分子——转移RNA，它携带特定的氨基酸到核糖体上正在延长的多肽（新生蛋白质）的特定位点。这种分子的存在是克里克首先提出的。当涉及转录物形成时，从一般原理的角度来看，这种RNA的鉴定也是至关重要的。它的存在意味着一定会有一段DNA编码RNA，而RNA并不对应蛋白质。正如我们将会看到的，这种非蛋白质编码RNA后来被认为具有比最初认识到的有更大的作用。

由于核酸只有4个不同碱基，因此在早期阶段人们就认识到，需要3个碱基来确定蛋白质链中20个氨基酸中的一种[42]。三联体密码有64个（4×4×4），因此密码有冗余。一个氨基酸可以由一个以上的三联体密码（也称为密码子）指定。指定每个氨基酸的密码子数量会有所不同，并且与它用于构建蛋白质的频率大致成比例。这个密码没有逗号，DNA序列的读取，原则上可以在任何地方开始。然而，对于特定的蛋白质来说，有一些信号定义了信息的开始和结束。有特殊的三联体密码只用作终止密码子,一条新的蛋白质链从AUG开始,AUG也编码氨基酸甲硫氨酸。

让我以一个关于位于加利福尼亚州拉霍亚的强大科学机构和克里克的故事来结束这一部分。我有幸在那个城市见过克里克几次。1977年,他搬去索尔克研究所工作,并在那里完全改变了他感兴趣的研究领域。在20世纪80年代和90年代的大部分时间里,我都是斯克里普斯研究所的访问学者,与勒纳合作,用合成肽研究病毒抗原的免疫特性。勒纳对催化抗体方面的研究特别感兴趣,这些抗体既有抗体的结合特性,又具有酶活性,它们在医学领域中有着相当大的应用。

1997年当我成为瑞典皇家科学院常任秘书后,就被迫放弃了与该研究所的联系,因为瑞典皇家科学院负责物理和化学奖的颁发,而获奖候选人出自该研究所的机会又非常多。取而代之的是,我来到位于马路对面的由杰拉尔德·埃德尔曼(Gerald Edelman)领导的神经科学研究所工作。埃德尔曼和罗德尼·波特(Rodney Porter)一起,获得了1972年生理学或医学奖,"因为他们发现了关于中枢神经系统疾病抗体的化学结构"。有趣的是,在他获奖后的一段时间,他完全改变了研究领域,进入神经生物学领域。他于1981年与洛克菲勒大学联合创立了神经科学研究所,并于1993年将其迁至拉霍亚。该研究所参与了许多不同的研究,从达尔文机器人学习什么行为到果蝇的梦。一些生理学或医学奖获得者的聪明才智似乎被神经科学所吸引,他们的目标是挑战1910年默纳提出的人类科学可能无法解决的问题[15]。这不仅适用于埃德尔曼,也适用于另一位免疫学家利根川进(Susumi Tonegawa),他于1987年获得生理学或医学奖,"因为他发现了产生抗体多样性的遗传原理"。他也转而从事神经科学,多年来他一直是麻省理工学院神经回路遗传学中心的领导者,并在最近还担任了在东京外的日本理化研究所脑科学所(RIKEN Brain Science Institute)的领导。本着同样的精神,克里克一生的最后几十年都在研究人类意识。人们可以想象两大巨头克里克和埃德尔曼,同时在拉霍亚活跃于这个领域时他们之间的讨论,他们对人类意识的基础有着截然不同的看法。

每个月,星期四俱乐部都会有一群知名科学家在拉霍亚聚会,这个聚会有点像18世纪后期爱丁堡的月光会（见第8章）。作为好朋友、古斯塔夫·阿雷纽斯（Gustaf Arrhenius）的客人，我多次应邀参加他们的会议。古斯塔夫·阿雷纽斯是斯克里普斯海洋研究所生命起源领域的著名科学家。他也是斯万特·阿雷纽斯（Svante Arrhenius）的孙子，阿雷纽斯在自然科学诺贝尔奖颁发的头20年（见第6章）中有很大影响，他本人也是第三届诺贝尔化学奖的获得者。2003年，我参加了星期四俱乐部的会议。我和克里克进行了一次迷人的讨论，当他开着白色奔驰离开时，我脑中浮现了两个想法。一个是我可能再也见不到他了，因为我知道他正在与一种严重的癌症做斗争；另一个是他汽车的车牌非常合适，上面写着ATGC，生命组成的四个字母，如果有人要把它放在他的车上，那这个人应该是克里克。

阅读生命之书

一旦生命的通用语言被破译，下一步将是确定一个人如何阅读一长串核酸中的碱基序列。诺贝尔奖历史上的一个杰出人物弗雷德里克·桑格解决了这个问题。他是唯一一位获得过两次化学奖的人。首先，他率先开发出测定蛋白质中氨基酸序列的技术。他选择了胰岛素（见第6章），发现它实际上由两条链组成，一条有21个氨基酸残基，另一条30个氨基酸残基。他确定了这51个不同亚单位的确切位置。这两条链被证明由两对成对半胱氨酸氨基酸的二硫键连接。由于这项开创性的工作，他获得了1958年诺贝尔化学奖，"因为他在蛋白质的结构，尤其是胰岛素结构方面的工作"。他继续在剑桥"肥沃"的学术环境中工作，但在1962年搬到了由医学研究委员会建立的新的分子生物学实验室工作，后来这里成为克里克、布雷内、肯德鲁、克卢格、佩鲁茨和其他科学巨人的家。

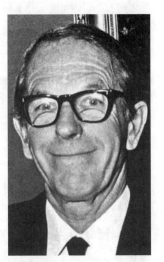

弗雷德里克·桑格，1958年和1980年两届诺贝尔化学奖得主，1980年是一个共同奖项（分子生物学实验室提供）

　　桑格的科学目标此时完全转移了方向。现在他想开发一种技术来确定核酸中碱基的序列。他选择了噬菌体φX174的DNA。在确定完整的序列之前，还有许多年的艰苦工作要做。多年来，这项工作没有发表任何文章，这在通常竞争激烈的科学环境中很少能被接受，但是在剑桥实验室桑格有这种学术自由，可能也是因为他早先的成就。最终，他确定了噬菌体DNA中5 386个碱基的确切序列位置，并推断出有10个基因指导不同蛋白质合成。这一成就使他获得第二个奖项，1980年与沃尔特·吉尔伯特分享一半奖项。获奖理由是"因为他们对核酸碱基序列的测定做出了贡献"。几年后，桑格关闭了他的实验室，并隐退去照料他的花园和建造一艘船。

　　测序技术为阅读更复杂生物的生命之书开辟了可能性。人们开发了一些切割、克隆和复制DNA的补充技术（表7-2，表7-3），最终可以研究非常复杂的基因组。从研究相对简单的病毒基因组，到细菌的基因组（原核生物，缺少细胞核），再到有核细胞的基因组（真核生物），无论是单细胞还是多细胞，都有可能取得进展。这一路上的重要步骤，首先包含确定一种叫作流感嗜血杆菌（*Haemophilus influenzae*）的细菌全基因组[43]，到以后许多类似生物的全基因组。几年后，果蝇DNA中完整的碱基序列也被测定出来[44]，最终人类基因组的粗略构成，在2001年通过两种不同方法被破译，其精确的版本后来也发表出来了[45,46]。

　　为了了解我们的起源，我们特别渴望描述人类近亲的基因组特征。利用分子遗传技术的考古学研究，最近取得了一些显著成果。在30 000多年前被微生物DNA严重污染的骨骼碎片中，有可能选择性地鉴定尼安德特人（Neanderthal）个体的小DNA片段。令人印象深刻的是，将已灭绝了约30 000年的我们最近的进化亲戚的基因组序列草图重现后，可以进行一些惊人的比较。

　　据记载，自从大约400 000年前我们这两个灵长类血统分离以来，已经发生了88个主要的蛋白质编码变化。对这些变化的进一步研究，可能会预示什么让我们之所以成为人类，包括我们的语言能力。一个非常诱人的额外发现是，我们人类，大约在6万年前离开非洲，在我们的基因组中有1%—4%的尼安德特人基因，而我们留在非洲的祖先却没有这样的DNA[47]！

每年，不同物种的基因组被大量鉴定出来。DNA测序技术不断得到提升和完善，从而也越来越快地积累了大量的可用于理解普通生物学和人类健康的影响巨大的数据信息。现在可检索的信息量基本上是无穷无尽的，正如布雷内在他的诺贝尔演讲中所表达的那样[48]，我们"正淹没在数据的海洋中，渴望知识。"

一毫升海水样本含有一百万种微生物和一千万种病毒。这种样品中存在的所有遗传物质，都可通过将DNA片段化成合适的大小，然后对所有这些数百万个片段进行测序来表征。此后，由这种"猎枪"技术产生的大量碎片，可以通过使用它们重叠的末端，来组合成不同的完整基因组或其部分，这种方法被称为宏基因组学（见第3章）。它非常复杂，需要在被称为生物信息学的新的多学科领域中具备合格的能力。通过这种方法，在两项连续的研究中[49,50]，人类识别的蛋白质编码基因的数量增加了3倍，达到2 000万个以上。我们仍处于探索蛋白质宇宙的早期阶段，特别是关于无数无形的生命形式。大多数被鉴定出来的基因其功能还没有被鉴定，它们仍然是未来洞察大自然所开发的所有分子机制多样性的宝贵财富。这些新技术也让我们能够研究以前从未被人类识别过的生物，因为它们不能在实验室里复制。现在我们第一次有可能对所有形式的生命进行全面盘点。我们终于可以研究整个生命世界中达尔文看不到的部分。

正如第3章中提到的，我们迄今为止只发现了大约6 000种微生物"物种"，但真正的数量可能是这个数字的100万倍。物种一词被置于引号之内，因为很明显，与有性繁殖的真核生物形式相比，细菌各种类在基因组组成和大小上，都有着巨大差异。它们的大小可能会差异很大，且只有一小部分基因组携带着生物体复制的基本信息，其余的DNA代表提供补充信息的基因组部分。这种"过量"的DNA可以在细菌种类成员之间有效地转移，无论是单独转移，还是借助病毒转导。这种广泛的横向基因转移，强调了群体的生存，而不是个体的生存，为物种在进化竞争中的成功提供了特殊条件。

物种概念也很难应用于病毒。如前所述，病毒根据其运输形式，即病毒颗粒的结构特性，被分为几类。在许多情况下，对不同家族代表的基因组进行比较,显示出它们很少或根本没有进化关系,这表明不同种类的病毒可能有不同来源。由于病毒是细胞寄生物,人们很容易认为病毒是在细胞之后产生的,然而,这可能不正确。很可能它们中很多是在进化的"前细胞"阶段进化的。特别是使用RNA作为遗传物质的病毒,很可能出现在RNA世界的时代,这可能有助于早期的组合进化步骤,导致逐渐出现更复杂的原始生命形式。这个前细胞世界将在下面做进一步讨论。

关于RNA病毒的最后一个问题,是关于它们的核酸复制的不准确性。与精确到令人难以置信的DNA复制相比,RNA复制导致错误的可能性要多出1 000倍。因此,没有两种流感或脊髓灰质炎病毒颗粒中的核酸是相同的。RNA病毒复制导致出现基因组略有不同的病毒云,被称为"准相似"物种(相似但不完全相同)。这种现象也意味着RNA病毒具有非常高的突变率,这在研发和使用药物控制RNA病毒感染方面造成了重大问题。抗性病毒株很容易出现,控制这个问题的唯一方法是使用三种或更多不同攻击点的药物。

撰写生命之书

奥乔亚在诺贝尔演讲结束时[36]发表了以下远见卓识的声明:"由于RNA是一些病毒的遗传物质,这次演讲中回顾的工作,可能有助于为人工合成具有生物活性的病毒RNA和合成病毒铺平道路。这些颗粒处于生命的临界点,似乎拥有让我们更好地了解它们一些基本原理的线索。"奥乔亚所说的已经成功地实现了,尽管在所需技术出现之前,这个世纪已经过去了。2002年,脊髓灰质炎病毒的整个RNA基因组被合成,并显示出功能性[51],几年后,导致1917—1918年大流行的流感病毒RNA被合成,并显示出在动物中有致病性[52]。在1918—1919年,这种病毒的再次出现导致5 000多万人死亡,引发了对这一数据潜在风险的讨论。恶意的个人会利用这些信息进行生物恐怖袭击吗? 明智的做法是公布这些数据。关于科学数据潜在双重用途的讨论与科学本身一样地古老。例如,自从人类发明刀以来,我们一直意识到它的双重用途。因此,没有理由禁止任何形式的科学,但重要的是，要确保有伦理规则，来保证新信息被使用而不是被滥用。

　　分离出的病毒RNA的传染性在1956年被证明（见第3章），但是从病毒中分离出的DNA也显示出传染性还需要5年多时间。它是用桑格后来测序的同一细菌噬菌体 φX174制备的核酸完成的。1967年，研究证明新噬菌体DNA可以使用完整的基因组作为模板，通过DNA聚合酶来合成。这项成就被誉为"试管中的生命"。在这个实验中，研究人员使用了科恩伯格的聚合酶制剂，但是还需要另外一种酶，这种酶可以使新形成的线性双螺旋分子形成一个圆圈，这是它们传染的先决条件。事实上，科恩伯格最初的酶也有一些问题。一位英国遗传学家约翰·凯恩斯（John Cairns）在1969年展示了缺乏这种酶的大肠杆菌可以存活，但是在紫外线照射后修复其DNA时存在一些问题。如果科恩伯格发现的酶被假定在DNA复制中起着核心作用，那么带有突变体的细菌就不会存活下来。在DNA复制的复杂性最终被低估之前，需要更多的发现[37]。科恩伯格另一个有天赋的儿子汤姆设法阐述了另外两种来自大肠杆菌的DNA聚合酶。他们被称为DNA聚合酶II和III，因为最初发现的获得诺贝尔奖的酶被标记为I。然后，很明显地，酶III是真正的DNA复制酶，而另外两种酶具有辅助功能。DNA复制的发现工作在1959年还未完成，但这并不影响获奖的成就。该领域大部分进展实际上发生在斯坦福的科恩伯格肥沃的实验室里。

　　随着基因组序列开始被识别，利用新方法合成核酸成为可能。通过以预定的顺序将与适当背景结构偶联的碱基连接成核苷酸，可以产生携带特定遗传信息的人工合成分子。2003年，汉弥尔顿·史密斯（Hamilton Smith）与克莱德·哈钦森（Clyde Hutchinson）三世和克雷格·文特尔合作，从合成的多核苷酸中重建 φX174整个基因组，并表明产生的DNA有能力感染细菌，且有可能产生新噬菌体[53]。研究中使用的病毒菌株来自桑格的实验室，哈钦森以前曾在那里工作过。随着时间的推移，人们合

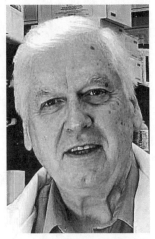

汉弥尔顿·史密斯，1978年诺贝尔生理学或医学奖获得者（私人照片）

成越来越大的高保真基因组的野心也越来越大。文特尔研究小组的目标，很长时间以来，就是合成一个小支原体的整个基因组。2010年5月21日，团队公布了他们努力的成果[54]。他们从单个核苷酸开始，组装了一个约108万个碱基对长的DNA分子，这是一个代表分枝支原体（*Mycoplasma mycoides*）的完整基因组。这个合成基因组被成功地移植到相关细菌山羊支原体（*Mycoplasma capricolum*）的细胞中，该细菌本身的基因组已丧失了功能，引入的基因组完全控制了那个衍生的细胞。这一成就不仅是一项重大的技术成就，也是一项发现。其结果表明，在原核细胞中，整个代谢机制由DNA基因组控制。在复杂得多的有核细胞中，补充信息分子的潜在需求仍有待观察。至少地球上38亿年生命进化的前两个结果已经被重建了。然而，这不是创造新生命的问题，这项成就来自先阅读自然提供的生命之书，然后在实验室重新撰写它。因为现在有可能重建细菌的整个基因组，基因工程有可能允许在受控条件下生产许多有趣的产品。令人惊讶的是，作为软件的DNA在某些条件下有能力构建自己的硬件。

史密斯这个名字在研究DNA特征与合成DNA的技术进化中反复出现。正是他与文特尔一起在细菌、昆虫和人类DNA的测序中做出了开创性工作。他也是合成当时最大DNA分子的领军人物。当史密斯于1978年获得诺贝尔生理学或医学奖时，他接到母亲的电话，她说："哈姆，我刚刚从收音机里听到，约翰斯·霍普金斯医学院工作的一位和你名字一样的人获得了诺贝尔奖。你们那里有两个同名的人吗？"答案是："不，妈妈，就是我。"不仅史密斯的母亲不知道他作为科学家的能力，科学界很大程度上也不知道。没过多久，他就成了美国国家科学院的院士。史密斯引人注目的是他获奖后对科学的贡献。人们可能会想，他是否应该被邀请再次访问斯德哥尔摩。

核酸作用戏剧中的最后两幕

高效并准确地描述不同生命形式基因组特征的机会，彻底改变了我们的生物学研究方法。生物进化关系的研究，现在可以通过基因组序列分析来进行。每年，关于新的重要而有趣的基因组的信息都会被公布。因为人类是唯一能够对自己的基因组进行测序的物种，所以，对人类基因组中30亿个碱基的双重集合的表征，被认为是一个分水岭事件。推断含有大约23 000个基因，这些基因指导不同蛋白质的合成。类似地，在流感嗜血杆菌中，蛋白质编码基因的数量被鉴定为约1 700个，酵母中约6 000个，果蝇中约14 000个，等等。事实上，人类并没有自然界所有物种中最复杂的基因组，因为我们可能倾向于认为自己是最"先进"的物种。许多植物、昆虫甚至单细胞真核生物，如变形虫，都有复杂得多的基因组。有大理石花纹的肺鱼的基因组是我们的40倍。

在整个20世纪的70年代和90年代，人们一直关注DNA（RNA）中线性信息可能产生的多肽数量，以及它们指定对应的三维的功能蛋白。在第四幕中分子霸权蛋白的戏剧，再次占据了这个场景，但是画面中缺少一些东西。更深入的研究显示，除了线性的、主要是编码蛋白质的基因外，还有大量额外的功能RNA分子的转录。是时候在最后一幕中再演绎一次核酸的复兴了。

1989年，西德尼·奥尔特曼和托马斯·切赫获得了非常重要的诺贝尔化学奖（表7-3）。奖励理由很简单："因为他们发现了RNA的催化特性。"有时似乎奖励理由越简单，发现就越重要。这样的例子有1983年诺贝尔生理学或医学奖颁发给麦克林托克，"因为她发现了可移动的遗传元素"；1993年颁发

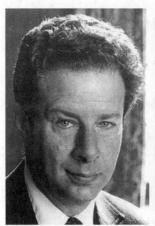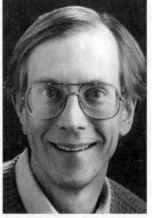

西德尼·奥尔特曼（左）和托马斯·切赫，1989年诺贝尔化学奖获得者（《诺贝尔奖》1989年年鉴）

给理查德·罗伯茨和菲利普·夏普，"因为他们发现了分裂的基因"（表7-1，表7-2）。后一项例子表明，比德尔和塔特姆的"一个基因一个蛋白质"的概念并不完全正确，有时一段DNA可以指导一种以上蛋白质的合成。也许沃森、克里克和威尔金斯获奖的理由应该缩写为"因为他们发现了生命的分子"。奥尔特曼和切赫发现，在某些情况下，RNA除了其携带线性信息外，还可以具有酶的功能。因此，有一段DNA编码了一种可以独立运作的RNA。它有时被称为非蛋白编码RNA，或者令人困惑地被简称为非编码RNA。从没有使用蛋白质编码的意义上来说，这个术语仍然是合适的。事实上，RNA可以同时发挥这两种功能，既是一种信息携带分子，同时也是一种有操作功能的分子，从而引发了关于生命起源的新讨论。今天，人们相信生命的出现始于RNA世界[55,56]，双链DNA作为一种稳定的信息存储形式，在进化后期进入，可以被高保真地复制。斯克里普斯研究所（Scripps Research Institute）的杰拉尔德·乔伊斯（Gerald Joyce）是在对RNA主导的进化研究的黎明到来时，该领域的领军科学家之一。另一方面，他有时是拉霍亚星期四俱乐部的司仪和葡萄酒鉴赏家，就在那里我和克里克见了最后一面。

2006年生理学或医学奖又进一步强调了非蛋白质编码RNA的作用。安德鲁·法尔和克雷格·梅洛因"发现RNA干扰——双链RNA导致的基因沉默"而获得奖项（表7-2）。这是在基因表达中起作用的另一类RNA分子。从那时起，各种新的非编码RNA种类大量涌现，这些RNA具有定义的或尚未定义的功能。诸如ENCODE（DNA元素百科全书）研究[57]之类的对转录物更广泛的详细研究表明，同一段DNA可能是包括大量非蛋白质编码产物的双向转录物的复杂镶嵌重叠的起源。描述这些重要数据的文章有200多名作者。怎么可能在这些人中选出一位或几位诺贝尔奖获得者呢？在开始了解所有不同形式RNA的作用，以及它们是如何在生命发展到今天看到的复杂形式的漫长岁月中是如何进化之前，我们还需要进行广泛的研究。

最初，人们认为大基因组中只有一小部分（人类基因组的1%）可产生蛋白质产物的基因组才有意思，其他的甚至被称为"废旧杂物"。然而，之前布雷内就指出我们应该谨慎使用这样的表达方式。正如他所说，废旧杂物是我们可以保存在阁楼里的东西，以备将来意外使用，而垃圾是我们可以舍弃的东西。例如，我们不得不逐渐改变我们对自己基因组各个部分功能的看法。现在人们认识到，人类基因组的主要部分被转录成RNA，所产生的各种分子参与了一个高度复杂的调控网络。

我们现在正处于了解这些复杂调控体系的开始阶段，最终人们想知道这个没有指挥官的网络信号如何导致和协调功能上相互关联的代谢反应。在我们了解体内平衡之前，还需要获得更多的领悟，体内平衡是生物体中的一种美丽平衡，通过这种平衡，保证了一致和有益的生理稳定性。所有以前未被识别的RNA形式的发现都有额外的含义。两个人或不同人群之间的差异，以及我们和灵长类动物中最近的亲戚黑猩猩之间的差异，远远大于最初认为的情况。此外，为了理解基因变化对疾病发展的影响，我们需要考虑蛋白质编码和非蛋白质编码基因。由于人们越来越多地认识到基因表达的复杂性，基因组医学领域的发展和成熟需要时间。总的来说，我们的基因组中不编码蛋白质的基因比编码蛋白质的基因多得多。蛋白质是否会试图再次回归，占据中心位置，还有待观察。或者，关于一类或另一类分子占绝对优先权的讨论可能是徒劳的。特奥雷尔在1959年诺贝尔颁奖演说上这样开头[35]：

> 对一个男人来说，"如果生命要成功，必须有两个元素"，这是一首伤感的丹麦老歌的主题。作者心目中想的是男人和女人，但从更基本的生物学角度来看，她可能不知道自己有多正确。两个元素是必要的，"生命"会"成功"，一个是蛋白质，另一个是核酸。

许多不同种类非编码RNA的存在，为许多不同的功能服务，这重新开启了关于基因定义的讨论。一个DNA能指导一个由约20个碱基组成的RNA的合成，并具有一些关键功能，这能被称为基因吗？判断这一点的一种方法是评估突变的影响。遗憾的是，由于许多原因，这些研究没有给出明确的肯定或否定答案。读者可能会觉得奇怪，当我们知识的在扩展，关于生命科学中最核心的概念，如基因和物种的定义却还在讨论之中。然而，这并不意味着最初的定义在受到质疑，而是需要通过一些定性补充来完善和补充。当讨论在继续时，这是科学健康发展的标志。

尾声——分子遗传学还有很多

人们可能会认为,对表达核酸携带信息的分子细节的深入了解,最终会给我们提供跳跃的基因的全貌。然而,这个复杂的事物还有更多的故事。DNA被碱性组蛋白包裹,并被包装到染色体结构中,调控这些蛋白质的存在与否至关重要,根据这一点,基因可能会被激活或沉默。影响这种相互作用的一种方法是将特定的化学基团添加到DNA或组蛋白中,目前还不知道其中是如何控制的,这只是最近新兴的被称为表观遗传学研究领域中的一个例子,这个术语是用来描述不是由于携带信息的DNA的序列变化而出现的新特征。例如,表观遗传现象在决定我们体内不同细胞(如肝细胞或神经细胞)的分化中,具有独特的功能。其他类型的表观遗传变化是由环境因素引起的。一些已经形成了个体特质的变化,例如在极度饥饿之后的变化,实际上是可能会从一代延续到下一代的。然而,这种转移需要通过某种机制将信息传递到生殖细胞中,而生殖细胞是我们体内唯一可能永生的细胞谱系。这样的事是有可能发生的。因此,尽管进化机制绝大多数是达尔文式的,但在某些特殊情况下,后天获取的特征也是可以被遗传的。因此,说到自然的发展时,让-巴蒂斯特·拉马克在某种次要程度上来说是正确的。

在库斯勒另一本书《助产士蟾蜍和人类进步》(*The Midwife Toad and Human Progress*)中,他讨论了保罗·卡默勒(Paul Kammerer)的命运。20世纪初,这位奥地利生物学家根据对某些种类青蛙进行的实验,提倡不可信的拉马克遗传理论。他被指控欺诈,并于1926年在施内山(Schneeberg)森林开枪自杀,时年46岁。而进化发育生物学家最近的研究表明,卡默勒在助产士蟾蜍身上观察到的获得性遗传的特质可能是真实的,并有可能用表观遗传现象来解释。

表观遗传学的一个特例涉及蛋白质具有携带信息分子的能力。如上所述,蛋白质不能影响核酸的核苷酸序列,但是它们可以用差异化方式影响其他同源蛋白质的结构,这是最后一章主题的一部分。

第8章
诺贝尔奖、朊病毒和人格

本书前几章中，大多数内容使用了诺贝尔档案馆提供的独特信息。这一章不同，因为它涉及近期的两个奖项，目前还没有诺贝尔档案馆的信息。第3章中对与传统病毒根本不同的感染性病原体的探索工作，已被授予1976年诺贝尔生理学或医学奖，一位是卡尔顿·盖杜谢克，一位是巴鲁克·布卢姆伯格（Baruch Blumberg），"因为他们发现了传染病起源和传播的新机制。"布卢姆伯格意外发现乙型肝炎病毒会导致持续感染，这在第2章中已有所描述。就像布卢姆伯格的发现，盖杜谢克及其合作者在人类中发现了一种全新形式的亚细胞感染因子，它会导致一种非炎症性脑部疾病，这显示了偶然发现的一些特征。

该领域的第二个诺贝尔奖于1997年授予斯坦利·普鲁西纳，"因为他发现了朊病毒———一种新的生物感染因子。"最初，这些病原体被称为"慢病毒"或简单的非典型（非常规）传染性病原体。朊病毒（prion）一词是普鲁西纳在1982年提出的[1]，它来源于"蛋白质的（proteinaceous）"和"感染性的（infectious）"两词的前面几个字母，为方便发音，其中两个元音字母互换了位置。希腊语中有一个词"prion"，意为"锯子（saw）"，很长时间以来，动物学家一直用它来命名南半球某些种类的海鸟，但这并不妨碍它被用来作为一个新缩写词。

由于我作为病毒学家以及有卡罗林斯卡研究所诺贝尔委员会的兼职或正式成员的背景，从1973年起，也就是我成为该研究所终身教授的第二年，我就多次参与了对布卢姆伯格和盖杜谢克研究成果的评估,并很荣幸能在颁奖典礼上发言。后来,我开始研究评估普鲁西纳的工作,以及初步讨论给他颁奖。然而,在他获奖那年的早些时候,我离开了卡罗林斯卡研究所,接管了在瑞典皇家科学院里的职责。在颁奖典礼上,分子生物学教授拉尔夫·彼得松对普鲁西纳做了介绍性发言。我有机会当面认识了盖杜谢克和普鲁西纳这两位杰出科学家。我先介绍卡尔顿·盖杜谢克。

百科全书般的永恒旅行者

对像卡尔顿·盖杜谢克这样的人,几乎不可能进行全面介绍。不言而喻,每个人都是独一无二的,但盖杜谢克是超乎寻常的,他比其他大多数人更独特。他是一位多产的作家,在他的丰富旅途中,除积累了大量的信件,还保存着大量的日记。那些已装订好的包含出人意料的私密信息的日记,在他的朋友之间传阅,据说篇幅可能超过10万页。在我的图书馆里,大约收集约20卷这样的日记。与新几内亚岛福尔人群的库鲁病研究有关的几封早期信件已收集在一本由盖杜谢克作序的书中[2]。他还在1976年的《诺贝尔奖年鉴》中对自己的生活进行了非常个人化的描述,该卷也包含他的诺贝尔演讲[3]。我们在这本书里已经提到过几次的格奥尔格·克莱因,多年来与盖杜谢克有过很多接触,也收藏有盖杜谢克的日记。克莱因在他写的一本书里用了一个名为"变形金刚2——卡尔顿"的章节,相当成功地刻画出盖杜谢克那难以捉摸的个性[4]。在另一本大约同时出版的书——《致命盛宴》(Deadly Feasts)[5]中,盖杜谢克同样是关键人物。更近期,盖杜谢克出现在凯·贾米森(Kay Jamison)的《繁荣》(Exuberance)一书中[6],并在《灵魂失落的收藏家》(The Collectors of Lost Souls)一书中被广泛讨论[7]。这些不同的书可能不会是最后一批试图去理解卡尔顿·盖杜谢克独特、复杂而有争议个性的出版物。让我简单总结一下在他1976年获得诺贝尔奖之前的成就。

盖杜谢克在纽约扬克斯长大。那时,扬克斯是一个沸腾着不同种族和文化的地方。他父亲来自斯洛伐克,热情奔放具有生气,靠当屠夫来养活他的一家,包括两个儿子。他的母亲也来自东欧,却有着不同的品质、更温和的教育方式和审美情趣。她给盖杜谢克注入了对世界文学和民间传说的浓厚兴趣。在盖杜谢克十几岁之前,他就成了一名狂热的读者,对文学有着不可抑制的热情。1978年,我和我的家人有一次住在盖杜谢克在华盛顿郊外舍维蔡斯的家里。当时他不在家,他邀请我和我妻子使用他的卧室,他的图书馆也在他的卧室里。就像任何一个私人图书馆一样,它揭示了一切。图书馆里包含了人类文明创造的大多数最好的文学作品。阅读对他来说是一项持续不断的任务,1997年,也就是他被监禁的那一年里,他阅读了许多书,其中包括莫里哀和莎士比亚的所有戏剧作品。

　　盖杜谢克对科学的兴趣也是在非常小的时候就发展起来了。他经常提到他的姑姑艾琳。她是一名经济昆虫学家,在世界许多地方工作过。在她的指导下,盖杜谢克跑遍了他家周围和邻近的纽约自然科学博物馆。他似乎汲取了从学校或其他环境中积累的大量知识,并在十几岁的时候,就已经在位于他家附近的博伊斯·汤普森实验室(Boyce Thompson Laboratories)从事实际的实验室工作。年轻的盖杜谢克很快意识到他应该成为一名科学家。与当时许多科学家一样,他受到保罗·德·克吕夫(Paul de Kruif)《微生物猎人》[8]的启发,他甚至把书中提到的科学家的名字写在通往阁楼的楼梯台阶上,阁楼上有他自己的化学实验室。然而,他没有写鲁克斯(E. Roux)、史密斯(T. Smith)、罗斯和格拉斯(B. Grassi),而是增加了詹纳(Jenner)、李斯特(J. Lister)和

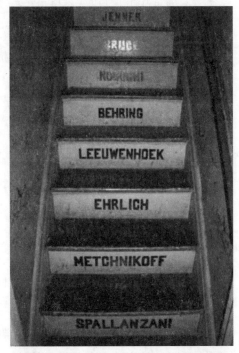

纽约扬克斯卡尔顿·盖杜谢克家的楼梯。引自保罗·德·克鲁夫《微生物猎人》一书[德米特里·戈德加伯(Dmitry Goldgaber)拍摄]

野口（Noguchi）。罗斯被排除在外的一个原因，可能是盖杜谢克只有这本书的英文版，而罗斯对该书中对自己的描述表示反对，为避免诽谤诉讼，关于疟疾的章节在这个版本中被删除了。楼梯上的名字至今仍然保留在那里。照片中由于写在更高台阶上而没有出现的名字还有：里德、李斯特、科赫和巴斯德。当一个人爬完所有能看到的台阶后，回头一看，又有一个人的名字出现在楼梯口顶端，那就是希波克拉底（Hippocrates）。年轻早熟的盖杜谢克显然很清楚地知道他未来的使命。

盖杜谢克在罗切斯特大学接受了数学、物理和生物学方面的训练，并在伍兹霍尔海洋生物学实验室接受了维克托·汉布格尔（Victor Hamburger）指导下的海洋生物胚胎学方面的训练。之后，他进入哈佛医学院，22岁从那里毕业，是有史以来最年轻的毕业生之一。他在学校的昵称是"燃烧的流星"，这说明了他具有异常前卫和极端的个性。在职业生涯的早期阶段，他立下一个雄心壮志，寻找这个世界上剩余的还未被开发的地方，攻克那些被认为无法治愈的疾病。在十几岁的时候，他开始对登山、徒步旅行、划独木舟和露营产生了热情，这与他对科学的痴迷不相上下。

一个有着充分事实记录的认知是，未来的诺贝尔奖获得者常常有在其他获奖者实验室里工作的经历。没有人比盖杜谢克更能证实这一点。当他搬到加州理工学院，在那里他与莱纳斯·鲍林（Linus Pauling）、马克斯·德尔布吕克（见第3章）、乔治·比德尔（见第7章）和许多其他优秀科学家进行了交流。除了谈论令人兴奋的科学之外，他们还有机会和不同的团体一起进行一些户外活动，常常是盖杜谢克带领着大家艰苦地露营，并徒步旅行到美国西部、加拿大和墨西哥的沙漠和山区。詹姆斯·沃森在《避开无聊的人》（Avoid Boring People）一书中描述道："随后的不间断实验室狂欢，在此期间，我在实验室里经常工作到午夜以后，同时周末参加了与孜孜不倦的卡尔顿·盖杜谢克发起的疯狂周末汽车旅行，两者交替进行。盖杜谢克两年之前在哈佛医学院已完成他的学位学习任务，此时据说正同时在马克斯（德尔布吕克）的实验室和化学家约翰·柯克伍德实验室进行博士后训练。"这一段落是这样结束的："……中断了我们前往奥夫雷贡城的旅程，那里110度的华氏温度最终说服了卡尔顿，因为那有可能会使他死于高温。在随后的周末,卡尔顿的极限旅行转向了凉爽得多的内华达山脉,其中有一次,当我们其他人到达多彩的惠特尼山山顶时,卡尔顿早已到过山顶,并下行到了西边的一个山谷中。"

盖杜谢克从加州回到美国东海岸,与哈佛大学的约翰·恩德斯一起工作(见第5章)。毕业后在波士顿儿童医院工作的那几年,盖杜谢克对临床儿科和神经病学有了深入的了解。他对儿童,尤其是儿童的发育和疾病的兴趣从未减弱。1951年,他被征召跟随约瑟夫·斯马德尔(Joseph Smadel)在沃尔特里德陆军医疗服务研究生院服兵役。很少有人对盖杜谢克发展的影响有斯马德尔那样重大,斯马德尔看到了这位精力充沛、才华横溢的年轻科学家的潜力。在斯马德尔指导下,盖杜谢克开始周游世界各个角落,寻找一系列令人费解的新发疾病的原因,并经常能想出独特的解决方案。在那些年里,他访问了伊朗、阿富汗、土耳其、喜马拉雅山、马来西亚、新几内亚和南美洲的一些国家。

根据斯马德尔的提议,盖杜谢克从1954年开始,在澳大利亚另一位后来的诺贝尔奖获得者弗兰克·伯内特的实验室里做了几年访问科学家(见第3章)。根据他自己的说法,盖杜谢克在那个实验室里做了一些免疫学方面的基本观察[2],而这些结果使得伯内特走上提出以细胞克隆选择作为获得性免疫耐受基础假说的道路,伯内特因此获得了1960年诺贝尔生理或医学奖。

正是在澳大利亚的时候,盖杜谢克了解到新几内亚高地的一个民族中有一种独特的流行病。盖杜谢克原计划对该岛部分未被开发的地区进行短暂访问,最后演变成他与这些地区不同原始人群、他们的文化和疾病终身深入接触。盖杜谢克在新几内亚的高地进行了艰苦的徒步旅行,探索和了解了以前从未接触过西方文明的人群。他与这些人一起生活了相当一段时间,帮助他们治疗疾病,采集血样。人们经常提到,在那些日子里,他是一个剪了平头、穿着一件未洗的T恤和短裤的独特的人。他用大量的日记和摄影记录了他所遇到的人们的独特生活方式。其中一个叫福尔(Fore)的民族,大约有35 000人,居住在大约160个村庄里,他们中间流行着一种独特的、致命性的疾病,叫库鲁病(kuru),在当地被称为震颤病。

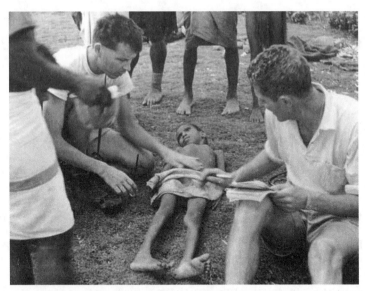

1957年，盖杜谢克（左）和文森特·齐嘎斯在检查一个患库鲁病的儿童（盖杜谢克家族提供）

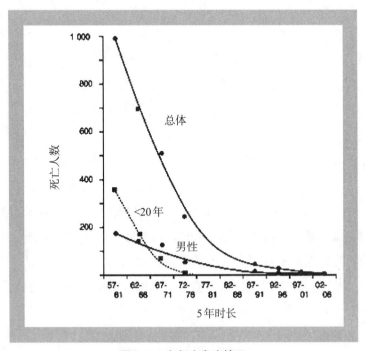

图8-1 库鲁病发病情况

大多数病例发生在妇女和儿童中，但1960年以后出生的儿童没有患上这种疾病。21世纪也有此类病例。[保罗·布朗（Paul Brown）提供]

这种疾病更多的是折磨妇女和儿童，在成年男性中相对较少。1957年，他和地区医疗官员文森特·齐嘎斯（Vincent Zigas）一起，首次正式描述了这种疾病[11]。这种流行病早在几十年前就有了，病例越来越多。一旦出现第一批症状，就有一个稳步衰落下划的过程，并在6—12个月内死亡。这种残酷无情的疾病导致大脑逐渐被破坏。人们猜测这种病是遗传性的、有毒性的或者是传染性的，但后一种情况似乎不太可能，因为病人没有发烧或感染的迹象。

由于盖杜谢克与福尔人一起生活，得到了他们的信任，他被允许对库鲁病病例进行尸检。起初，将已故患者的大脑样本固定后送到墨尔本的伯内特实验室，但是后来，随着一些早期重大利益冲突问题的解决，样品还被送到了华盛顿。马里兰州贝塞斯达国立卫生研究院的一流神经病理学家伊戈尔·克拉索（Igor Klatzo）检查了库鲁病病例的大脑，发现该病例大脑的变化与另一种器官进展性疾病——克-雅脑病（CJD）患者的大脑变化相似。病理学上这种病称为海绵状脑病，意味着大脑中有类似泡沫的变化，没有炎症迹象。如果出现炎症的变化，就是脑炎。对库鲁病和CJD患者大脑病理相似性的认识，对脑炎的研究没有多大帮助，因为脑炎的病因当时还不清楚。然而，还有另一项观察使科学家们走上了正确的研究轨道。

兽医病理学家威廉·哈德洛（William Hadlow）指出，库鲁病受害者的脑部病变与患羊瘙痒病（一种奇怪的传染病）的羊的脑部变化非常相似[12]。当时，哈德洛是英国伯克郡康普顿英国农业研究委员会野外站的访问学者，他从英国一位重要兽医病理学家詹姆斯·英尼斯（James Innes）那里了解了羊瘙痒病。哈德洛的学术基地在美国蒙大拿州哈密尔顿的落基山实验室，正如我们将会看到的，它将在未来朊病毒研究中发挥重要作用。

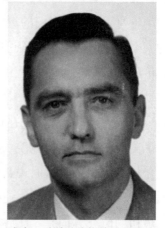

威廉·哈德洛（落基山实验室提供）

非典型传染因子早期研究的里程碑

羊瘙痒病自18世纪以来就已为人所知。1936年,法国通过长期对传染病的研究证明它是一种传染病,其致病因子可通过过滤比病毒更小颗粒的过滤器。它的发现缘于一次奇特的巧合:当时在进行传染实验的时候,羊瘙痒病的致病因子污染了从绵羊制备来的一种针对脑脊髓炎(一种真正的病毒性疾病)的疫苗,并在被福尔马林处理后存活了下来。冰岛兽医病理学家比约恩·西古德松(Björn Sigurdsson)在20世纪50年代引入了慢病毒感染的概念,以描述羊瘙痒病和另一种也发生在绵羊身上的疾病——绵羊脱髓鞘性脑白质炎。后来发现后一种疾病是由一种传统的逆转录病毒引起的,但是羊瘙痒病致病因子则经历了很长时间才被揭秘。羊瘙痒病传播的自然途径也长期令人困惑。

CJD在20世纪20年代由两名德国神经病理学家发现。这种疾病的特点是大脑逐渐受到破坏,且大多发生在成年人身上,全世界每年的发生概率是每百万人中有一个病例。人们识别出了此病发生的某些地理特点,一些家庭中的群集也在早期被识别出来。盖杜谢克的研究目的是对羊瘙痒病和CJD病因进行比较评估。受哈德洛观察的启发,盖杜谢克首先从库鲁病患者然后从CJD患者身上获取大脑材料,注射到各种不同动物身上,包括人们的近亲黑猩猩。在20世纪60年代中期,已证明这些人类疾病可以在黑猩猩身上复制,因此说明库鲁病[13]和CJD[14]都具有传染性。这是一个重大的发现,这需要一些精心的设计才能全面完成的动物实验。

1958年,盖杜谢克在对他有影响力的支持者斯马德尔的倡导下,加入了美国国立卫生研究院(NIH)的神经疾病与失明研究所。斯马德尔推荐盖杜谢克加入NIH时说,盖杜谢克是"医学研究上最独特的人之一,他将近乎天才的智慧和私人侦探的冒险精神结合在一起。"盖杜谢克的实验室最初的研究方向是"原始文化中儿童生长发育和疾病模式研究",这反映了他独特而广泛的兴趣。随着研究的发展,实验室更名为"慢病毒、潜伏病毒和温带病毒感染实验室"。为了对黑猩猩和其他种类动物进行实验,盖杜谢克需要在一个隐蔽环境中建立新的设施。1961年NIH与美国内政部进行了一段时间的谈判,最后决定选择一个由内政部鱼类和野生动物服务局的稀有和濒危物种项目运营的设施。这个设施就在马里兰州劳雷尔的帕图森特(Patuxent)野生动物研究中心,位于华盛顿和巴尔的摩之间的一个偏僻地方。为开展实验动物研究,盖杜谢克招募了斯马德尔手下的一名合作者小克拉伦斯·吉布斯(Clarence Gibbs Jr.)。吉布

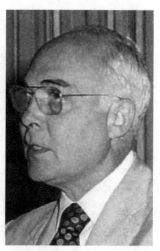

吉布斯(盖杜谢克家族提供)

斯起初不愿意放弃他自己的昆虫传播感染的研究,但后来却成为盖杜谢克团队中一名非常忠诚和重要的合作者。

20世纪60年代末,NIH的病毒学同事向他介绍了我。盖杜谢克用他的大众甲壳虫车把我带到帕图森特中心。与作为实验动物的黑猩猩面对面真是一次难忘的经历。它们引人注目的个性和与我们人类非常相似的特性,使得它们在遭受疼痛和不适时,很难再被视为实验动物。然而,正是由于它们代替人类遭受了痛苦,我们才能识别出一种新的人类传染病媒介。吉布斯本人在经历了几年实验室工作后,在给这些动物接种致命性病原体时变得犹豫不决。幸运的是,后来人们有可能将感染性病原体接种传染给包括非灵长类宿主在内的其他种类动物,就像诺亚方舟那样来给不同物种的动物接种。

在盖杜谢克和合作者证明库鲁病具有传染性时,仍然需要解释导致疾病传播的病原体传播途径。直到20世纪60年代末,人们才完全理解传播的原因是由于福尔人几代人都在实行的一种仪式性食人行为[15]。作为哀悼,死者亲属准备了一顿饭。妇女们准备饭菜,并会接触尸体的不同部位,包括大脑,这是最具传染性的器官。显然,儿童也被感染了,因为他们也接触了尸体,而成年男性感染较为罕见。西方文明的引入导致福尔人在1960年左右停止了宗教仪式上的食人行为,此后出生的孩子都没有染上这种疾病。

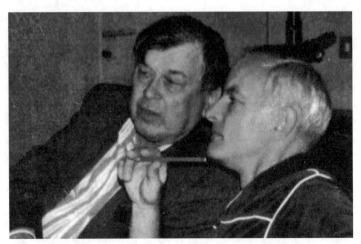

盖杜谢克(左)和保罗·布朗(盖杜谢克家族提供)

然而,直至进入21世纪之前,库鲁病仍在福尔人中发生,显示其潜伏期可能超过40年[16]。

虽然知道导致库鲁病的传染因子是通过食人行为传播的很重要,但是可能还有许多其他的传播途径。人们发现大脑部分的传染性更强,但是身体其他部位也有传染性,特别是库鲁病患者和羊瘙痒病患者的淋巴系统。人们试图经过口腔途径用库鲁病的脑材料来感染黑猩猩和其他实验动物。在大多数情况下,人们看不到疾病的传播,因此得出结论,这种可能的传播方式效率很低。进一步尝试用大脑以外的器官材料,将库鲁病毒传递给实验动物,但没有成功。由此推断,在自然情况下,CJD是不传染的。然而,在一些非常特殊的医疗过程中,人们发现CJD可以在人与人之间传播,从一个人的大脑传播到另一个人的大脑。罗兹(Rhodes)[5]称之为"高科技食人",盖杜谢克的密切合作者保罗·布朗称之为"友好之火",专业术语是"医源性的",希腊语是"医生传播"。盖杜谢克的实验室多年来一直引领对CJD可能的医源性传播方式的研究。

第一个确认的CJD病例是通过角膜移植被感染的,移植后18个月,接受移植的人患上了这种疾病。接下来观察到的病例发生在一种非常特殊的情况下,由于将记录脑组织内部脑电图的电极在不同患者中连续使用,导致传染,电极首先应用于一名后来被发现患有CJD的患者的大脑,然后应用于两名年轻患者的大脑。由于电极具有高的灵敏度，所以只有有限的化学杀菌方法可用来消毒。这两个年轻人都在一年内患上 CJD。另一种神经外科手术——移植尸体硬脑膜（颅骨内覆盖大脑的膜），被发现是传播疾病的又一途径。迄今为止，共发现 196 起此类病例，大多数发生在日本[17]。当这种传播方式被确认后，1989 年在英国、1997 年在日本都开始禁止使用硬脑膜移植物。在其他国家，也采取了各种预防措施，包括选择捐赠者、采取额外的消毒步骤，以及提高从事大脑材料工作的健康工作人员的风险意识。这种医源性传播导致的 CJD 病例现在似乎已经消失（图 8-1），最后两起病例发生在 2008 年。

感染传播的另一个重要途径是从尸体垂体中提取生长激素导致的，这种传播形式将在下面进一步讨论。后一种情况是外周给药引起的，因此不允许与被治疗患者的大脑直接接触。显然朊病毒可以在特殊条件下（高剂量，抑或进入神经通路？），从身体的外围扩散到大脑。由于这一观察，人们广泛讨论了通过输血传播朊病毒的可能性。迄今收集到的所有证据，都不支持将其作为在人类中可自发性传播 CJD 的途径[18]。

直到最近才显示有可能通过输血来传播羊瘙痒病[19]。据观察，患有瘙痒病的动物会到栅栏等地方挠痒——该病病名的由来——瘙痒是与该病相关的症状之一。两只动物在同一个地方挠痒，可能造成血液从一只动物传播到另一只动物。血液传播的另一个方式是羊在野外吃了与羔羊分娩相关的残留胎盘。

随着对 CJD 的了解越来越多，人们发现大部分病例都是自发的，但在某些罕见的家庭中，会有一系列病例的聚集。医源性传播后发生的病例，代表了第三类疾病传播方式。朊病毒可以从所有被这些病例感染的实验动物中分离到。然而，患者大脑的病变可能会显示出一些差异，这种差异通常可以在受感染的动物身上复制。疾病的发病机制（在之后更广泛讨论），是体内一种特定蛋白质的聚集。据推测，在病例的生命过程中，指导这种蛋白质合成的基因发生了关键性突变，随后在患者身上发展为自发性 CJD。某些家庭发病率的增加，随之被解释为由于遗传了增加蛋白质聚集风险的基因，同时又增加了另一个关键性自发突变后而患病。

独特的诺贝尔演讲和非凡的大家庭

1976年12月13日,盖杜谢克在诺贝尔演讲中介绍了他和同事们的研究成果。此时,卡罗林斯卡研究所仍然严格遵循诺贝尔遗嘱中的规定,即获奖者在获奖后应发表演讲。出于对获奖者的礼貌,现在他们可以在12月10日,即颁奖典礼举行之前发表演讲。盖杜谢克在演讲中使用了"非常规病毒和库鲁病毒的起源与消失"的标题[20]。我仍然清晰地记得这次演讲。这次在卡罗林斯卡医院的礼堂里举行的,我是主席。这一次,第一位演讲者是巴鲁克·布卢姆伯格,他在45分钟内讲述了乙肝病毒是如何被发现的迷人故事(见第2章)。之后是盖杜谢克,盖杜谢克从来未遵守过演讲时间。他让听众着迷,不知不觉两个小时过去了。他富有感染力的演讲加上他放映的一部电影,几乎让我们感觉到我们正身处新几内亚的高地,直面库鲁病患者。演讲结束后,诺贝尔委员会主席伯尔杰·乌文纳斯(Börje Uvnäs)走过来对我说:"现在我真的明白了为什么我们要把这个奖给盖杜谢克。"

盖杜谢克在斯德哥尔摩的访问在许多方面都令人难忘。人们怀疑他以前是否戴过领带,而现在他不仅要戴领带、穿西装,还要穿燕尾服,但他适应得很好。更复杂的是如何安排好他带来的8个他收养的男孩。第一天晚上,他们带着睡袋来到格兰德酒店,这让整个酒店感到震惊。

之后,他们搬到了盖杜谢克在瑞典的一个好朋友家里。病毒学家阿恩·斯韦德米尔(Arne Svedmyr)、他妻子比吉塔(Birgitta)和他们的5个儿子,为孩子们在斯德哥尔摩一周的独特经历提供了一个吸引人的环境。

多年来,盖杜谢克收养了大量儿童,其中大部分是男孩。他们是密克罗尼西亚人和美拉尼西亚人,大多是新几内亚人。人们可能会质疑领养一词是否恰当,或者他们是否应该被称为寄养儿童。从传统文化意义看,大多数儿童被认为是收养的。对8—12岁的孩子来说,他们从原来的本土文化进入美国的现代文明,面临的是一个巨大的文化变化。他们大多数人从小就

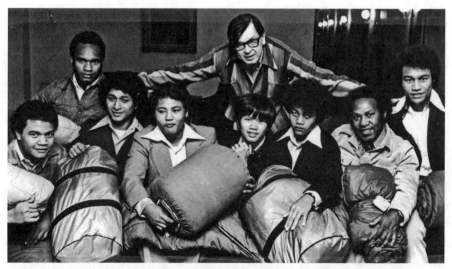

盖杜谢克和他收养的男孩们为诺贝尔周做准备(盖杜谢克家族提供)

认识盖杜谢克。受到盖杜谢克教育的儿童总数估计在40至60多个,数字不确定的原因是盖杜谢克除了将40多名儿童带进自己的家庭,还支持了大量儿童在其本国的教育。盖杜谢克的抱负是,带进美国的孩子应该融入他们的新环境,像其他美国孩子一样接受教育,这只是在一定程度上得以实现。应该记住,寄养儿童识字晚,与他们在美国看到的社会相比,他们最初来自竞争小得多的社会。一些孩子完成了两到四年的大学教育,另一些则进入了职业学校。他们中的大多数人返回了家园,在许多情况下,他们最终在原籍国发挥了重要作用。一些人留在了美国。通过他这些独特的努力,盖杜谢克对大量幼儿的生活产生了非常重要的影响。他们称他为"父亲",但只有两个人在自己的姓氏里加了盖杜谢克。在大家庭里有许多交流感情的机会。

　　盖杜谢克的大家庭意味着他要操持更多的家庭事务。就像任何一个大家庭一样,有许多实际的日常事务要处理。人们可能会质疑他说如何管理的,因为盖杜谢克大部分时间都在旅行。当他回家时,他为孩子们开列了各种项目,希望他们参观博物馆和美术馆,参加各种文化活动。所有这些活动占用了大量资源。他估计用诺贝尔奖奖金可以供养他的大家庭两年。事实上他设法在经济上保持了良好的平衡,管理着他的大家庭许多年。

很长一段时间,这个大家庭住在华盛顿郊外的切维蔡斯,但是盖杜谢克也保留了他原来在扬克斯的家。他经常带孩子们去那里体验附近的纽约文化,并向赫尔曼·梅尔维尔(Herman Melville)的墓致敬,这座墓是盖杜谢克在布朗克斯区扬克斯市交界对面的一个被忽视的州发现的。当盖杜谢克不在家的时候,一个计算机科学家,也是一个有意思的人约瑟夫·威格斯坦(Joseph Wegstein)独自管理着这个大家庭。这样的安排一直持续到1979年,直到威格斯坦开始了他一段短暂的婚姻而搬出去。大约在1982年,盖杜谢克一家搬到马里兰州弗雷德里克市展望山的一所房子里。一年后,威格斯坦再次与大家庭团聚,但现在不幸的是,他患上了严重的阿尔茨海默病。他得到了孩子们的照顾和家庭的帮助。许多科学家都是他的同事,他们可以证明盖杜谢克家那独特的氛围,晚餐时总是会有包括来做客的同事或其他特定的朋友过来。格奥尔格·克莱因曾描写过这方面的内容[4],在1976年诺贝尔周期间,照顾这些男孩的斯韦德米尔夫妇,多年来也与盖杜谢克家族有过许多接触。20世纪90年代,他们在盖杜谢克家附近的弗雷德里克公寓里住了三年,之间有许多亲密的互动。

如前所述,1978年,我和我的家人,包括我们的三个孩子,在他们9—13岁的时候,也住过盖杜谢克在华盛顿郊外的房子。盖杜谢克不在时,热心的主人就是威格斯坦。当时这个家庭有8—10名被收养的孩子,他们都被分配了各自不同的任务:保持房间整洁,做家庭作业,照顾来访客人,通过协助做饭或摆桌子来安排晚餐。期间他们和我们的孩子互动。在院子里打篮球,躺在地板上,他们在地图上指出他们来自世界的哪个地方。虽然是这么大的一个家庭,由于威格斯坦的谨慎管理,一切都安排得井然有序,令人惊讶。我们能暂时成为盖杜谢克大家庭的一员,真是一次独特而难忘的经历。

一名旧金山神经科医生面临克-雅脑病挑战

在诺贝尔演讲中,盖杜谢克提到了他称之为非常规病毒的显著特性。在对许多患者人体和动物样本的监测中,在电子显微镜下没有观察到病毒样颗粒。而且,从病原体的感染活性显示出其对物理和化学治疗的显著抗性。这些特征使得科学家们推测它可能在没有核酸参与的情况下复制[21-22]。许多科学家认为这是异端邪说,特别是因为已经鉴定出具有明显不同特性的羊瘙痒病菌株。然而,在20世纪70年代后期,有趣的事情开始在旧金山的一个实验室发生。

1978年,我们一家在拜访盖杜谢克家之前,在加利福尼亚呆了5个月,在旧金山退伍军人管理医院肯尼思·约翰逊(Kenneth Johnson)的实验室里,我研究了病毒在实验动物大脑中的感染问题。在这次访问的早期,我有机会参加了科罗拉多州基斯通的病毒学大会。在从丹佛机场到吉斯通的公共汽车旅程中,我碰巧坐在普鲁西纳旁边。普鲁西纳当时正处于在旧金山研究瘙痒病的早期阶段。我们进行了一次非常激烈和有趣的谈话。他向我描述了他的背景,以及他是如何开始从事将瘙痒病作为非常规传染病病原体模型的研究的。这次接触成为我们长期友谊的开始,也给了我一个特别的机会来密切关注普鲁西纳即将到来的突破性科学追求。

与所有其他诺贝尔奖获得者一样,普鲁西纳也提供了他生活的简要历史。由此可以推断,他的祖父是一名从莫斯科来到艾奥瓦州苏城的俄国犹太移民。这个家庭最初来自普鲁山尼村,也就是这个姓氏的来源,在今天的白俄罗斯。普鲁西纳是另一个犹太裔诺贝尔奖获得者的例子,他的根在欧洲东部(见第1章和第7章)。普鲁西纳在宾夕法尼亚大学学习化学专业,他非常喜欢这所大学的学术环境,许多老师都是高水平的。除了化学,他还喜欢哲学、建筑历史和俄国历史的本科课程。他的化学研究背景使他参与了一项关于体温过低的研究项目。在著名化学家布里顿·钱斯(Britton Chance)指导下,他开始研究棕色脂肪组织,这对于温度调节至关重要。这些研究的延伸使得普鲁西纳在回到费城完成他的医学学习之前,又在斯德哥尔摩温纳-格伦研究所(Wenner-Gren Institute)做了一年访问科学家。而美国国立卫生研究院的厄尔·斯塔特曼(Earl Stadtma)实验室为他提供了进一步的科学工作培训。

1972年,普鲁西纳在旧金山加利福尼亚大学开始了神经学的住院专科实习。他所经历的一例CJD激起了他对非典型感染因子的兴趣,他开始了

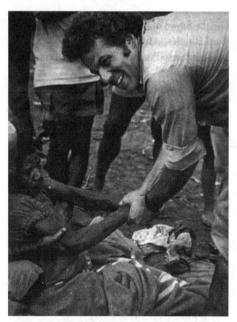

1980年普鲁西纳在访问新几内亚时检查一名库鲁病患者（盖杜谢克家族提供）

一些早期的羊瘙痒病模型的系统研究。进展非常缓慢,但在普鲁西纳与威廉·哈德洛和落基山实验室的卡尔·埃克伦德(Carl Eklund)建立合作关系后,情况有所改善。威廉·哈德洛同时也给予了盖杜谢克灵感和启发。这个实验室由美国国立卫生研究院管理,但在1978年,美国国立卫生研究院决定停止对瘙痒病研究的支持。这迫使普鲁西纳在旧金山为研究瘙痒病积累自己的资源。1980年,他访问了新几内亚,看望和检查库鲁病患者。

非常规病毒毕竟不是病毒

普鲁西纳的目的是纯化瘙痒病的致病因子,并确定其化学性质。他在诺贝尔演讲中描述了他研究这一问题的方式[23]。早期的工作进展非常缓慢。每个实验都花了一年多的时间。因此,第一个挑战是找到一种能快速测定试剂浓度的方法。瘙痒病致病因子可以轻易在小鼠和仓鼠中繁殖,但是通过给致死动物打分来读取不良反应的终极状态是非常耗时的。普鲁西纳受病毒学家以往使用的方法启发,开发了一种改良的分析方法,并使用平均培养时间来衡量接种物中存在的因子剂量。这使得测试可以在70天内完成,而不是360天。使用这种更快的分析方法,他可以加快实验进度。

在用不同的酶尝试了许多分离技术和处理方法后,他发现传染性的主要部分与分子量为27 000—30 000的蛋白质部分有关[24]。在这个阶段,普鲁西纳越来越确信,感染能力与蛋白质而非核酸有关。因此,他大胆地引入了朊病毒这个术语[1],让科学界大部分人懊恼不已。他发现的蛋白质被称为朊病毒蛋白 PrP。在这个早期阶段,他经常因为提供异端数据而受到严厉的批评。他对此作出迅速反应,因此被认为"和蔼、多刺、好斗"[7]。有时,我的任务是鼓励普鲁西纳不要太过防守,而应立即进行反击。我给出的建议是,采取更成熟的踌躇态度,让数据本身去说明问题。

1984 年春天,普鲁西纳和我参加了在苏格兰举行的一次会议,他是会议的主要发言人,我应邀对会议进行总结。其他参与者大多来自爱丁堡艾伦·迪金森(Alan Dickinson)的团队,他们长期以来在瘙痒病领域做了大量工作。他们对普鲁西纳的工作持高度批评态度。关于朊病毒株、疾病发病机制和病原体的性质有很多讨论。很快,会议的目的就变得很清楚了,那就是推翻普鲁西纳提出的"只含蛋白质"的概念。一种只含有蛋白质的因子怎么会导致潜伏期明显不同、病理差异很大的疾病呢?普鲁西纳为自己的案子做了很好的辩护,但气氛几乎充满敌意。会后,我们俩人在飞回家之前在爱丁堡共同度过了半天时间。漫步街头,享受这座历史名城的咖啡馆,有很多事情要谈。也许这个著名的苏格兰启蒙运动和 18 世纪末杰出的月光协会[25]的所在地为我们交流思想提供了合适的共鸣地。科学的魅力在于,它有时会引发非常激烈的智力讨论,分享这些讨论可能会带来深厚的友谊。就在那个时候,普鲁西纳和他同事们的研究正在取得许多重要的突破。

人们发现普鲁西纳的 PrP 材料足够纯净——它主要含有一种蛋白质——以致能识别出其一端的短氨基酸序列。这反过来又使得通过分子克隆来鉴定产生这种蛋白质的基因成为可能[26]。随后发现,这是一个正常的宿主细胞基因,编码了传染性颗粒的(主要)成分。突然,这一发现使传染过程变得容易理解,人们有可能理解为什么朊病毒疾病没有炎症和免疫反应。体内的正常蛋白质一般不会出现这种反应,这是由于免疫耐受现象,伯内特和梅达沃因发现这一现象在 1960 年被授予诺贝尔奖(见第 3 章和第 6 章)。

这项研究的下一个重要任务是分析如果消除了 PrP 蛋白的基因,将会发生什么。这可以通过使用所谓的"敲除"技术来实现。这个技术是生物医学科学的一项进步,2007 年诺贝尔生理学或医学奖授予马里奥·卡佩基(Mario Capecchi)、马丁·埃文斯(Martin Evans)和奥利弗·史密斯(Oliver Smithies),"他们发现了利用胚胎干细胞在小鼠体内引入特定基因修饰的原理。"PrP基因的表达在胚胎发育早期阶段已经可以在细胞中观察到,所以蛋白质可能会具有基本功能。因此,如果没有一个功能正常的PrP基因,动物是否能够存活还不能确定。令科学家们高兴的是,缺乏该基因的动物不仅存活下来,而且显示功能正常、寿命正常[27]。

具有无功能PrP基因的小鼠可用来做非常关键的实验。如果一个人用高剂量的瘙痒病因子感染这样的动物会发生什么?这个实验的结果令人震惊。它们对感染完全不敏感[28,29]。此外,这些动物可以产生抗PrP的抗体,因为它们不再耐受这种蛋白质。缺乏PrP基因的动物也被发现可用于许多其他目的,可以插入来自其他物种的PrP基因,而不是原来缺失的小鼠基因。

不同物种的朊病毒蛋白质在结构上或多或少有所不同,这些差异很重要,因为它们导致一个物种的朊病毒经常不能感染另一个物种,感染有物种障碍。例如,人们从未见过人类感染羊瘙痒病朊病毒。这种障碍可以通过使用转基因小鼠来克服,在转基因小鼠中,正常PrP基因已经被另一物种的相应基因所取代。人类PrP基因的插入,使得这些小鼠能够用来研究不同形式的同源基因。例如,可以通过实验来研究CJD患病率增加的家族中鉴定出突变的重要性。已经鉴定出40多种能够影响人类PrP蛋白反应性的不同突变。通过转基因方法,小鼠也可以对来自牛的朊病毒敏感,正如我们将会看到的,这种方法实际上是很有用的。

普鲁西纳和他的同事,以及其他研究小组也利用转基因小鼠巧妙地研究了朊病毒株变异的性质[30,31]。在复杂的实验中,他们用有规律的瘙痒性感染物质或不同的不完全PrP基因构建体,感染携带不同PrP基因构建体的动物,这些PrP基因构建体具有不同的表达水平。受感染的动物存在不同的潜伏期,并在大脑里有着不同的疾病发展进程。因此,在不同的有部分同源致病性PrP的影响下,同一个正常PrP蛋白可能被诱导成不同的折叠。

年轻患者中克-雅脑病的流行令人震惊

1985年4月23日,我被瑞典医学研究委员会安排去参加与斯德哥尔摩的卡比（Kabi）公司的磋商会议。几年来，该公司一直是生长激素的主要生产商之一，注射生长激素是一种对生长速度低于正常水平的儿童的重要治疗方法。这种激素是从成千上万个垂体集合中提取出来的，这些垂体无一例外是从常规尸体解剖中获得的。因此，CJD患者的大脑材料很有可能会被包括在内。在会上，我被告知，在美国，在用其他制药公司生长激素制剂治疗的患者中观察到了4例CJD。怎么办？我的建议是立即停止所有垂体衍生生长激素的生产，并召回所有分发的产品以防止其被使用。经过深入讨论，该公司接受了这一点建议。

这一决定造成了一些重大的经济损失，既有销售损失，也有必须向脑垂体承包供应商支付赔偿的损失。然而，这种情况的优势在于，该公司在开发从细菌中产生生长激素的重组DNA产品方面走在了前列。生产这种药物的努力得到了加速，最终卡比公司成为第一家引入新的安全生物合成生长激素用于替代疗法的公司。该公司还幸运地注意到，几十年里，在使用它们公司生产的垂体提取生长激素进行治疗的患者中，没有发生一例CJD。然而，可悲的是，更多的病例出现在用其他公司生产的产品来治疗的儿童身上。迄今为止，病例总数为206例，这种流行病似乎刚刚在逐渐减少[32]。大多数病例发生在法国——在接受治疗的1 700人中有109人。英国的数据是1 848人中有56人，美国是7 700人中有28人。美国1977年引入了一个额外的净化步骤，这似乎大大降低甚至消除了传染媒介传播的风险。

牛的"新食人"和人类的一种新克-雅脑病

在诺贝尔演讲结束时[23]，普鲁西纳提到了最近英国牛身上的朊病毒疾病。"疯牛病"或更恰当的牛海绵状脑病（BSE）流行始于1985年或1986年，在1992年达到顶峰，但直到现在，偶尔还会发现感染动物的病例。到目前为止，已发现超过180 000例感染病例。这种流行病的源头是一种新型饲料，主要用于奶牛，因为奶牛特别需要蛋白质。它们的天然植物蛋白饲料里补充了肉类和骨粉。后者是由绵羊、牛、猪和鸡的内脏（屠宰产品和屠宰的副产品）制成的。这种混合食品已被使用了一段时间，但是在20世纪70年代末,一种以前使用的碳氢化合物溶剂提取方法被放弃了,导致了产品的脂肪含量显著增加。这种改良的饲料被发现会传播牛或羊来源的朊病毒。当人们在1988年确认了这一点后,这种饲料就被禁止了。一年后,屠宰技术发生改变,以防止动物的大脑和脊髓出现在人类消费的产品中。采取第二项措施是为了保证朊病毒不会传播到人类。当时,人们并不认为这种传播会引起疾病。据推断,牛和人之间也存在物种屏障,数百年来,物种屏障一直被用来防止羊瘙痒病向人类传播。进一步提高安全性的另一项努力是,在已发现有受感染动物的农场中大规模地去扑杀家畜。

尽管采取了所有的措施,但据了解,疯牛病动物的朊病毒还是可能通过食物传播给人类。第一个病例于1994年发现。分子生物学方法证明,这种疾病是由感染人类的一种新的朊病毒变种引起的,因此被称为vCJD[33](图8-2)。这种形式的CJD在许多方面不同于普通形式的CJD,并在上述三种CJD之外增加了第四类人患CJD。与最常见的CJD患者相比,第四类CJD患者的平均年龄低得多,26岁左右,其大脑的组织病理学变化也有不同的特征。这种新形式有可能通过用来自人类vCJD朊病毒感染携带有牛PrP基因的转基因小鼠来模拟。

疯牛病可能传播到人类的观察结果,导致对动物的进一步扑杀。1996年,所有30个月龄以上的英国牛都被宰杀。在这种流行病爆发的初期,人们对它会传播得多广泛有很多猜测。幸运的是,这一流行病在2000年达到顶峰,2010年即将结束(图8-3)。受影响的总人数为214人,其中167例发生在英国,25例发生在法国,其余病例较分散,大部分发生在欧洲国家[34]。这种流行病除了上述两种传播方式(由朊病毒通过脑垂体提取的人类生长激素和硬脑膜移植的医源性传播)之外,又增加了第三种传播方式。所有这些影响相近人数的流行病(图8-2)都是由人类干预造成的,尽管种类非常不同。在接受生长激素皮下注射的患者中,疾病在治疗中期后平均15年(4—36年)后出现;接受硬脑膜移植的患者,允许大脑表面与大脑表面直接接触,平均时间为11年(16个月—23年)后;而针对vCJD的病例,从疯牛病流行高峰和vCJD流行高峰之间的间隔来看,大约9年后,很有可能通过食用受污染的肉类感染(图8-3)。然而,应该注意的是,在后一种情况下,明

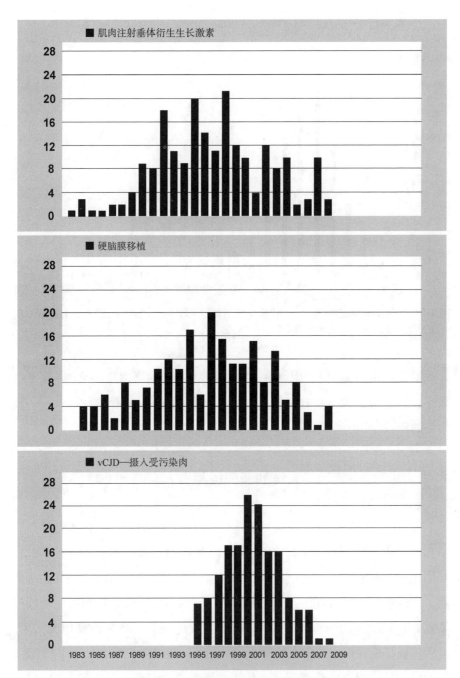

图 8-2　三种独特的 CJD 流行病的比较

　　每一次流行病都包括大约 200 名患者，他们都是由不同的人类干预造成的；肌内注射垂体衍
生生长激素导致的医源性 CJD，硬脑膜移植导致的医源性 CJD 和摄入受污染肉导致的 vCJD。这
三种流行病的平均潜伏期分别为 15 年、11 年和 11—12 年。

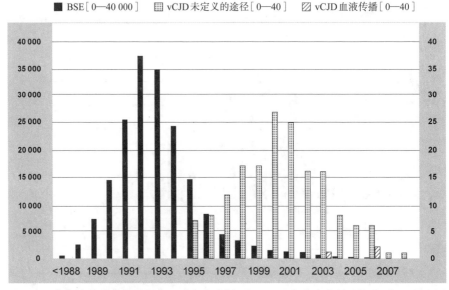

图8-3　牛海绵状脑病的流行——"疯牛病"(■)，vCJD 在人类中的流行(▦)，以及3例 vCJD 通过输血在人类之间传播(▨)

显地潜伏期很可能更长，因为在1989年采用了新的屠宰技术后，排除了在最终食材中留存大脑和脊髓物质之后，大概没有——或者只有很少——被污染的肉被分销。

人类的新同类相食？

大自然从不浪费任何物质。生物体，从最简单到最复杂，代表着复杂分子和富含能量的物质的丰富来源，死后将被回收。人们很少在自然界看到尸体，除了一些骨头。所有有机物质都被各种清除剂快速处理，尤其是微生物。理论上，食用你自己的物种，即同类相食，可能有价值，但也可能增加传染媒介传播的风险，因为这些媒介已经适应使用某一特定物种作为宿主。有些感染甚至在选定的宿主物种中传播的可能性非常有限，一个例子是第2章中描述的乙型肝炎病毒感染。病毒的慢性感染只能通过血液传播，在自然条件下，血液从一个人传播到另一个人是很少见的。然而，有一种特殊情况，这就是怀孕，在怀孕期间和分娩时，导致了一代细胞与下一代细胞的交换——孕妇与后代的细胞交换。乙型肝炎病毒通过这种血液传播，即所谓的垂直感染，在自然界中存活了下来。

尽管有传播特定传染病的风险，同类相食现象在自然界中并不少见。然而，这似乎主要是在对进化发展有重要意义的特定情况下实施的。有许多例子，在至少100种实行同类相食的哺乳动物中，人们发现雌性会吃掉死产或畸形的婴儿，而雄性会杀死幼仔和黑猩猩，有时会吃掉幼仔和黑猩猩，迫使它们的母亲发情，这样它们就可以生下下一窝。在我们人类中，食人行为受到我们对明显个性化认识的强烈影响。人类历史上发现了三种食人情形：一种是仪式性的食人行为，如福尔人作为哀悼行为所实行的那种，这种情况下的做法是为了说明传播内源性传染因子的风险；一种是"胜利"自相残杀，这种情况下，征服者会羞辱被杀的人，并通过吃掉他们来吸取他们的力量；最后，当一个团体的成员继续生存的唯一可能就是吃掉其他死去或被杀的人时，就有了生存食人现象，这种情况可能只发生在非常罕见和特殊的极端情况下，比如历史事件中，一艘载有幸存者的救生艇已经在海上航行了很长时间，或者更近一些时候，一部分乘客幸免于飞机失事，而被困在一片非常偏僻的丛林中。

尽管现代全球社会的文化基本上排除了食人现象，但现代医学中，一个人的组织或器官转移到另一个人身上的情况越来越多，即前面提到的高科技食人现象。自从人类血型的基本原则被发现（第5章）以来，就一直被运用于输血中，在最近几十年，骨髓和器官的移植已成为人类医疗保健中的常见做法。当人们认识到个体间免疫差异的本质，需要减少移植的障碍时，这就成为可能（见第6章）。接受移植的病人必须接受免疫抑制，以防止排斥外来组织，这一事实使情况更加复杂。这种免疫抑制的一个缺点是，它可能允许移植物携带的病毒被复制，也允许移植物接受者中的休眠病毒被复制。通常这些激活的感染可以被控制。然而，这种无声感染的激活问题在朊病毒方面有所不同，因为它们不受身体免疫防御系统的控制。

当发现vCJD在人类中引起流行病时，问题就出现了，导致疾病的病原体是否可能通过医疗干预传播。如上所述，海绵样CJD的医源性传播，仅在非常特殊的情况下才出现。由于从未发生输血导致的CJD自发形式的传播,因此人们假设vCJD也不会通过这一途径传播。因此,当2004年有记录显示vCJD实际上可以通过输血传播时[35],就令人惊讶了(图8-4)。人们记录了4起如此由朊病毒传播引起的感染病例。在所有情况下,血液都取自几年后发展成vCJD的个体。污染血液的接受者需要5—8年时间才发展成这种疾病,这种疾病发生在4个病例中的3个。在第4个病例中,患者死于另一种疾病,但尸检时从尸体组织样本中检测到了vCJD朊病毒的存在。

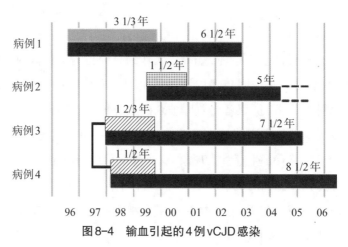

图8-4　输血引起的4例vCJD感染

病例3和4由同一献血者的血液感染。在每种情况下,上栏显示供体发生疾病的时间,下栏显示受体出现疾病的时间,或者如第2例在组织中显示2个vCJD朊病毒的情况。(保罗·布朗提供)

在这些导致vCJD的朊病毒医源性传播病例被记录下来之前,人们已经采取措施降低它们可能通过血液传播的风险。屡次尝试开发一种血液测试来证明潜在献血者是否被感染,如乙型肝炎和人类免疫缺陷病毒感染。遗憾的是,寻找可靠测试的尝试至今未能成功。然而,人们还采取了其他预防措施。从感染瘙痒症朊病毒的小鼠和仓鼠的研究中得知,这些病毒可能发生在神经系统之外,尤其是在白细胞中。因此,已经在20世纪90年代后期,首先在英国,然后在其他欧洲国家,决定从血液中去除白细胞用于输血。从动物实验中可以推断,这将减少但不会消除可能的污染朊病毒数量。自从采取这一预防措施以来,再也没有出现输血引起的vCJD病例。自2000年以来,vCJD病例数量逐渐减少,因此人类之间血液传播的风险应该会逐渐降低。

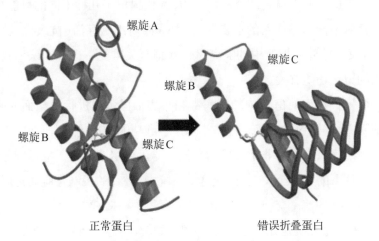

朊病毒疾病的机制有更广泛的应用

对正常宿主蛋白在朊病毒疾病发展中至关重要性的鉴定,导致了后续两个问题。第一个问题涉及正常健康条件下蛋白质的作用,另一个问题涉及蛋白质会通过什么机制来导致疾病。让我们首先考虑后一个问题。这种疾病过程似乎是由已经提到的蛋白质折叠不当引起的,"健康"的正常蛋白质有一个由3个所谓的 α 螺旋结构主导的结构,而致病蛋白质有一个截然不同的结构[36,37]。除了两个较小的 α 螺旋结构外,后者的折叠主要由4个 β 折叠结构控制(图8-5)。这种情况的悖论是,这是一条相同的蛋白质链,可以用这两种完全不同的方式折叠。

图8-5　正常和不恰当折叠的PrP蛋白的不同基本结构

后者主要出现 β 折叠片,这使得它更倾向于和其他同源蛋白质聚集,可能导致组织的破坏。(保罗·布朗提供)

致病PrP诱导病理过程的确切机制尚不清楚。据推断,当这种蛋白质与正常健康的蛋白质接触时,会导致后者发生错误折叠,这种效应可以采取级联的形式,就像"雪崩"现象一样。PrP错误折叠的扩散可能需要额外的成分,最有可能的是其他蛋白质。某些错误折叠的蛋白质有形成聚集体的倾向。这种聚集体被称为淀粉样蛋白,是病理学家长期以来已知的一种非常特殊的蛋白质聚集体,因为人们错误地认为它代表淀粉。不同种类的淀粉样蛋白已在大脑和器官外,被发现与许多疾病相关。蛋白质聚集体显示出非常特殊的染色特征。用刚果红处理后,它们在偏振光下显示出苹果绿色荧光。

除了CJD,人们还发现了许多看起来也是由类似的蛋白质聚集引起的疾病,但是是不同的类型。例子有阿尔茨海默病、帕金森病和亨廷顿病,以及2型糖尿病和免疫淀粉样变性,以及更普通的疾病。朊病毒疾病具有传染性,这一事实使得它们在模型系统中被作为淀粉样蛋白疾病的原型进行研究具有吸引力。人们可以预见,未来对淀粉样蛋白的研究将对许多人类疾病的发病机制提供重要的新见解,包括新的重要发现。

尽管进行了广泛的研究,但还不可能就正常PrP的生理作用达成一致看法。对于这种通常与膜结合的蛋白质,人们提出了几种不同的可能功能。其中包括对不同信号通路的重要性,这些通路对细胞存活、抗氧化应激、铜结合,以及维持外周神经中的隔离材料髓鞘至关重要。也有人认为它可能与大脑的记忆功能有关。

科学家们已经对酵母中的朊病毒和朊病毒样蛋白进行了全面的研究。事实证明,这些蛋白质对于一种并非基于核酸功能的遗传,即所谓的表观遗传学(见第7章)来说是非常重要的。这种非孟德尔遗传对于酵母细胞在某些压力条件下的生存至关重要,在这个系统中,潜在的机制是朊病毒所代表的蛋白质之间的信息交换。我们才刚刚开始理解在核酸信息流的中心法则之外,这种信息交换是如何运作的(见第7章)。信息交流的多样性,体现在某些不同类型的朊病毒蛋白以特定方式影响正常同源宿主蛋白的能力上,从而可以发展出不同潜伏期和不同组织病理学的疾病。蛋白质折叠机制的表征,是未来研究的一个具有挑战性的领域。

尽管没有诺贝尔档案材料可供查阅,但朊病毒研究领域被选作这本书最后一章的原因是,它提供了新知识有时显著且不可预测的进步的独特例子。反教条主义的知识之旅,从研究作为疾病原因的仪式性食人行为,到由内源性蛋白质的错误折叠引起的大脑中的致病事件,以及对各种非传染性蛋白质错误折叠疾病和非核酸遗传存在的新认识是卓越的。显然,在这个分支领域还会有更多的发现和潜在的更多诺贝尔生理学或医学奖获得者。

成功科学家的原型

让我以对一些著名科学家个性的看法来结束这本书。关于成功科学家的生活，无论是他们自己还是其他人，已经写了很多。不言而喻，每一个故事都是独一无二的，因为每个人在重大发现的过程中所拥有的个人条件不同，这反映了遗传和环境相互交织的影响。在前面几章中，我已经审视了个人和环境的条件，这些条件促进了创造力并允许重大发现的出现。有一点是清楚的，那就是这些发现是无法计划的。如果生活如此简单，那可能会很无聊。

尝试理解人类创造力的神秘发展，无论是在艺术领域还是在科学领域，都是我们全球文明进步的无穷无尽的反思源泉。在前面的章节中使用了许多形容词：好奇、热情、冒险、异端和异端思想等。在科学和技术领域，我们对自然和宇宙功能的认知和见解有了明显的增长。在人文科学中是否能看到同样的进展是有争议的。在我们试图为知识的无止境发展做出贡献的过程中，我们显然依赖于那些在早期为这一事业做出贡献的人，并且我们经常从富有洞察力、令人着迷的导师们那里寻求灵感。就像盖杜谢克的情况一样，与前诺贝尔奖获得者或未来的诺贝尔奖获得者的接触，经常为成功科学家的发展提供指导。

如果科学家们成功地做出了一项根本性的发现——这仅适用于少数"选定"（幸运的）研究人员——那么他们将获得巨大的回报。那种尤里卡（灵光一现）的感觉，自己是人类文明中第一个拥有全新见解的人，可能是无法完全描述的，这需要经历。尽管如此，在科学努力中，一扇先前关闭的门的打开常常会促成一种理解，即在那之后，未来会有新的、未知的门被打开。关于一个科学的可能的终结我认为是无稽之谈，未来几代科学家将会有新的发现，这显然预示着未来的诺贝尔奖奖项。很明显，有关这些奖项的成功故事，经过一百多年的演变，将持续到未来的几个世纪。但是，通过研究已经获得诺贝尔奖的有重大发现的科学家，我们是否可以学到更普遍的东西？冒着过度概括一切的风险，我最后将讨论几个主要的关键特征。

我有幸会见了许多科学家，他们是生命科学进步的主要推动者。他们的影响是巨大的，尤其是在分子生物学出现之后。很明显，我们现在正走上一条道路，如第7章所示，在未来几十年里，这一领域将会有惊人和意想不到的发现。我所遇到的这些科学家的个性自然有着很大的差异，但是他们有一些共同的特点。他们显然被赋予了独特的智慧，但是绝对需要额外的素质来有效地开发这一资源。詹姆斯·沃森以一句话开始了他的名著《双螺旋》（关于DNA的发现），"我从未见过弗朗西斯·克里克性情温和的样子。"成功的科学家有强烈的个性；他们痴迷于自己的研究工作。因此，他们在职业和社会交往中需要为自己的个性留出空间。谦卑不适合他们。他们表现得好像知道自己有一个使命，他们的生活以自己为中心，他们可能不是一般生活方式的榜样。这在许多情况下都有记载，例如在保罗·约翰逊（Paul Johnson）[43]的《知识分子》（Intellectuals）一书中，约翰逊研究了几个世纪以来一些顶尖知识分子的精选案例，回顾了他们在为人处世上所表现出的道德和判断方面的经历。他发现那些经历不佳，并指出了作为这些有影响力人物的后代所面临的被暴露的情境。当然，无论好坏，他们不仅主宰着他们的专业同事，也主宰着他们的家庭和广泛的社交圈，他们以自我为中心的行为在许多方面变得明显。

我曾经听我一个好朋友，一位住在南加州的科学家，给我讲过的故事。他说有一次现代生物学的两位主要领军人物外出吃饭。晚饭后，他们中的一个给我的朋友打电话说："我受不了这位科学家X，他不停地说啊说啊，我一句话也插不进去。"没过多久，科学家X也打电话给我朋友，讲的话基本上和另一位一样，只是他受不了科学家Y，因为对方主导了两个人的谈话。几个月后，我和我的朋友、两位科学家X和Y以及诺贝尔奖获得者曼弗雷德·艾根（Manfred Eigen）和大家的配偶共进晚餐。晚餐期间，Y显然是最专横的科学家。顺便说一句，Y就是悉尼·布雷内，他最终获得了2002年诺贝尔生理学或医学奖（见第7章），令科学界非常满意。

这种对重要科学家的描述可能会给人一种印象，他们全身心地投入到他们的工作中，这不一定是事实。这些天赋很高的人往往可以同时培养出其他不可思议的才能。他们中的一些人也是优秀的音乐家,一个很好的例子就是艾根,他在40岁时获得了诺贝尔化学奖。1997年,当他在拉霍亚庆祝70岁生日时,我们作为客人收到了一份独特馈赠的礼物,那是艾根录制的莫扎特A大调钢琴协奏曲和C大调钢琴协奏曲两张唱片的特别版,前一张是由艾根在大卫·爱泼斯坦(David Epstein)领导的波士顿新管弦乐团伴奏下,用一架有百年历史的施坦威大钢琴演奏录制的。

我见过的科学家中最喋喋不休的人是盖杜谢克。在罗兹的书[5]中,他被描述为"一个能连续数小时滔滔不绝地说出想法的强迫性谈话者——好的交谈,通常是精彩的谈话和完美的故事讲述,但有些听众无法忍受。"同样,凯·贾米森在她有关《繁荣》一书中引用了她丈夫和她自己在与盖杜谢克晚餐对话后记下的主题[6],内容如下:"非常片面的清单包括免疫学、爱情、法国人、美国人、荷兰人、自杀、清教主义和性行为、精神分裂症、鼠药、分子生物学、结核病、FBI、美国政治白痴、梅尔维尔、俄罗斯探险家、柏拉图、人类学、疯牛病、新几内亚男孩、勇气、情绪、航海、语言学和草地老鼠。"在我们家的餐桌上,我们有时会接触到烟花般的不同主题,大多是盖杜谢克以独白形式表演的,他滔滔不绝地讲话很难停止。克莱因在他的一本书[4]中提到,有一次他设法让盖杜谢克倾听了,那个时刻,他用原文朗诵了匈牙利诗歌。盖杜谢克精通大量不同的语言,他认为任何人都可以在5个月内学会并运用一门新语言,尤其是在年轻的时候,这次显然是诗歌和外语的结合,让盖杜谢克开启了倾听模式。

盖杜谢克在谈话中表现出的压倒性架势甚至可以被描述成一种持续的躁狂症。事实上,弗兰克·伯内特(见第3章)曾经说过:"当盖杜谢克的热情被激发时,他表现得精力充沛。"凯·贾米森在她的《繁荣》一书中提到了这一点,她当然懂得情绪的波动。在其他书中,她写过创造力和精神疾病之间的关系,天才和疯狂之间模糊的界限。在《与火碰撞》(Touched with Fire)[44]中,她回顾了狂热-忧郁疾病(现在常被称为躁郁症)和艺术气质之间的关系。显然,有时领袖科学家的明显主导行为接近我们所说的正常状态的相对边界。他们个性的塑造在多大程度上是环境的还是遗传的产物,这是一个可争论的问题。因此,成功科学家的后代可能受着双重影响:基因可能加剧他们个性的波动,以及在一个被父母的科学追求主导的环境中成长。然而,重要的是仍然不要过度概括。事实上,有相当多的证据表明,实际情况恰恰相反。(未来)诺贝尔奖获得者的家庭可以为培养下一代诺贝尔奖获得者提供一个极好的环境。上一章讲述了阿瑟·科恩伯格的两个儿子是如何成为非常成功的科学家的,其中一位甚至获得了诺贝尔奖,而且,正如之前也指出的,还有6个几代人都有诺贝尔奖获得者的例子。

我最后一次与盖杜谢克见面是在2006年11月。他在斯德哥尔摩参加了关于什么是生命的系列讲座,讲座由卡罗林斯卡研究所肿瘤生物学教授英格玛·恩博瑞(Ingemar Ernberg)安排。讲座的题目是"什么是生命?我们在从未见过文明的文化中学到的东西——人类的起源"。盖杜谢克广泛阐述了他对原始土著文化的丰富体验,并展示了他在西方文明侵犯当地文化,并迅速扼杀其独特性之前,在新几内亚拍摄的许多电影中的一部分。晚上在我家继续谈,只有我们两个人,进行了激烈的交谈,大部分时间是盖杜谢克的独白。他的联想无止境,午夜时分,直到我关上出租车的门送他回酒店时,他还一直在说着话。之后他的声音没有了,周围安静了下来。但是,对于我们这些有幸了解他的人来说,我们仍然可以听到他激烈的争论。

在卡罗林斯卡研究所公告的演讲中,盖杜谢克的演讲地点被安排在特罗姆瑟、巴黎和阿姆斯特丹。原因是,1996年,他在美国被判有恋童癖,在服刑一年后,一项辩诉交易使他永远离开了他的祖国。人们对此没有争论。这项法律适用于所有人,我们是在20世纪,儿童的权利应该得到尊重,包括他们不受性剥削的权利。事实上,即使早期的文化和文明对这种关系有不同的判断,以及他在新几内亚了解儿童发展时所经历的是完全不同价值体系的文化,这也都不能作为借口。对他的有罪判定给他的余生蒙上了一层阴影,且令人遗憾地让他偶尔处于一种防御状态。对许多人来说,很难将对他作为科学家的尊重和对他作为个人的看法分开。

在流亡期间,盖杜谢克与他在贝塞斯达的实验室保持联系。然而,NIH在2004年决定关闭这个已经运行了将近50年的实验室。团队中剩下的最后一位成员布朗,随之退休。盖杜谢克夏天大多在阿姆斯特丹和巴黎度过,但在冬季,他更喜欢住在北极圈以北的特罗姆瑟。其实,他每年都会回到这个城市三四次。令人惊讶的是,他是在寻求这种环境带来的孤独。当然,他忍不住与斯堪的纳维亚半岛这一地区的土著人、萨米人或拉普兰人建立联系。他被他们的自然宗教和他们使用的萨满符号迷住了。

盖杜谢克在健康和超重所允许的范围内,继续在美国以外的地方旅行。他经常访问中国,有时会在中国停留很长时间。在过去几年里,他经常与他领养的孩子和他们的家人,以及他的许多朋友保持联系,主要是通过通信。2008 年 12 月 12 日,他独自死在特罗姆瑟的一间酒店房间里,那是一年中太阳从不升过地平线的时间。2009 年 6 月 21 日夏至,他的骨灰撒在了城外的大西洋里,他几个来自不同地方的领养孩子和朋友在场。当时天空乌云密布,但是当灰烬到达水面时,太阳冲破云层,一只巨大的海雕从船上飞过。这些超自然事件的迹象很容易被土著居民同化。在这两个事件中,阳光完全消失和无处不在之间的对比——他的死亡和他骨灰的播散——可能代表着一种独一无二的生命象征,充满了鲜明的对比。

盖杜谢克的亲密合作者布朗在纪念[45]中表达了他对这位已故朋友的敬畏和爱戴:"像许多天才男女一样,他比生命更伟大,比他周围的人有更大的欲望、激情、美德和缺陷……"在另一份亚普·古德斯米特(Jaap Goudsmit)[46]写的讣告中,盖杜谢克被称为是"微生物猎人中最古怪、最逍遥的。"古德斯米特复述了关于盖杜谢克家通往阁楼楼梯上的科学家名字的故事,还提到他把最后一个台阶空出来留给了自己。事实证明这不是真的,盖杜谢克没有那么放肆。但是人们应该记住,这种情况和其他情况一样,盖杜谢克也是一个讲故事讲得非常好的人。

科学远远不止是关于重大发现的喜悦和魅力。事实上,大多数科学家都没有特权和好运来进行聚合观察。尽管如此,作为更大事业的一部分,他们可能会为关键信息的积累做出贡献,这些信息将被塑造成全面的知识。像所有其他科学家一样,即使是最成功的科学家,他在工作中也经常遇到挫折。有许多死胡同和对假设的挑战,其结果被证明是有缺陷的。度过辛苦、挫折和失望日子的唯一方法是坚持解决问题,展现毅力。盖杜谢克确实做到了这一点,但我认为这一章的另一个主角普鲁西纳在他对科学的追求中更好地说明了这一点。他决定了解导致瘙痒病的传染因子的化学性质,尽管困难重重,最终还是成功了。当时他的想法遭到了相当多的批评,但他固执己见,紧紧抓住这些想法不放。

由于普鲁西纳成功证明了正常健康朊病毒和诱导蛋白质聚集致病的朊病毒之间,存在着重大差异,这个概念最明显的证据就是,在实验室里将前者转化为后者。他和同事以及许多其他科学家,为实现这一目标投入了大量精力和智慧。他们在证明转化过程不依赖于携带核酸信息分子这一结论方面,已经取得重要进展。少量传染性小鼠朊病毒与正常小鼠大脑的混合导致传染性的增加,但是使用纯化试剂时,这种增加并没有出现。这些努力没有取得完全成功的原因是,转换事件可能需要额外的组件,这些组件还没有被确认。正如已经提到的,普鲁西纳和其他研究人员进行了大量的实验,旨在解释菌株变异和不同疾病模式的化学背景。尽管这些努力取得了令人感兴趣的结果,但必须承认,在完成朊病毒拼图游戏之前,仍需要找到另一些碎片。

普鲁西纳和马克林·麦卡蒂共同写了一篇非常有趣的综述,讨论了朊病毒领域的许多研究工作,标题是“发现DNA编码遗传,朊病毒是传染性

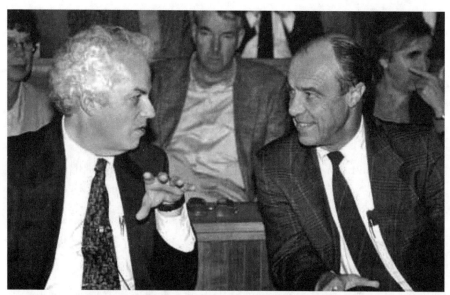

1996年普鲁西纳(左)在卡罗林斯卡研究所诺贝尔奖演讲前,与笔者交谈[乌尔夫·西尔博恩(Ulf Sirborn)提供]

蛋白质"[47]。麦卡蒂是前一章讨论的奥斯瓦德·艾弗里的重要合作者。这两位科学家面临的是相反的挑战。一般情况下，在科学领域里阴性通常是无意义的。而艾弗里和其合作者面临的挑战是，证明DNA中不存在被认为是造成肺炎球菌转化因素的蛋白质；而普鲁西纳则需要证明存在相反的情况，即朊病毒蛋白质制剂中不存在任何核酸。最终两者都被证明是正确的，但这需要时间，其结果是根本性的。就普鲁西纳而言，他坚持不懈的毅力开拓了一个新的科学领域，其应用范围远远超出他的预期。在未来，我们将会看到更多对蛋白质聚集的分析，这是疾病发展的一个重要病因学组分，我们将会了解蛋白质作为信息分子的更多惊人之处。

参考文献

第1章

1. Espmark, K. (1991) *The Nobel Prize in Literature — A Study of the Criteria behind the Choices*. G. K. Hall & Co., Boston, MA.
2. Holl, K. and Kjelling A. C. (1994) *The Nobel Peace Prize and the Laureates — The Meaning and Acceptance of the Nobel Peace Prize in the Prize Winners' Countries*. Peter Lang GmbH, Europäischer Verlag der Wissenschaften, Frankfurt am Main.
3. Stenersen, O., Libaek, I. and Sveen, A. (2001) *The Nobel Peace Prize. One Hundred Years for Peace*. J. W. Cappelens Forlag AS, Oslo.
4. Schück, H. and Sohlman, R. (1983) *The Legacy of Alfred Nobel*. The Bodley Head, London.
5. Odelberg, W., coordinating editor (1972) *Nobel, the Man and His Prizes*. Elsevier, New York.
6. Fant, K. (1993) *Alfred Bernhard Nobel*. Arcade Publishing, New York.
7. Tolf, R. W. (1976) *The Russian Rockefellers. The Saga of the Nobel Family and the Russian Oil Industry*. Hoover Institution Press, Stanford, CA.
8. Crawford, E. (1984) *The Beginnings of the Nobel Institution. The Science Prizes, 1901–1915*. Cambridge University Press, Cambridge.
9. Ljunggren, B. and Bruyn, G. W. (2002) *The Nobel Prize in Medicine and the Karolinska Institute. The Story of Axel Key and Alfred Nobel*. Karger AG.
10. Jangfeldt, B. (1998) *Svenska vägar till S:t Petersburg (in Swedish)*. Wahlström & Widstrand, Stockholm.
11. Crawford, E. (1992) *Nationalism and Internationalism in Science, 1880–1939: Four Studies of the Nobel Population*. Cambridge University Press, Cambridge.
12. Zuckerman, H. (1996) *Scientific Elite. Nobel Laureates in the United States*. New edition with a new introduction. Transaction Publishers, New Brunswick.
13. Hollingsworth, J. R. and Hollingsworth, E. L. (2000) Major discoveries and biomedical research organizations: Perspectives on interdisciplinarity, nurturing leadership and integrated structure and cultures. In *Practising Interdisciplinarity*. Weingart, P. and Stehr, N. (eds.). University of Toronto Press, pp. 215–244.

14. Hollingsworth, J. R. (2004) Institutionalizing excellence in biomedical research: The case of the Rockefeller University. In *Creating a Tradition of Biomedical Research*, Stapleton D. H. (ed.). The Rockefeller University Press, New York, pp. 17–63.
15. Bergström, S. (1977) Opening address at the 1976 Nobel Prize ceremony. In *Les Prix Nobel en 1976*. P. A. Norstedt & Söner, Imprimerie Royale, Stockholm, pp. 17–18.

第2章

1. Cannon, W. B. (1984) *The Way of an Investigator: A Scientist's Experiences in Medical Research*. W. W. Norton, New York.
2. Van Loon, H. W. (1944) *The Arts*. Simon & Schuster, New York.
3. Merton, R. K. (1993) *On the Shoulders of Giants. A Shandean Postscript*. University of Chicago Press, London.
4. Merton, R. K. and Barber, E. (2004) *The Travels and Adventures of Serendipity*. Princeton University Press, Princeton.
5. Roberts, R. M. (1989) *Serendipity: Accidental Discoveries in Science*. John Wiley & Sons.
6. Zuckerman, H. (1996) *Scientific Elite: Nobel Laureates in the United States*. New edition with a new introduction. Transaction Publishers, New Brunswick.
7. Lagerkvist, U. (2005) *The Enigma of Ferment*. World Scientific, Singapore.
8. Blumberg, B. S. (2002) *Hepatitis B: The Hunt for a Killer Virus*. Princeton University Press, Princeton.
9. Kuhn, T. (1962) *The Structure of Scientific Revolutions*. The University of Chicago Press, Chicago.
10. Beadle, G. W. (1966) Biochemical genetics: Some recollections. In *Phage and the Origins of Molecular Biology*. Cairns, J., Stent, G. S. and Watson, J. D. (eds.). Cold Spring Harbor Laboratory Press, New York, pp. 23–32.
11. Feynman, R. P. (1966) The development of the space-time view of quantum electrodynamics. In *Les Prix Nobel en 1965*. P. A. Norstedt & Söner, Imprimerie Royale, Stockholm, pp. 172–191.
12. Hoffmann, R. (1988) Under the surface of the chemical article. *Angewandte Chemie* 27:1593–1602.

第3章

1. van Regenmortel, M. H. V. (2010) Nature of Viruses. In *Desk Encyclopedia of Virology*, Mahy, B. W. J. and Regenmortel, M. H. V. (eds.). Academic Press, San Diego, pp. 19–23.
2. Hughes, S. S. (1977) *The Virus: A History of the Concept*. Heinemann Educational Books, London.
3. Waterson, A. P. and Wilkinson, L. (1978) *An Introduction to the History of Virology*. Cambridge University Press, Cambridge.
4. Fenner, F. and Gibbs, A. (eds.) (1988) *Portraits of Virology: A History of Virology*. Karger, Basel.
5. van Helvoort, T. (1994) History of virus research in the twentieth century: The problem of conceptual continuity. *Hist. Sci.* 32:185–235.

6. Horzinek, M. C. (1997) The birth of virology. *Antonie van Leeuwenhoek* 71:15–20.
7. Calisher, C. H. and Horzinek, M. C. (eds.) (1999) *100 Years of Virology. The Birth and Growth of a Discipline.* Springer Verlag, Vienna.
8. Cairns, J., Stent, G. S. and Watson, J. D. (eds.) (1966) *Phage and the Origins of Molecular Biology.* Cold Spring Harbor Laboratory Press, New York.
9. Olby, R. (1974) *The Path to the Double Helix.* Dover Publications, New York.
10. Lwoff, A. (1957) The concept of virus. *J. Gen. Microbiol.* 17:239–253.
11. Stanley, W. M. (1935) Isolation of a crystalline protein possessing the properties of tobacco-mosaic virus. *Science* 81:644–645.
12. van Helvoort, T. (1991) What is a virus? The case of tobacco mosaic virus. *Stud. Hist. Phil. Sci.* 22:557–588.
13. Creager, A. N. H. (2002). *The Life of a Virus. Tobacco Mosaic Virus as an Experimental Model, 1930-45.* The University of Chicago Press, Chicago.
14. van Regenmortel, M. H. V. (2010). Tobacco mosaic virus. In *Desk Encyclopedia of Virology.* Mahy, B. W. J. and Regenmortel, M. H. V. (eds.). Academic Press, San Diego, pp. 324–340.
15. Klug, A. (1983) From macromolecules to biological assemblies. In *Les Prix Nobel en 1982.* Odelberg, W. (ed.). P. A. Norstedt and Söner, Imprimerie Royale, Stockholm, pp. 89–125.
16. Norrby, E. (2007) Yellow fever and Max Theiler: The only Nobel Prize for a virus vaccine. *J. Exp. Med.* 204:2779–2784.
17. Norrby, E. and Prusiner, B. S. (2007) Polio and Nobel Prizes: Looking back 50 years. *Ann. Neurol.* 61:385–295.
18. Prusiner, S. B. (1998) Prions. In *Les Prix Nobel en 1997.* Frängsmyr, T. (ed.). Almquist & Wiksell International, Stockholm, pp. 268–323.
19. Crawford, E. (1990) The secrecy of Nobel Prize selections in the sciences and its effects on documentation and research. *Proc. Am. Philos. Soc.* 134:408–419.
20. Eriksson-Quensel, I.-B. and Svedberg, T. (1936) Sedimentation and electrophoresis of the tobacco-mosaic virus protein. *J. Am. Chem. Soc.* 58:1863–1867.
21. Reichard, P. (2002) Oswald T. Avery and the Nobel Prize in Medicine. *J. Biol. Chem.* 277:13355–13362.
22. Kay, L. E. (1986) W. M. Stanley's crystallization of the tobacco mosaic virus, 1930–1940. *ISIS* 77:450–472.
23. Bawden, F. C., Pirie, N. W., Bernal, J. D. and Fankuchen, I. (1936) Liquid crystalline substances from virus infected plants. *Nature* 138:1051–1052.
24. Stanley, W. M. (1949) The isolation and properties of crystalline tobacco mosaic virus. In *Les Prix Nobel en 1947* (delayed publication). P. A. Norstedt & Söner, Imprimerie Royale, Stockholm, pp. 196–215.
25. van Helvoort, T. (1992) The controversy between John H. Northrop and Max Delbrück on the formation of bacteriophage: Bacterial synthesis or autonomous multiplication? *Ann. Sci.* 49:545–575.
26. Northrop, J. H. (1948) The preparation of pure enzymes and virus proteins. In *Les Prix Nobel en 1946.* Odelberg, W. (ed.). P. A. Norstedt & Söner, Imprimerie Royale, Stockholm, pp. 193–203.
27. Fraenkel-Conrat, H. (1956) The role of the nucleic acid in the reconstruction of active tobacco mosaic virus. *J. Am Chem. Soc.* 78:882–883.

28. Gierer, A. and Schramm, G. (1956) Infectivity of ribonucleic acid from tobacco mosaic virus. *Nature* 177:702–703.
29. Delbrück, M. (1970) A physicist's renewed look at biology — twenty years later. In *Les Prix Nobel en 1969*. P. A. Norstedt & Söner, Imprimerie Royale, Stockholm, pp. 145–156.
30. Bohr, N. (1933) Light and life. *Nature* 131:421–423, 457–459.
31. van Helvoort, T. (1992) Bacteriological and physiological research styles in the early controversy on the nature of the bacteriophage phenomenon. *Med. Hist.* 36:243–270.
32. Hershey, A. D. and Chase, M. (1952) Independent functions of viral protein and nucleic acid in growth of bacteriophage. *J. Gen. Physiol.* 36:39–56.
33. Lwoff, A. (1966) Interactions entre virus, cellule et organisme. In *Les Prix Nobel en 1965*. P. A. Norstedt & Söner, Imprimerie Royale, Stockholm, pp. 233–243.
34. Norrby, E., Magnusson, P., Falksveden, L. G. and Grönberg, M. (1964) Separation of measles virus in CsCl gradients. II. Studies on the large and small hemagglutinin. *Arch. Ges. Virusforsch.* 14:462–473.
35. Lederberg, J. (1959) A view of genetics. In *Les Prix Nobel en 1958*. P. A. Norstedt & Söner, Imprimerie Royale, Stockholm, pp. 170–189.
36. Rivers, T. M. (ed.) (1932) The nature of viruses. *Physiol. Rev.* 12:423–452.
37. Hoyle, L. (1968) The influenza viruses. *Virology Monographs* 4:15–54.
38. Gard, S. (1955) Presentation speech to the Nobel Prize in Physiology or Medicine 1954. In *Les Prix Nobel en 1954*. P. A. Norstedt & Söner, Imprimerie Royale, Stockholm, pp. 33–37.
39. Burnet, F. M. and Andrewes, C. H. (1933) Über die Natur der filtrierbaren Vira. *Zentralbl. Bakt. Parasit. Infektionsk. Abt I, Orig.* 130:161–183.
40. Dubos, R. J. (1976) *The Professor, the Institute and DNA. Oswald T. Avery: His Life and Scientific Achievements.* The Rockefeller University Press, New York, pp. 156–157.
41. Burnet, F. M. (1955) *Viruses and Man, 2nd edition.* Penguin Books, Harmondworth, Middlesex.
42. Westgren, A. (1972) The Prize in Chemistry. In *Nobel, the Man and His Prizes. 3rd ed.* Odelberg, W. (ed.). Elsevier, New York, pp. 281–385.
43. Hershey, A. D. (1970) Idiosyncrasies of DNA structure. In *Les Prix Nobel en 1969*. Odelberg, W. (ed.). P. A. Norstedt & Söner, Imprimerie Royale, Stockholm, pp. 157–163.
44. Raoult, D., Audic, S., Robert, C. *et al.* (2004) The 1.2-megabase genome sequence of mimivirus. *Science* 306: 1344–1350.
45. Villarreal, L. P. (2005) *Viruses and the Evolution of Life.* ASM Press, Washington.

第4章

1. Crawford, E. (1990) The secrecy of Nobel Prize selections in the sciences and its effects on documentation and research. *Proc. Am. Phil. Soc.* 134:408–419.
2. Powell, J. H. (1993) *Bring Out Your Dead. The Great Plague of Philadelphia in 1793.* University of Pennsylvania Press, 1949 (reprinted with a new Foreword).
3. Bowers, J. Z. and King, E. E. (1981) The conquest of yellow fever. *J. Med. Soc.* 78:539–541.

4. Strode, G. K. (ed.) (1951) *Yellow Fever*. McGraw-Hill, New York.
5. Monath, T. P. (2004) Yellow fever: An update. *Lancet Infect. Dis.* 1:11–20.
6. Lefeuvre, A., Marianneau, P. and Deubel, V. (2004) Current assessment of yellow fever and yellow fever vaccine. *Curr. Infect. Dis. Rep.* 6:96–104.
7. Monath, T. P. (1991) Yellow fever: Victor, Victoria? Conqueror, conquest? Epidemics and research in the last forty years and prospects for the future. *Amer. J. Trop. Med.* 45:1–43.
8. Reed, W. and Carroll, J. (1902) The etiology of yellow fever. *Amer. Med.* 3:301–305.
9. Plesset, I. (1980) *Noguchi and His Patrons*. Fairleigh Dickinson University Press, Madison, New Jersey.
10. Stokes, A., Bauer, J. H. and Hudson, N. P. (1928) Transmission of yellow fever to *Macacas rhesus,* preliminary note. *J. Amer. Med. Ass.* 90:253–254.
11. Bauer, J. H. and Mahaffy, A. F. (1930) Studies of the filtrability of yellow fever virus. *Am. J. Hyg.* 12:175–195.
12. Theiler, M. and Gard, S. (1940) Encephalomyelitis of mice. I. Characterization and pathogenesis of the virus. *J. Exp. Med.* 72:49–67.
13. Theiler, M. and Gard, S. (1940) Encephalomyelitis of mice. III. Epidemiology. *J. Exp. Med.* 72: 79–90.
14. Fox, J. P. and Gard, S. (1940) Preservation of yellow fever virus. *Am. J. Trop. Med.* 20:447–451.
15. Hollingsworth, J. R. (2004) Excellence in biomedical research: The case of Rockefeller University. In *Creating a Tradition of Biomedical Research: The Rockefeller University Centennial History Conference*. Darwin H. Stapleton (ed.). Rockefeller University Press, New York, pp. 17–63.
16. Zuckerman, H. (1996, new edition). *Scientific Elite*. Transaction Publishers, New Brunswick.
17. Zuckerman, H. (1963) Interview with M. Theiler on October 21, 1963. Oral History Research Office, Columbia University, New York.
18. Mathis, C., Sellards, A. W. and Laigret, J. (1928) Sensibilité du *Macacus rhesus* au virus fievre jaune. *Compt. Rend. Acad. Sci.* 186:604–606.
19. Theiler, M. and Sellards, A. W. (1926) Relationship of *L. icterohaemorrhagiae* and *L. icteroides* as determined by Pfeiffer phenomenon in guinea pigs. *Am. J. Trop. Med.* 6:383–402.
20. Theiler, M. and Sellards, A. W. (1928) Immunological relationship of yellow fever as it occurs in West Africa and South America. *Ann. Trop. Med.* 22:449–460.
21. Theiler, M. (1930) Susceptibility of white mice to the virus of yellow fever. *Science* 71:367.
22. Theiler, M. (1930) Studies on the action of yellow fever virus in mice. *Ann. Trop. Med. Parasit.* 24:249–272.
23. Lemmel, B. (2001) Nomination and selection of the Nobel laureates. In *The Nobel Prize: The First 100 Years*. Wallin-Levinovitz, A. and Ringertz, N. (eds.). Imperial College Press, London, pp. 25–28.
24. Sabin, A. B. (1949) Antigenic relationships of dengue and yellow fever viruses with those of West-Nile and Japanese B encephalitis. *Fed. Proc.* 8:410.
25. Theiler, M. (1933) A yellow fever protection test in mice by intracerebral injection. *Amer. Trop. Med. Parasit.* 25:57–77.

26. Theiler, M. and Haagen, E. (1932) Studies of yellow fever virus in tissue culture. *Proc. Soc. Exp. Biol. Med.* 29:435–436.

27. Theiler, M. and Haagen, E. (1932) Untersuchungen über das Verhalten des Gelbfiebervirus in der Gewebekultur. *Zbl. Bakt. I Orig.* 125:145–158.

28. Theiler, M. and Whitman, L. (1935) The danger with vaccination with neurotropic yellow fever virus alone. *Bull. mens. de l'Offic. Inst. Hyg. Publ.* 27:1342–1347.

29. Theiler, M. and Whitman, L. (1935) Quantitative studies of the virus and immune serum used in vaccination against yellow fever. *Amer. J. Trop. Med.* 15:347–356.

30. Lloyd, W., Theiler, M. and Ricci, N. I. (1936) Modification of yellow fever virus by cultivation in tissues *in vitro. Trans. Roy. Soc. Med. Hyg.* 29:481–529.

31. Theiler, M. and Smith, H. H. (1937) The effect of prolonged cultivation *in vitro* upon the pathogenicity of yellow fever virus. *J. Exp. Med.* 65:767–786.

32. Theiler, M. and Smith, H. H. (1937) The use of yellow fever modified by *in vitro* cultivation for human immunization. *J. Exp. Med.* 65:787–800.

33. WHO (2003) Yellow fever vaccine: WHO position paper. *Wkly. Epidemiol. Rec.* 78:349–360.

34. Fox, J. P., Manso, C., Penna, H. A. and Para, M. (1942) Observations on the occurrence of icterus in Brazil following vaccination against yellow fever. *Am. J. Hyg.* 36:68–114.

35. Sawyer, W. A., Meyer, K. F., Eaton, M. D. *et al.* (1944) Jaundice in army personnel in the western region of the United States and its relation to vaccination against yellow fever (Parts II, III and IV). *Am. J. Hyg.* 40:35–104.

36. Bartholomew, J. R. (2002) Katsusaburo Yamagiwa's Nobel candidacy: Physiology or medicine in the 1920s. In *Historical Studies in the Nobel Archives. The Prizes in Science and Medicine.* Crawford, E. (ed.). Universal Academy Press, Tokyo, pp. 107–131.

37. Norrby, E. and Prusiner, S. B. (2007). Polio and Nobel Prizes: Looking back fifty years. *Ann. Neurol.* 61:385–395.

38. Offit, P. A. (2007) *Vaccinated. One Man's Quest to Defeat the World's Deadliest Diseases.* Harper Collins, New York.

39. Allen, A. (2007) Vaccine. *The Controversial Story of Medicine's Greatest Lifesaver.* W. W. Norton, New York, pp. 221–222 ff.

40. Kurth, R. (2005). Obituary. Maurice R. Hilleman (1919–2005). *Nature* 434:1083.

41. Norrby, E. (2007) Yellow fever and Max Theiler: The only Nobel Prize for a virus vaccine. *J. Exp. Med.* 204:2779–2784.

42. Bergstrand, H. (1952) Introductory speech to the Nobel Prize for Physiology or Medicine 1951. In *Les Prix Nobel en 1951.* P. A. Norstedt & Söner, Imprimerie Royale. Stockholm, pp. 40–43.

43. Rice, C. M., Lenches, E. M., Eddy, S. R. *et al.* (1985) Nucleotide sequence of yellow fever virus: Implications for flavivirus gene expression and evolution. *Science* 229:726–735.

44. Van Epps, H. L. (2005) Broadening the horizons for yellow fever: New uses for an old vaccine. *J. Exp. Med.* 201:165–168.

45. Chambers, T. J., Nestorowicz, A., Mason, P. W. and Rice, C. M. (1999) Yellow fever/Japanese encephalitis chimeric viruses: Construction and biological properties. *J. Virol.* 73:3095–3101.

46. Monath, T. P., Guirakhoo, F., Nichols, R. *et al.* (2003) Chimeric live, attenuated vaccine against Japanese encephalitis (ChimeriVax-JE): Phase 2 clinical trials for safety and immunogenicity, effect of virus dose and schedule, and memory response to challenge with Japanese encephalitis antigen. *J. Infect. Dis.* 188:1213–1230.

47. Guirakhoo, F., Pugachev, K., Zhang, Z. *et al.* (2004) Safety and efficacy of chimeric yellow fever-dengue virus tetravalent vaccine formulations in non-human primates. *J. Virol.* 78:4761–4775.

48. Bonaldo, M. C., Garratt, M. S., Caufour, P. S. *et al.* (2002) Surface expression of an immunodominant malaria protein B cell epitope by yellow fever virus. *J. Mol. Biol.* 315:873–885.

49. Tao, D., Barba-Spaeth, G., Rai, U. *et al.* (2005) Yellow fever 17D as a vaccine vector for microbial CTL epitopes: Protection in a rodent malaria model. *J. Exp. Med.* 201:201–209.

50. Theiler, M. (1952) Speech at the Nobel Banquet. In *Les Prix Nobel en 1951*. P. A. Norstedt & Söner, Imprimerie Royale, Stockholm, pp. 63–64.

第5章

1. Salk, J. E., Bazeley, P. L., Bennett, B. L. *et al.* (1954) Studies in human subjects on active immunization against poliomyelitis. II. A practical means for inducing and maintaining antibody formation. *Am. J. Public Health.* 44:994–1009.

2. Salk, J. E., Youngner, J. S. and Ward, E. N. (1954) Use of color change of phenol red as the indicator in titrating poliomyelitis virus or its antibody in a tissue-culture system. *Am. J. Hyg.* 60:214–230.

3. Salk, J. E. (1955) Considerations in the preparation and use of poliomyelitis virus vaccine. *J. Am. Med. Assoc.* 158:1239–1248.

4. Koprowski, H., Jervis, G. A. and Norton, T. W. (1952) Immune responses in human volunteers upon oral administration of a rodent-adapted strain of poliomyelitis virus. *Am. J. Hyg.* 55:108–124.

5. Cox, H. R., Jervis, G. A., Koprowski, H. *et al.* (1956) Immunization of humans with a chick embryo adapted strain of MEF1 poliomyelitis virus. *J. Immunol.* 77:123–131.

6. Koprowski, H. (2006) First decade (1950–1960) of studies and trials with the polio vaccine. *Biologicals* 34:81–86.

7. Sabin, A. B. (1957) Present status of attenuated live virus poliomyelitis vaccine. *Bull. N.Y. Acad. Med.* 33:17–39.

8. Francis, T, Jr., Napier, J. A., Voight, R. B. *et al.* (1957) Evaluation of the 1954 Field Trial of Poliomyelitis Vaccine: Final Report. University of Michigan, Ann Arbor.

9. Norrby, E. and Prusiner, S. B. (2007) Polio and Nobel Prizes: Looking back 50 years. *Ann. Neurol.* 61:385–395.

10. Paul, J. R. (1971) *A History of Poliomyelitis.* Yale University Press, New Haven.

11. Nathanson, N. and Martin, J. R. (1979) The epidemiology of poliomyelitis: Enigmas surrounding its appearance, epidemicity, and disappearance. *Am. J. Epidemiol.* 110:672–692.

12. Landsteiner, K. and Popper, E. (1908) Mikroskopische preparate von einen menschlichen und zwei affenmunckenmarken. *Wien. Klin. Wochenschr.* 21:1830.

13. Brodie, M., Goldberg, S. A. and Stanley, P. (1935) Transmission of the virus of poliomyelitis to mice. *Science* 29:319–320.
14. Armstrong, C. (1939) The experimental transmission of poliomyelitis to the Eastern cotton rat, *Sigmodon hispidus hispidus*. *Public Health Rep.* 54:1719–1721.
15. Armstrong, C. (1939) Successful transfer of the Lansing strain of poliomyelitis virus from the cotton rat to the white mouse. *Public Health Rep.* 54:2302–2305.
16. Enders, J. F., Weller, T. H. and Robbins, F. C. (1949) Cultivation of the Lansing strain of poliomyelitis virus in cultures of various human embryonic tissues. *Science* 109:85–87.
17. Weller, T. H., Robbins, F. C. and Enders, J. F. (1949) Cultivation of poliomyelitis virus in cultures of human foreskin and embryonic tissues. *Proc. Soc. Exp. Biol. Med.* 72:153–155.
18. Robbins, F. C., Enders, J. F. and Weller, T. H. (1950) Cytopathogenic effect of poliomyelitis viruses *in vitro* on human embryonic tissues. *Proc. Soc. Exp. Biol. Med.* 75:370–374.
19. Robbins, F. C., Weller, T. H. and Enders, J. F. (1952) Studies on the cultivation of poliomyelitis viruses in tissue culture. II. The propagation of the poliomyelitis viruses in roller-tube cultures of various human tissues. *J. Immunol.* 69:673–694.
20. Koprowski, H., Norton, T. W., Jervis, G. A. *et al.* (1956) Clinical investigations on attenuated strains of poliomyelitis virus; use as a method of immunization of children with living virus. *J. Am. Med. Assoc.* 160:954–966.
21. Koprowski, H. (1957) Vaccination with modified active viruses. In Congress, I. P. (ed.), *Poliomyelitis: Papers and discussions presented at the Fourth International Poliomyelitis Conference.* J. B. Lippincott, Philadelphia, pp. 112–123.
22. Flexner, S. and Lewis, P. A. (1910) Experimental epidemic poliomyelitis in monkeys. *J. Exp. Med.* 12:227–255.
23. Flexner, S. and Clark, P. F. (1912) A note on the mode of infection in epidemic poliomyelitis. *Proc. Soc. Exp. Biol. Med.* 10:1–4.
24. Sabin, A. B. and Olitsky, P. K. (1936) Cultivation of poliomyelitis virus *in vitro* in human embryonic nervous tissue. *Proc. Soc. Exp. Biol. Med.* 34:357–359.
25. Feller, A. E., Enders, J. F. and Weller, T. H. (1940) The prolonged coexistence of vaccinia virus in high titre and living cells in roller-tube cultures of chick embryonic tissues. *J. Exp. Med.* 72:367–388.
26. Weller, T. H. and Enders, J. F. (1949) Propagation of hemagglutinin by mumps and influenza A viruses in suspended cell tissue cultures. *Proc. Soc. Exp. Biol. Med.* 69:124–128.
27. Weller, T. H. (1953) Serial propagation *in vitro* of agents producing inclusion bodies derived from varicella and herpes zoster. *Proc. Soc. Exp. Biol. Med.* 83:340–346.
28. Enders, J. F. and Peebles, T. C. (1954) Propagation in tissue cultures of cytopathogenic agents from patients with measles. *Proc. Soc. Exp. Biol. Med.* 86:277–286.
29. Weller, T. H. (2004) *Growing Pathogens in Tissue Cultures: Fifty Years in Academic Tropical Medicine, Pediatrics, and Virology.* Boston Medical Library, Science History Publications, USA.
30. Zuckerman, H. (1964) Interview with Frederick C. Robbins on April 2, 1964. Oral History Research Office, Columbia University, New York.

31. Hargittai, I. (2002) *Candid Science II: Conversations with Famous Biomedical Scientists*. Imperial College Press, London.
32. Theiler, M. and Gard, S. (1940) Encephalomyelitis of mice. I. Characteristics and pathogenesis of the virus. *J. Exp. Med.* 72:49–67.
33. Theiler, M. and Gard, S. (1940) Encephalomyelitis of mice. III. Epidemiology. *J. Exp. Med.* 72:79–90.
34. Gard, S. (1943) Purification of poliomyelitis virus. Thesis, Institute of Physical Chemistry, Department of Hygiene and Bacteriology, University of Uppsala.
35. Salk, J. E., Krech, U., Youngner, J. S. *et al.* (1954) Formaldehyde treatment and safety testing of experimental poliomyelitis vaccines. *Am. J. Public Health.* 44:563–570.
36. Gard, S. (1956) Aspects on production and control of formol-treated poliovirus vaccines. *European Association of Poliomyelitis, IV Symposium*, pp. 22–25.
37. Gard, S., Lycke, E., Olin, G. and Wesslen, T. (1957) Inactivation of poliomyelitis virus by formaldehyde. *Arch. Gesamte Virusforsch.* 7:125–135.
38. Gard, S. and Lycke, E. (1957) Inactivation of poliovirus by formaldehyde; analysis of inactivation curves. *Arch. Gesamte Virusforsch.* 7:471–482.
39. Lycke, E. (1958) Studies of the inactivation of poliomyelitis virus by formaldehyde; inactivation of partially purified virus material and the effect upon the rate of inactivation by addition of glycine. *Arch. Gesamte Virusforsch.* 8:23–41.
40. Salk, J. E. and Gori, J. B. (1960) A review of theoretical, experimental, and practical considerations in the use of formaldehyde for the inactivation of poliovirus. *Ann. NY Acad. Sci.* 83:609–637.
41. Nathanson, N. and Langmuir, A. D. (1963) The Cutter Incident. Poliomyelitis following formaldehyde-inactivated poliovirus vaccination in the United States during the Spring of 1955. I. Background. *Am. J. Hyg.* 78:16–28.
42. Nathanson, N. and Langmuir, A. D. (1963) The Cutter Incident. Poliomyelitis following formaldehyde-inactivated poliovirus vaccination in the United States during the Spring of 1955. II. Relationship of poliomyelitis to Cutter vaccine. *Am. J. Hyg.* 78:29–60.
43. Nathanson, N. and Langmuir, A. D. (1963) The Cutter Incident. Poliomyelitis following formaldehyde-inactivated poliovirus vaccination in the United States during the Spring of 1955. III. Comparison of the clinical character of vaccinated and contact cases occurring after use of high rate lots of Cutter vaccine. *Am. J. Hyg.* 78:61–81.
44. Offit, P. A. (2005) *The Cutter Incident: How America's First Polio Vaccine Led to the Growing Vaccine Crisis*. Yale University Press, New Haven.
45. Gard, S. (1957) Chemical inactivation of viruses. *Ciba Foundation Symposium on the Nature of Viruses*. Churchill, London.
46. Böttiger, M. (1966) Studies on immunization with inactivated and live poliovirus vaccines. *Acta Paediatr. Scand. Suppl.* 164:1–42.
47. Böttiger, M., Arro, L., Lundbäck, H. and Salenstedt, C. R. (1966) The immune response to vaccination with inactivated poliovirus vaccine in Sweden. *Acta Pathol. Microbiol. Scand.* 66:239–256.
48. Böttiger, M., Lycke, E., Melén, B. and Wrange, G. (1958) Inactivation of poliomyelitis virus by formaldehyde; incubation time in tissue culture of formalin- treated virus. *Arch. Gesamte Virusforsch.* 8:259–266.

49. Böttiger, M. (1981) Experiences of vaccination with inactivated poliovirus vaccine in Sweden. *Dev. Biol. Stand.* 47:227–232.

50. Enders, J. F., Robbins, F. C. and Weller, T. H. (1955) The cultivation of the poliomyelitis viruses in tissue culture. In *Les Prix Nobel en 1954.* P. A. Norstedt & Söner, Stockholm, pp. 100–118.

51. Nathanson, N. and Bodian, D. (1961) Experimental poliomyelitis following intramuscular virus injection. II. Viremia and the effect of antibody. *Bull. Johns Hopkins Hosp.* 108:320–333.

52. Nathanson, N. and Bodian, D. (1961) Experimental poliomyelitis following intramuscular virus injection. I. The effect of neural block on a neurotropic and a pantropic strain. *Bull. Johns Hopkins Hosp.* 108:308–319.

53. Rosen, F. S. (2004) Isolation of poliovirus — John Enders and the Nobel Prize. *N. Engl. J. Med.* 351:1481–1483.

54. Roca-Garcia, M., Moyer, A. W. and Cox, H. R. (1952) Poliomyelitis. II. Propagation of MEF1 strain of poliomyelitis virus in developing chick embryo by yolk sac inoculation. *Proc. Soc. Exp. Biol. Med.* 81:519–525.

55. Cabasso, V. J., Stebbins, M. R., Dutcher, R. M. *et al.* (1952) Poliomyelitis. III. Propagation of MEF1 strain of poliomyelitis virus in developing chick embryo by allantoic cavity inoculation. *Proc. Soc. Exp. Biol. Med.* 81:525–529.

56. Lemmel, B. (2001) Nomination and selection of the Nobel Laureates. In Wallin-Levinovitz, A. and Ringertz, N. (eds.), *The Nobel Prize: The First 100 Years.* London: Imperial College Press, pp. 25–28.

57. Crawford, E. (1990) The secrecy of Nobel Prize selections in the sciences and its effect on documentation and research. *Proc. Am. Philos. Soc.* 134:408–419.

58. Special to *The New York Times* (1954). 3 U.S. doctors win Nobel award for work in growing polio virus. *The New York Times*, New York.

59. Enders, J. F., Weller, T. H. and Robbins, F. C. (1952) Alterations in pathogenicity for monkeys of Brunhilde strain of poliomyelitis virus following cultivation in human tissues. *Fed. Proc.* 11:467.

60. Enders, J. F., Katz, S. L., Milovanovic, M. V. and Holloway, A. (1960) Studies on an attenuated measles-virus vaccine. I. Development and preparations of the vaccine: Technics for assay of effects of vaccination. *N. Engl. J. Med.* 263:153–159.

61. Salk, J. E. (1953) Studies in human subjects on active immunization against poliomyelitis. I. A preliminary report of experiments in progress. *J. Am. Med. Assoc.* 151:1081–1098.

62. Dulbecco, R. and Vogt, M. (1954) Plaque formation and isolation of pure lines with poliomyelitis viruses. *J. Exp. Med.* 99:167–182.

63. Rous, P. and Jones, F. S. (1916) A method for obtaining suspensions of living cells from the fixed tissues, and for the plating out of individual cells. *J. Exp. Med.* 23:549–555.

64. Youngner, J. S. (1954) Monolayer tissue cultures. II. Poliomyelitis virus assay in roller-tube cultures of trypsin-dispersed monkey kidney. *Proc. Soc. Exp. Biol. Med.* 85:527–530.

65. Youngner, J. S. (1954) Monolayer tissue cultures. I. Preparation and standardization of suspensions of trypsin-dispersed monkey kidney cells. *Proc. Soc. Exp. Biol. Med.* 85:202–205.

66. Sabin, A. B., Hennessen, W. A. and Winsser, J. (1954) Studies on variants of poliomyelitis virus. I. Experimental segregation and properties of avirulent variants of three immunologic types. *J. Exp. Med.* 99:551–576.

67. Gard, S. (1955) Introductory speech to the Nobel Prize for Physiology or Medicine 1954. In *Les Prix Nobel en 1954.* P. A. Norstedt & Söner, Stockholm, pp. 38–42.

第6章

1. Liljestrand, G. (1960) Karolinska Institutet och Nobelprisen (in Swedish). In *Karolinska Mediko-Kirurgiska Institutets Historia 1910–1960,* Kapitel XI, Almqvist & Wiksell, Stockholm, pp. 536–590.

2. Liljestrand, G. (1972) The Prize in Physiology or Medicine. In *Nobel, The Man and His Prizes, 3rd edition.* Odelberg, W. (ed). Elsevier, New York, pp. 139–278.

3. Norrby, E. (2007) Yellow fever and Max Theiler: The only Nobel Prize for a virus vaccine. *J. Exp. Med.* 204:2779–2784.

4. Norrby, E. and Prusiner, S. B. (2007) Polio and Nobel Prizes: Looking back 50 years. *Ann. Neurol.* 61:385–395.

5. Lagerkvist, U. (2003) *Pioneers of Microbiology and the Nobel Prize.* World Scientific, Singapore.

6. Salamon-Bayet, C. (1982) Bacteriology and Nobel Prize selections. 1901–1920. In *Science, Technology and Society in the Time of Alfred Nobel.* Bernard, C. G., Crawford, E. and Sörbom, P. (eds.). Pergamon Press, Oxford, pp. 377–400.

7. Hessenbruch, A. and Petersen, F. (2001) Niels Finsen (Physiology or Medicine 1903) "Banishing darkness and disease". In *The History of Thirteen Danish Nobel Prizes. Neighbouring Nobel.* Nielsen, H. and Nielsen, K. (eds.). Aarhus University Press, pp. 393–429.

8. Crawford, E. (1996) *Arrhenius. From Ionic Theory to the Greenhouse Effect.* Watson Publishing International, Canton, MA.

9. Åkerman, J. (1913) Introductory speech to the Nobel Prize in Physiology or Medicine 1912. In *Les Prix Nobel en 1912.* P. A. Norstedt & Söner, Imprimerie Royal, Stockholm, pp. 25–29.

10. Carrel, A. (1913) Suture of blood-vessels and transplantation of organs. In *Les Prix Nobel en 1912.* P. A. Norstedt & Söner, Imprimerie Royal, Stockholm, pp. 15–25.

11. McKellar, S. (2004) Innovation in modern surgery: Alexis Carrel and blood vessel repair. In *Creating a Tradition of Biomedical Research.* Stapleton, D. H. (ed.). Rockefeller University Press, New York, pp. 135–150.

12. Edwards, W. S. and Edwards, P. D. (1974) *Alexis Carrel: Visionary surgeon.* Charles C. Thomas, Springfield, IL.

13. Reggiani, A. H. (2006) *God's Eugenicist: Alexis Carrel and the Sociobiology of Decline.* Berghahn Books, New York.

14. Friedman, D. M. (2008) *The Immortalists: Charles Lindbergh, Dr Alexis Carrel, and Their Daring Quest to Live Forever.* Tantor Media, Connecticut.

15. Newton, J. D. (1989) *Uncommon Friends: Life with Thomas Edison, Henry Ford, Harvey Firestone, Alexis Carrel, and Charles Lindbergh.* Harcourt, Florida.

16. Landecker, H. (2004) Building "A new type of body in which to grow a cell":

Tissue culture at the Rockefeller Institute, 1910–1914. In *Creating a Tradition of Biomedical Research*. Stapleton, D. H. (ed.). Rockefeller University Press, New York, pp. 151–174.

17. Takahashi, A. (2004) Hideyo Noguchi, the pursuit of immunity and the persistence of fame: A reappraisal. In *Creating a Tradition of Biomedical Research*. Stapleton, D. H. (ed.). Rockefeller University Press, New York, pp. 227–239.

18. Carrel, A. (1948) *Man the Unknown*. Penguin Books, West Drayton.

19. Nielsen, A. K. (2001) August Krogh (Physiology or Medicine 1920) "Scientist explains blushing of girls." In *The History of Thirteen Danish Nobel Prizes. Neighbouring Nobel*. Nielsen, H. and Nielsen K. (eds.). Aarhus University Press, Aarhus, pp. 430–460.

20. Nielsen, H. and Nielsen, K. (2002) Neighbouring Nobel: A look at the Danish laureates. In *Historical Studies in the Nobel Archives. The Prizes in Science and Medicine*. Crawford, E. (ed.). Universal Academy Press, Tokyo, pp. 133–154.

21. Nielsen, A. K. and Thorling, E. B. (2002) Johannes Fibiger (Physiology or Medicine 1926). Backing the wrong horse? In *The History of Thirteen Danish Nobel Prizes. Neighbouring Nobel*. Nielsen, H. and Nielsen, K. (eds.). Aarhus University Press, Aarhus, pp. 461–493.

22. Stolt, C. M., Klein, G. and Jansson, A. T. R. (2004) An analysis of a wrong Nobel Prize — Johannes Fibiger, 1926: A study in the Nobel archives. *Adv. Cancer Res.* 92:1–12.

23. Needham, D. M. (1971) *Machina Carnis: The Biochemistry of Muscular Contraction in Its Historical Development*. Cambridge University Press, Cambridge.

24. Johansson, J. E. (1924) Introductory speech to the Nobel Prize in Physiology or Medicine 1922. In *Les Prix Nobel en 1923*. P. A. Norstedt & Söner, Imprimerie Royal, Stockholm, pp. 31–37.

25. Bliss, M. (1982) *The Discovery of Insulin*. McClelland and Stewart Limited, Toronto.

26. Sjöquist, J. (1924) Introductory speech to the Nobel Prize in Physiology or Medicine 1923. In *Les Prix Nobel en 1923*. P. A. Norstedt & Söner, Imprimerie Royal, Stockholm, pp. 46–50.

27. MacLeod, J. J. R. (1926) The physiology of insulin and its source in the animal body. In *Les Prix Nobel en 1924–1925. Les conférences Nobel*. P. A. Norstedt & Söner, Imprimerie Royal, Stockholm, pp. 1–12.

28. Banting, F. G. (1926) Diabetes and insulin. In *Les Prix Nobel en 1924–1925. Les conférences Nobel*. P. A. Norstedt & Söner, Imprimerie Royal, Stockholm, pp. 1–20.

29. Bliss, M. (1993) Rewriting medical history: Charles Best and the Banting and Best myth. *J. Med. Hist. All. Sci.* 48:253–274.

30. Kragh, H. and Möller, M. K. (2001) Henrik Dam (Physiology or Medicine 1943). The anonymous laureate. *The History of Thirteen Danish Nobel Prizes. Neighbouring Nobel*. Nielsen, H. and Nielsen, K. (eds.). Aarhus University Press, Aarhus, pp. 494–522.

31. Liljestrand, G. (1947) Introductory speech to the Nobel Prize in Physiology or Medicine 1945. In *Les Prix Nobel en 1945*. P. A. Norstedt & Söner, Imprimerie Royal, Stockholm, pp. 31–36.

32. Macfarlane, G. (1979) *Howard Florey: Making of a Great Scientist*. Oxford University Press, Oxford.

33. Stapleton, D. H. (2005) A lost chapter in the early history of DDT. The development

of anti-typhus technologies by the Rockefeller Foundation's Louse laboratory, 1942–1944. *Technology and Culture* 46:513–540.

34. Perkins, J. H. (1978) Reshaping technology in wartime: The effect of military goals on entomological research and insect control practises. *Technology and Culture* 19:169–182.

35. Fischer, G. (1949) Introductory speech to the Nobel Prize in Physiology or Medicine 1948. In *Les Prix Nobel en 1948*. P. A. Norstedt & Söner, Imprimerie Royal, Stockholm, pp. 35–38.

36. Müller, P. (1949) Dichlordiphenyltrichloräthan und neuere insektizide. In *Les Prix Nobel en 1948*. P. A. Norstedt & Söner, Imprimerie Royal, Stockholm, pp. 122–132.

37. Carson, R. (1962) *Silent Spring*. Houghton Mifflin Harcourt, New York.

38. Stapleton, D. H. (2000) The short-lived miracle of DDT. *American Heritage of Invention and Technology* 15:34–41.

39. Lundberg, I. E., Grundtman, C., Larsson, E. and Klareskog, L. (2004) Corticosteroid — from an idea to clinical use. *Best Practise and Research Clinical Rheumatology* 18:7–19.

40. Liljestrand, G. (1951) Introductory speech to the Nobel Prize in Physiology or Medicine 1950. In *Les Prix Nobel en 1950*. P. A. Norstedt & Söner, Imprimerie Royal, Stockholm, pp. 34–40.

41. Ragnarsson, U. (2007) The Nobel trail of Vincent du Vigneaud. *J. Peptide Sci.* 13:431–433.

42. Norrby, E. (2008) Nobel Prizes and the emerging virus concept. *Arch. Virol.* 153:1109–1123.

43. Lederberg, J. (1959) A view of genetics. In *Les Prix Nobel en 1958*. P. A. Norstedt & Söner, Imprimerie Royale, Stockholm, pp. 170–189.

第7章

1. Monod, J. (1971) *Chance and Necessity: An Essay of the Natural Philosophy of Modern Biology*, Penguin Books, St. Ives.

2. Olby, R. (1974) *The Path to the Double Helix. The Discovery of DNA*. Dover Publications, New York.

3. Portugal, F. H. and Cohen, J. S. (1977) *A Century of DNA*. The MIT Press, Cambridge, MA.

4. Jacob, F. (1976) *The Logic of Life. A History of Heredity*. Vintage Books, Random House, New York.

5. Brock, T. D. (1990) *The Emergence of Bacterial Genetics*. Cold Spring Harbor Laboratory Press, New York.

6. Kay, L. E. (1993) *The Molecular Vision of Life*. Oxford University Press, New York.

7. Pollack, R. (1994) *Signs of Life. The Language and Meaning of DNA*. Houghton Mifflin, New York.

8. Judson, H. F. (1996) *The Eight Days of Creation: Makers of the Revolution in Biology*. Cold Spring Harbor Laboratory Press.

9. Reichard, P. (2002) Osvald T. Avery and the Nobel Prize in Medicine. *J. Biol. Chem.* 277:13355–13362.

10. Watson, J. D. (1980) *The Double Helix. A Personal Account of the Discovery of the*

Structure of DNA. Atheneum, New York.

11. Crick, F. (1990) *What Mad Pursuit: A Personal View of Scientific Discovery*. Basic Books, New York.

12. Wilkins, M. (2003) *The Third Man of the Double Helix*. Oxford University Press.

13. Dahm, R. (2008). Discovering DNA: Friedrich Miescher and the early years of nucleic acid research. *Hum. Genet.* 122:565–581.

14. Lagerkvist, U. (1998) *DNA Pioneers and Their Legacy*. Yale University Press, New Haven.

15. Mörner, K. A. H. (1911) Introductory speech to the 1910 Nobel Prize in Physiology or Medicine. In *Les Prix Nobel en 1910*. P. A. Norstedt & Söner, Imprimerie Royal, Stockholm, pp. 22–27.

16. Wilson, E. B. (1896) *The Cell in Development and Inheritance*. 1st edition. Macmillan, New York.

17. Avery, O. T., MacLeod, C. M., and McCarty, M. (1944) Studies on the chemical nature of the substance inducing transformation of pneumococcal types. Induction of transformation by a deoxyribonucleic acid fraction isolated from pneumococcus type. III. *J. Exp. Med.* 79:137–157.

18. Wyatt, H. V. (1972) When does information become knowledge? *Nature* 235:86–89.

19. Dubos, R. J. (1976) The *Professor, the Institute and DNA*. Rockefeller University Press, New York.

20. Deichmann, U. (2004) Early responses to Avery et al.'s paper on DNA as hereditary material. *Hist. Stud. Phys. Biol. Sci.* 34:207–232.

21. Prusiner, S. B. and McCarty, M. (2006) Discovering DNA encodes heredity and prions are infectious proteins. *Ann. Rev. Genet.* 40:25–45.

22. Watson, A. D. and Crick, F. H. C. (1953) Molecular structure of nucleic acids. A structure for deoxyribos nucleic acid. *Nature* 171:737–738.

23. Westgren, A. (1972) The Prize in Chemistry. In *Nobel, the Man and His Prizes, 3rd edition*. Odelberg, W. (ed.). Elsevier, New York, pp. 281–385.

24. Todd, A. (1958) Synthesis in the study of nucleotides. In *Les Prix Nobel en 1957*. P. A. Norstedt & Söner, Imprimerie Royale, Stockholm, pp. 119–133.

25. Caspersson, T., Zech, L. and Johansson, C. (1970) Differential banding of alkylating flurochromes in human chromosomes. *Exp. Cell Res.* 60:315–319.

26. Koestler, A. (1964) *The Act of Creation*. Hutchinson & Co., London.

27. McCarty, M. (1985) *The Transforming Principle*. W. W. Norton, New York.

28. Liljestrand, G. (1972) The Prize in Physiology or Medicine. In *Nobel, the Man and His Prizes, 3rd edition*. Odelberg, W. (ed.). Elsevier, New York, pp. 139–278.

29. Caspersson, T. (1948) Introductory speech to the Nobel Prize for Physiology or Medicine 1946. In *Les Prix Nobel en 1946*. P. A. Norstedt & Söner, Imprimerie Royale, Stockholm, pp. 35–38.

30. Caspersson, T. (1959) Introductory speech to the Nobel Prize for Physiology or Medicine 1958. In *Les Prix Nobel en 1958*. P. A. Norstedt & Söner, Imprimerie Royale, Stockholm, pp. 28–31.

31. Berg, P. and Singer, M. (2003) *George Beadle. An Uncommon Farmer. The Emergence of Genetics in the 20th Century*. Cold Spring Harbor Laboratory Press, New York.

32. Beadle, G. W. (1959) Genes and chemical reactions in Neurospora. In *Les Prix Nobel*

en 1958. P. A. Norstedt & Söner, Imprimerie Royale, Stockholm, pp. 147–159.

33. Tatum, E. L. (1959) A case history in biological research. In *Les Prix Nobel en 1958.* P. A. Norstedt & Söner, Imprimerie Royale, Stockholm, pp. 160–169.

34. Watson, J. D. (2007) *Avoid Boring People.* Alfred A. Knopf, New York.

35. Theorell, H. (1960) Introductory speech to the Nobel Prize in Physiology or Medicine 1959. In *Les Prix Nobel en 1959.* P. A. Norstedt & Söner, Imprimerie Royal, Stockholm, pp. 30–33.

36. Ochoa, O. (1960) Enzymatic synthesis of ribonucleic. In *Les Priz Nobel en 1959.* P. A. Norstedt & Söner, Imprimerie Royale, Stockholm, pp. 146–164.

37. Kornberg, A. (1989) *For the Love of Enzymes: The Odyssey of a Biochemist.* Harvard University Press, Cambridge, MA.

38. Ridley, M. (2006) *Francis Crick: Discoverer of the Genetic Code.* Harper Collins, New York.

39. Crick, F. H. C. (1963) On the genetic code. In *Les Prix Nobel en 1962.* P. A. Norstedt & Söner, Imprimerie Royale, Stockholm, pp. 179–187.

40. Watson, J. D. (1963) The involvement of RNA in the synthesis of proteins. In *Les Prix Nobel en 1962.* P. A. Norstedt & Söner, Imprimerie Royale, Stockholm, pp. 155–178.

41. Brenner, S., Jacob, F. and Meselson, M. (1961) An unstable intermediate carrying information from genes to ribosomes for protein synthesis. *Nature* 190:576–581.

42. Nirenberg, M. and Leder, P. (1964) RNA codewords and protein synthesis. The effect of trinucleotides upon the binding of sRNA to ribosomes. *Science* 145:1399–1407.

43. Fleischmann, R. D., Adams, M. D., White, O. *et al.* (1995) Whole-genome random sequencing and assembly of haemophilus influenzae Rd. *Science* 269:496–512.

44. Myers, E. W., Sutton, G. G., Delcher, A. L. *et al.* (2000) A whole-genome assembly of Drosophila. *Science* 287:2196–2204.

45. International Human Genome Consortium (2004) Finishing the euchromatic sequence of the human genome. *Nature* 431:931–945.

46. Levy, S., Sutton, G., Ng, C. P. *et al.* (2007) The diploid genome sequence of an individual human. *PLoS Biol.* 5:3–34.

47. Green, R. E., Krause, J., Briggs, A., W. *et al.* (2010) A draft sequence of the Neanderthal genome. *Science* 328:710–722.

48. Brenner, S. (2003) Nature's gift to science. In *Les Prix Nobel 2002.* Almqvist & Wiksell International, Stockholm, pp. 274–282.

49. Venter, J. C., Remington, K., Heidelberg, J. F. *et al.* (2004) Environmental genome shotgun sequencing of the Sargasso Sea. *Science* 304:66–74.

50. Yooseph, S., Sutton, G., Rusch, D. B. *et al.* (2007) The Sorcerer II global ocean sampling expedition: Expanding the universe of protein families. *PLoS Biology* 5:432–466.

51. Cello, J., Paul, A. V. and Wimmer, E. (2002) Chemical synthesis of poliovirus cDNA: Generation of infectious virus in the absence of natural template. *Science* 297:1016–1018.

52. Tumpey, T. M., Basler, C. F., Aguilar, P. V. *et al.* (2005) Characterization of the reconstructed 1918 Spanish influenza pandemic virus. *Science* 310:77–80.

53. Smith, H. O., Hutchinson III, C. A., Pfannkoch, C. and Venter, J. C. (2003)

Generating a synthetic genome by whole-genome assembly: φX174 bacteriophage from synthetic oligonucleotides. *Proc. Natl. Acad. Sci. USA* 100:15440–15445.

54. Gibson, D. G., Glass, J. I., Lartigue, C. *et al.* (2010). Creation of a bacterial cell controlled only by a chemically synthesized genome. *Science* 329:52–56.

55. Gesteland, R. F., Cech, T. R., Atkins, J. F. (eds.) (2005) *The RNA World, 3rd edition.* Cold Spring Harbor Laboratory Press.

56. Joyce, G. F. (2002) The antiquity of RNA-based evolution. *Nature* 418:214–221.

57. ENCODE Project Consortium (2007) Identification and analysis of functional elements in 1% of the human genome by the ENCODE pilot project. *Nature* 447:799–816.

第8章

1. Prusiner, S. B. (1982) Novel proteinaceous infectious particles cause scrapie. *Science* 216:195–206.

2. Farquhar, J. and Gajdusek, D. G. (eds.) (1981) *Kuru. Early Letters and Field-notes from the Collection of D. Carleton Gajdusek.* Raven Press, New York.

3. Gajdusek, C. (1977) *Les Prix Nobel en 1976.* P. A. Norstedt & Söner, Imprimerie Royale, Stockholm, pp. 161–166.

4. Klein, G. (1997) *Live Now.* Prometheus, New York, pp. 85–164.

5. Rhodes, R. (1997) *Deadly Feasts: Tracking the Secrets of a Terrifying New Plague.* Simon & Schuster, New York.

6. Redfield Jamison, K. (2004) *Exuberance.* Random House, New York, pp. 206–211.

7. Anderson, W. (2008) *The Collectors of Lost Souls. Turning Kuru Scientists into Whitemen.* Johns Hopkins University Press, Baltimore.

8. de Kruif, P. (1926) *Microbe Hunters.* Harcourt, New York.

9. Zuckerman, H. (1996) *Scientific Elite. Nobel Laureates in the United States.* New edition with a new introduction. Transaction Publishers, New Brunswick.

10. Watson, J. D. (2007) *Avoid Boring People.* Alfred A. Knopf, New York.

11. Gajdusek, C. and Zigas, V. (1957) Degenerative disease of the central nervous system in New Guinea: The endemic occurrence of "kuru" in the native population. *New Engl. J. Med.* 257:974–978.

12. Hadlow, W. J. (1959) Scrapie and kuru. *Lancet* 2:289–290.

13. Gajdusek, D. C., Gibbs, C. J., Jr. and Alpers, M. (1966) Experimental transmission of a kuru-like syndrome to chimpanzees. *Nature* 209:794–796.

14. Gibbs, C. J., Jr., Gajdusek, D. C., Asher, D. M. *et al.* (1968) Creutzfeldt-Jakob disease (spongiform encephalopathy): Transmission to the chimpanzee. *Science* 161:388–389.

15. Glasse, R. M. (1967) Cannibalism in the kuru region of New Guinea. *Trans. N.Y. Acad. Sci.* 29:748–754.

16. Collinge, J., Whitfield, J., McKintosh E. *et al.* (2006) Kuru in the 21st century — an acquired human prion disease with very long incubation periods. *Lancet* 367:2068–2074.

17. Brown, P., Brandel, J.-P., Preece, M. and Sato, T. (2006) Iatrogenic Creutzfeldt-Jakob disease: The waning of an era. *Neurology* 67:389–393.

18. Dorsey, K. A., Zou, S., Schonberger, L. B. *et al.* (2009) Lack of evidence of

transfusion transmission of Creutzfeldt-Jakob disease in a U.S. surveillance study. *Transfusion* 49:977–984.

19. Houston, F., McCutcheon, S., Goldmann, W. *et al.* (2008) Prion diseases are effectively transmitted by blood transfusion in sheep. *Blood* 112:4739–4745.

20. Gajdusek, D. C. (1977) Unconventional viruses and the origin and disappearance of kuru. In *Les Prix Nobel en 1976*. P. A. Norstedt & Söner, Imprimerie Royale, Stockholm, pp. 67–216.

21. Alper, T., Cramp, W. A., Haig, D. A. and Clarke, M. C. (1967) Does the agent of scrapie replicate without nucleic acid? *Nature* 214:764–766.

22. Griffith, J. S. (1967) Self-replication and scrapie. *Nature* 215:1043–1044.

23. Prusiner, S. B. (1998) Prions. In *Les Prix Nobel en 1997*. Almqvist & Wiksell International, Stockholm, pp. 268–323.

24. Prusiner, S. B., Groth, D. F., Bolton, D. C. *et al.* (1984) Purification and structural studies of a major scrapie prion protein. *Cell* 38:127–134.

25. Buchan, J. (2003) *Crowded with Genius. The Scottish Enlightenment: Edinburgh's Moment of the Mind*. HarperCollins, New York.

26. Oesch, B., Westaway, D., Wälchli, M. *et al.* (1986) A cellular gene encodes scrapie PrP 27–30 protein. *Cell* 46:417–428.

27. Büeler, H., Fischer, M., Lang, Y. *et al.* (1992) Normal development and behaviour of mice lacking the neuronal cell-surface PrP protein. *Nature* 356:577–582.

28. Büeler, H., Aguzzi, A., Sailer, A. *et al.* (1993) Mice devoid of PrP are resistant to scrapie. *Cell* 73:1339–1347.

29. Prusiner, S. B., Groth, D., Serban, A. *et al.* (1993) Ablation of the prion protein (PrP) gene in mice prevents scrapie and facilitates production of anti-PrP antibodies. *Proc. Natl. Acad. Sci. USA* 90:10608–10612.

30. Colby, D. W., Giles, K., Wille, H. *et al.* (2009) Design and construction of diverse mammalian prion strains. *Proc. Natl. Acad. Sci. USA* 106:20417–20422.

31. Chesebro, B., Race, B., Meade-Whit, K. *et al.* (2010) Fatal transmissible amyloid encephalopathy: A new type of prion disease associated with lack of prion membrane anchoring. *PLoS Pathogens* 6:1–14.

32. National hormone and pituitary program: Information for people treated with pituitary human growth hormone (summary). U.S. Department of Health and Human Services, National Institutes of Health. August 2009. www.endocrine. niddk.nih.gov

33. Will, R. G., Ironside, J. W., Zeidler, M. *et al.* (1996) A new variant of Creutzfeldt-Jakob disease in the U.K. *Lancet* 347:921–925.

34. The National Creutzfeldt-Jakob Disease Surveillance Unit (NCJDSU), University of Edinburgh, U.K., www.cjd.ed.ac.uk. (2009).

35. Llewelyn, C. A., Hewitt, R. E., Knight, R. S. G. *et al.* (2004) Possible transmission of variant Creutzfeldt-Jakob disease by blood transfusion. *Lancet* 363:417–421.

36. Donne, D. G., Viles, J. H., Groth, D. *et al.* (1997) Structure of the recombinant full-length hamster protein protein PrP (29–231): The N terminus is highly flexible. *Proc. Natl. Acad. Sci. USA* 94:7279–7282.

37. Riek, R., Hornemann, S., Wider, G. *et al.* (1997) NMR characterization of the full-length recombinant murine prion protein, mPrP (23–231). *FEBS Lett.* 413:282–288.

38. Prusiner, S. (2001) Shattuck lecture — Neurodegenerative diseases and prions.

New Engl. J. Med. 344:1516–1526.

39. Kyle, R. A. (2001) Amyloidosis: A convoluted story. *Brit. J. Haem.* 114:529–538.
40. Aguzzi, A. (2009) Beyond the prion principle. *Nature* 459:924–925.
41. Wickner, R. B., Edskes, H. K., Shewmaker, F. and Nakayashiki, T. (2007) Prions of fungi: Inherited structures and biological roles. *Nat. Rev. Microbiol.* 5:611–618.
42. Alberti, S., Halfmann, R., King, O. *et al.* (2009) A systematic survey identifies prions and illuminates sequence features of prionogenic proteins. *Cell* 137:146–158.
43. Johnson, P. (1988) *Intellectuals*. Harper & Row, New York.
44. Redfield Jamison, K. (1993) *Touched with Fire*. Simon & Schuster, New York.
45. Brown, P. (2009) Daniel Carleton Gajdusek (1923–2008). *Neurology* 72:1204.
46. Goudsmit, J. (2009) Daniel Carleton Gajdusek (1923–2008). *Nature* 457:394.
47. Prusiner, S. B. and McCarty, M. (2006) Discovering DNA encodes heredity and prions are infectious proteins. *Ann. Rev. Genet.* 49:25–45.

人名索引

名词索引